Wege zum Wesentlichen

Sylvester Walch

Wege zum Wesentlichen

Erweitertes Bewusstsein
und Holotropes Atmen

Patmos Verlag

Wichtiger Hinweis:
Alle in diesem Buch enthaltenen Angaben, Informationen, Hinweise und Übungen wurden vom Autor nach bestem Wissen erstellt und von ihm mit größtmöglicher Sorgfalt überprüft. Gleichwohl sind inhaltliche Fehler nicht vollständig auszuschließen. Daher erfolgen alle Angaben ohne jegliche Verpflichtung oder Garantie des Autors und des Verlags. Die Inhalte des Buches ersetzen auch nicht den persönlich eingeholten (psycho-)therapeutischen oder medizinischen Rat. Eine Haftung des Verlags und des Autors für Irrtümer oder Schäden, die aus inhaltlichen Unrichtigkeiten oder aus der Anwendung der enthaltenen Angaben, Informationen, Hinweise oder Übungen resultieren, ist deshalb ausgeschlossen. Deren Nutzung bzw. Durchführung erfolgt auf eigene Verantwortung der Leserinnen und Leser.

Die Methode des Holotropen Atmens darf nicht im Eigenversuch durchgeführt werden, sondern nur in professioneller Begleitung erfahrener und zertifizierter Begleiter:innen und Therapeut:innen, sofern die erforderlichen Voraussetzungen (siehe S. 60 f.) gegeben sind.

MIX
Papier | Fördert gute Waldnutzung
FSC® C014496
FSC
www.fsc.org

Die Verlagsgruppe Patmos ist sich ihrer Verantwortung gegenüber unserer Umwelt bewusst. Wir folgen dem Prinzip der Nachhaltigkeit und streben den Einklang von wirtschaftlicher Entwicklung, sozialer Sicherheit und Erhaltung unserer natürlichen Lebensgrundlagen an. Näheres zur Nachhaltigkeitsstrategie der Verlagsgruppe Patmos auf unserer Website www.verlagsgruppe-patmos.de/nachhaltig-gut-leben

Bibliografische Information der Deutschen Nationalbibliothek
Die Deutsche Nationalbibliothek verzeichnet diese Publikation in der Deutschen Nationalbibliografie; detaillierte bibliografische Daten sind im Internet über http://dnb.d-nb.de abrufbar.

Verlagsgruppe Patmos in der Schwabenverlag AG, Ostfildern
www.verlagsgruppe-patmos.de

Umschlaggestaltung: Finken & Bumiller, Stuttgart
Gestaltung, Satz und Repro: Schwabenverlag AG, Ostfildern
Lektorat: Stenger & Rode GbR, München
Druck: GGP Media GmbH, Pößneck
Hergestellt in Deutschland
ISBN 978-3-8436-1354-5

Inhalt

Einleitung

Das Leben kann so wunderbar und reich an Erfahrungen sein, wenn wir bereit sind, uns unserer selbst bewusst zu werden, der inneren Stimme zu folgen, lebensbehindernde Strukturen aufzulösen und dem Leben, so wie es sich vollzieht, zu vertrauen. Nach nunmehr fast fünf Jahrzehnten Erfahrung in der psychospirituellen Begleitung von Menschen, gerade auch in Grenzsituationen, erlaube ich mir, die dabei gewonnenen Einsichten und Erkenntnisse in diesem Buch zusammenzufassen.

Ein Gang durch das Buch

Um den subjektiven Hintergrund meiner Forschungen transparent zu machen, stelle ich im 1. Kapitel zunächst einige persönliche Erfahrungen, die in eindrucksvoller Weise meinen professionellen Weg gelenkt haben, voran. Darin zeige ich beispielhaft auf, wie die unterschiedlichen Lebensfäden, vom Ende her betrachtet, zu einem konsistenten Ganzen zusammenfinden. Es scheint in uns eine verborgene Regie zu geben, die es gut mit uns meint und uns durch die Schwankungen des Lebens führt. Diese innere Weisheit ist immer da und uns immer nah, auch wenn wir sie manchmal überhören oder davon getrennt erleben. Wer sich dafür öffnet, kann davon enorm profitieren und wird mit der Zeit erkennen, dass alles mit allem zusammenhängt und jede Situation, die uns begegnet, von Bedeutung ist.

Davon ausgehend erläutere ich genauer, wie diese grundlegende Erkenntnis, in die moderne klinisch-psychologische Theorien wie auch Einsichten von spirituellen Traditionen einfließen, vor dem Hintergrund eines integrierten Selbstkonzeptes umgesetzt werden kann. Da diese Anschauungen eng mit spirituellen Menschenbildern verknüpft sind, zeige ich auf, dass hierbei nicht unterschwellig Dogmen oder Glaubenssätze vermittelt werden sollen. Meine Ausführungen gehen vielmehr von einer spirituellen Grundstruktur des Menschen aus, die grundsätzlich nicht von äußeren Determinanten abhängig ist, sondern auf persönliche Erfahrung bezogen ist. Dies führt zu der Einsicht, dass der Mensch vom größeren Ganzen durchdrungen ist. Aus dieser natürlichen inneren Verbindung zum All-Einen entspringt die Sehnsucht nach Heilung und Selbstverwirklichung.

Dieser Entwicklungsimpuls ist dafür verantwortlich, nach Wegen, wie wir unsere verborgenen Potenziale entfalten können, Ausschau zu halten (Kapitel 2): Genau an dieser Stelle rückt das Bewusstsein, mit dessen Hilfe wir uns selbst erkennen und erforschen können, in das Licht der Aufmerksamkeit. Nur wer sich selbst kommunizieren kann, ist befähigt, Konflikte zu lösen, sich selbst zu verwirklichen und zu erkennen, wer man wirklich ist. Das Bewusstsein ist sehr flexibel und verfügt außerdem über die Fähigkeit, sich zu vertiefen und zu transzendieren. Um diese darin verborgenen Potenziale auch nützen zu können, wird, kulturübergreifend, der willentlichen Beeinflussung des Atems eine zentrale Rolle zugeschrieben. Auf zwei Methoden, die sich mittlerweile bewährt haben, wird deshalb in Kapitel 2 näher eingegangen werden: zunächst die Hyperventilation oder das Holotrope Atmen und dann das damit verwandte Vertikale Atmen, in dem ruhig, tief und bewusst geatmet wird. Beide Vorgangsweisen bringen ähnliche Erfahrungen, die den inneren Weg hervorragend unterstützen, hervor. Die Unterschiede zeigen sich vor allem im therapeutischen Umgang mit den auftretenden Phänomenen und nicht so sehr in dem, was erfahren werden kann. Es wird detailliert auf das Holotrope Atmen, auch in seinen Vorzügen stofflichen Substanzen gegenüber, eingegangen und das Vertikale Atmen in seinen Unterschieden dazu beschrieben. Erfahrungen in erweiterten Bewusstseinszuständen, die uns viel über das menschliche Dasein aufzeigen, können dann noch tiefer verstanden werden, wenn auch das Setting, in dem sie stattfinden, nachvollziehbar ist. Darüber hinaus ist es auch wichtig, den theoretischen Kontext, in dem sich Methoden bewegen sowie den geschichtlichen Hintergrund, aus dem heraus sie entstehen, kennenzulernen.

In Kapitel 3 soll – anhand ganz konkreter Erfahrungsberichte – aufgezeigt werden, welche vielfältigen Prozesse und Erfahrungen in erweiterten Bewusstseinszuständen möglich sind und wie umfassend und nachhaltig sie den Suchenden zu unterstützen vermögen. Dabei stehen drei zentrale Anliegen im Vordergrund: seelische Integration, transpersonale Transformation und das Durchlässigwerden für spirituelle Einsichten. Alle drei Perspektiven sind füreinander offen und aufeinander angewiesen. Erst wenn alte Verletzungen heilen, kann sich die Persönlichkeit aus den Fesseln der Vergangenheit lösen. Dadurch werden die inneren Strukturen beweglicher und können Erfahrungen, die die gewöhnlichen Zeit- und Raumgrenzen überschreiten, ohne Verzerrungen aufnehmen und verarbeiten. Man wird auch durchlässiger für spirituelle Welten, durch deren Aneignung der Mensch auch in den Schwankungen des Lebens besser bestehen kann. Genau dies bildet wieder eine Ressource aus, die die nötige Sicherheit bietet, um auch schwierige Anteile des Seelenlebens zu integrieren. Die ungeheure Reichweite der psychospirituellen Erfahrungen und ihre innovative Wandlungskraft werden detailliert herausgearbeitet. Dabei wird ersichtlich, welche Themen und Konflikte uns begegnen können und wie wichtig es ist, diese, für ein sinnerfülltes Menschsein, bewusstzumachen.

Ein eigenes Kapitel ist der Meditation gewidmet (Kapitel 4), weil sie heutzutage von vielen Menschen geübt wird. Darin sollen die notwendigen Grundlagen vermittelt und auch auf mögliche Fehler in der täglichen Meditationspraxis hingewiesen werden. Am Ende sollen mit Kapitel 5 und 6 noch einige fundamentale Einsichten, wie ein glückliches und zufriedenes Leben geführt werden kann, zur Verfügung gestellt werden, im Sinne eines freundlichen Alltagsbegleiters.

Methodische Vorbemerkung

Durch das vorliegende Buch wird selbstverständlich auch die Frage aufkommen, inwieweit die vorgebrachten Erkenntnisse wissenschaftlich fundiert sind. Diese Frage ist nicht so leicht zu beantworten, da zuallererst geklärt werden muss, was jemand unter „wissenschaftlich" versteht. Die Geschichte der Psychologie zeigt uns eindrucksvoll, wie polarisierend diese Diskussion verlaufen ist. Ist die Psychologie nun eine Naturwissenschaft oder eine Geisteswissenschaft, mit den je eigenen wissenschaftstheoretischen Leitlinien? Zweifelsfrei ist die positivistisch orientierte empirische psychologische Forschung inzwischen als naturwissenschaftlich legitimiert anerkannt. Nach den vorgegebenen Regeln des Empirismus müssen wissenschaftliche Untersuchungsgegenstände objektiv und zuverlässig beobachtet, gemessen und überprüft werden können.

Dabei geht es um Quantifizierung, also alles, was wir wiegen, sehen, tasten oder hören können. Theorien müssen, neben ihrer Widerspruchsfreiheit, somit einer empirischen Überprüfung standhalten: Forschende sollten an jedem Ort der Welt bei gleichen Bedingungen zu gleichen Ergebnissen kommen können. Experimente müssen demgemäß wiederholbar und prognostizierbar sein. Hat man sich, so die implizite Annahme, einmal der objektiven Wahrheit angenähert, sei sie bei gleichen Laborbedingungen jederzeit wieder herstellbar. Das bedeutet auch, dass man den Erkenntnisgegenstand aus seinem Kontext herauslösen und isolieren muss (Laborbedingungen), um die Daten nicht durch persönliche Einflüsse zu verfälschen. Auf der anderen Seite wissen wir, dass diese empirischen Voraussetzungen in vielen Fragen, insbesondere in den großen Seinsfragen des Menschseins, auf unüberwindliche Hindernisse stoßen. Das gilt für alle Themen, die nicht durch Operationalisierungen vollständig abgebildet werden können. Wollte man das Phänomen der Liebe erforschen, würde man wohl keine zureichenden Antworten bekommen, wenn nur die Herzfrequenz oder der Hautwiderstand gemessen werden würde. Qualitative Erlebnisse (Qualia) sind nicht in diesem Sinne operationalisierbar und müssen über einen anderen wissenschaftstheoretischen Zugang erschlossen werden. Der hermeneutisch-phänomenologische Ansatz, wie er früher an den psychologischen Instituten der Universitäten gelehrt wurde, sieht in der Introspektion und in der deskriptiven Methode die einzige Möglichkeit, das innerseelische Erleben in seiner Tiefendimension verstehend zu erfassen (Tiefenhermeneutik).

Deshalb werde ich in diesem Buch authentische Erlebnisschilderungen von Teilnehmenden meiner Seminare, denen ich kurze Deutungshinweise hinzufüge, verwenden. Ich danke daher an dieser Stelle allen, die mir die Erlaubnis erteilt haben, ihre schriftlich festgehaltenen Schilderungen für dieses Buch zu verwenden. Darüber hinaus kommen eine Reihe von Fallbeispielen vor. Diese haben sich nicht genau so zugetragen, sondern wurden von mir auf der Basis der vielen Situationen und Lebensgeschichten, die ich in meiner langjährigen Praxis erlebt habe, freier formuliert. Konkrete personenbezogenen Details wurden so verändert, dass die Anonymität gewährleistet bleibt.

Mir ist selbstverständlich klar, dass diese Schilderungen nicht als ein Beweis im empirischen Sinne anerkannt werden können, doch gerade die subjektive Verfasstheit der Person und ihr Ausgriff auf verborgene Sinngestalten ist es, die dadurch sichtbar gemacht werden können. Die Subjektivität wird somit nicht als Fehlerquelle angesehen, sondern ist das Milieu, in dem das Erkennen stattfindet. Darüber hinaus wissen wir, dass Erfahrungen, wie sie in veränderten Bewusstseinszuständen zugänglich sind, durch ihre verdichtete Struktur auf eine große Fülle von Bedeutungen hinweisen. Das heißt, dass der Blick auf eine Erfahrung zu einer anderen Zeit zu anderen Einsichten führen kann – vergleichbar mit der Wirkung von Gemälden oder anderen Kunstgegenständen, die, abhängig von der Perspektive, stets neue Impressionen hervorbringen.

Gefordert sind deshalb ein hohes Maß an Flexibilität und Empathie sowie eine von Vorurteilen und Ressentiments möglichst freie Einstellung, wenn wir uns an das in veränderten Bewusstseinszuständen Erlebte herantasten. Wolfgang Metzger drückt die Anforderungen in seinem Klassiker der psychologischen Forschung treffend aus: „Das Vorgefundene zunächst einfach hinzunehmen, wie es ist; auch wenn es ungewohnt, unerwartet, unlogisch, widersinnig erscheint und unbezweifelten Annahmen oder vertrauten Gedankengängen widerspricht. […] Zweifel und Misstrauen aber gegebenenfalls zunächst vor allem gegen die Voraussetzungen und Begriffe zu richten, mit denen man das Gegebene bis dahin zu fassen suchte."[1]

Auch wenn in der Wissenschaftstheorie die Introspektion, die hermeneutische Auslegung und die phänomenologische Tiefenschau kaum noch eine Rolle spielen, sind sie geradewegs für unsere alltägliche Wahrheitsfindung unentbehrlich. Da in dieser hier vorgestellten Form der Erkenntnisgewinnung auch die professionell Begleitenden aufgefordert werden, ihr Bewusstsein zu entleeren und möglichst vorurteilsfrei, im Sinne eines Anfängergeistes, an die Sache heranzugehen, ist diese Einstellung auch für Laien die beste, um sich tief auf die Erfahrung einlassen und das für den Augenblick Wesentliche herausspüren zu können. Nur über eine die Subjektivität akzeptierende innere Öffnung können, trotz der von Mensch zu Mensch unterschiedlichen Wahrnehmungsstrukturen und Bedeutungsfilter, die vermittelten Erfahrungen möglichst unverstellt aufgenommen und für den eigenen Alltag nutzbar gemacht werden.

1. Der Kompass des Lebens

Es erfüllt mich mit großer Dankbarkeit, wenn ich heute meine Lebensgeschichte betrachte und darin einen roten Faden erkennen kann. Mein Schicksal, mit allen seinen Facetten und vermeintlichen Brüchen, scheint ein zusammengehöriges Ganzes zu sein, das sich folgerichtig und sinnvoll fügte. Wie durch eine verborgene Regie gelenkt, hat sich mein Leben geformt und entfaltet. Entbehrungen und belastende Situationen, denen ich ausgesetzt war, waren wichtige Herausforderungen und Aufgaben, die meine Entwicklung entscheidend vorangebracht haben.

Da ich einen solchen roten Lebensfaden auch bei vielen anderen Menschen entdecken durfte, gehe ich davon aus, dass die menschliche Entwicklung grundsätzlich einem guten inneren Plan folgen kann, wenn man dem, was sich verwirklichen möchte, Raum gibt und ihm nicht im Wege steht. Diese impliziten Potenziale können sich dann manifestieren, wenn man sie erschließt, annimmt und bewusst realisiert. Um diese nicht immer offenkundigen Anregungen und Impulse überhaupt vernehmen zu können, ist es vonnöten, sich zu öffnen und durchlässig zu werden. Manchmal ist es auch notwendig, gewohnte Konzepte und Vorstellungen über Bord zu werfen, um diesen entwicklungsfördernden Hinweisen auch konkrete Entscheidungen folgen zu lassen. Joseph Campbell spricht in seinem Standardwerk zur Mythenforschung „Der Heros in tausend Gestalten“ von einem Ruf, dem man sich nicht verweigern soll.[2] Ich möchte in diesem Zusammenhang nicht dahingehend missverstanden werden, dass ich von einem vorbestimmten Leben ausgehe. Wenn ich meine vielen therapeutischen Erfahrungen zugrunde lege, kann aber durchaus angenommen werden, dass implizite Strukturlinien des Lebens, die auf eine transzendente Autorenschaft verweisen, vorhanden sind. Auffällige Synchronizitäten, in denen innere Bereitschaftspotenziale sinnvoll mit äußeren Ereignissen kommunizieren, sind ein Beleg dafür.[3] Solche Erfahrungen bestärkten mich in der Überzeugung, auf dem richtigen Weg zu sein und von einer höheren Weisheit geführt zu werden.

Dies führte auch zu einer unerschütterlichen Zuversicht, dem Leben, so wie es sich vollzieht, grundsätzlich vertrauen zu können. Dies soll an einigen bedeutungsvollen biografischen Ereignissen veranschaulicht werden.

Ich bin geführt

Meine Mutter stammte aus dem Sudetenland und mein Vater aus Oberbayern, beide aus einfachem Hause. Sie waren noch sehr jung, als ich unverhofft in ihr Leben trat. Da es damals noch gesellschaftlich geächtet war, ledig schwanger zu sein, versuchte meine Mutter, so lange es ging, zu verbergen, dass sie in anderen Umständen war. Am Tage meiner Geburt, die vier Wochen zu früh einsetzte, arbeitete sie noch bis zur letzten Stunde. Sie nähte in einer Werkstatt Lederhosen, als überraschend die Fruchtblase platzte und sie unverzüglich ins Krankenhaus gebracht werden musste.

In einer Holotropen Atemsitzung erlebte ich diese Situation als lebensbedrohlich, angsterfüllt, druckvoll, um das Leben kämpfend und befreiend. Durch diese Erfahrungen haben sich vermutlich folgende Grundüberzeugungen gebildet: Ich bin unter Druck und einer ausweglosen Situation ausgeliefert. Wenn ich alle Kräfte einsetze, kann ich mich befreien und überleben. Mit einem starken Willen und ganzer Kraft habe ich dazu beigetragen, dass es mich gibt. Ich freue mich und bin glücklich, auf der Welt zu sein.

Die ersten vier Jahr wuchs ich in einer Flüchtlingsbaracke auf, da die Familie meiner Mutter aus ihrer sudetendeutschen Heimat vertrieben wurde. Ich fühlte mich zwar geborgen, litt aber auch unter der räumlichen und emotionalen Enge, die dort herrschte. Als meine Schwester zur Welt kam, zogen wir in eine Zweizimmerwohnung um, in der wir die darauffolgenden zwölf Jahre lebten. Meine Mutter eröffnete ein Lebensmittelgeschäft und mein Vater einen Großhandel, den er, nach finanziellen Engpässen, bald wieder aufgeben musste. Eine Lehre als Automechaniker hatte er aufgrund massiver Gewalterfahrungen und Geldmangel in seiner Familie abgebrochen und danach als Kraftfahrer gearbeitet. Auf eine selbstständige Tätigkeit war er jedoch nicht vorbereitet. Er hatte eine außerordentlich schwere Kindheit und war dem Alkohol zugeneigt. In unserer Familie nahm meine Mutter das Heft in die Hand, sorgte für uns und übertrug mir schon früh viel Verantwortung. Mit neun Jahren half ich im Lebensmittelgeschäft mit, trug Blumen für eine Gärtnerei aus und sammelte die Geldbeiträge für Versicherungspolicen ein. Bei wichtigen Familienangelegenheiten zog mich meine Mutter schon sehr früh und stets zurate. Ich identifizierte mich mit dem Lebensgrundmuster: Meine Aufgabe ist es, Verantwortung zu tragen und hart zu arbeiten.

Mein Weg ging in ähnlicher Weise weiter, denn während meiner gesamten Schulzeit arbeitete ich nebenher im Geschäft, später aber auch als Seilbahnschaffner und in einer Landschaftsgärtnerei. Nach der Grundschulzeit hatte ich das Gymnasium besuchen wollen; dies wurde mir aber aus sozialen Gründen vom damals verantwortlichen Lehrer verweigert. Darum besuchte ich die Hauptschule in Salzburg, die mehr Qualifikation bot als die Volksschule in Berchtesgaden, und absolvierte diese erfolgreich. Als ich mich dann als Banklehrling in dem örtlichen Institut vorstellen wollte, spürte ich in meinem tiefsten Inneren, dass ich gerne das Abitur machen möchte. Interessanterweise besuchte zu diesem Zeitpunkt mein damaliger Mathelehrer aus der Hauptschule meine Mutter, um sie zu ermutigen, mich an eine weiterführende Schule zu schicken. Diese Empfehlung war gar nicht so einfach umzusetzen, denn es gab zu dieser Zeit noch keinen zweiten Bildungsweg. Meine Mutter zerbrach sich nächtelang den Kopf darüber, wie es für mich weitergehen könnte. Schließlich wendete sie sich an einen sudetendeutschen Freund, der im bayerischen Kultusministerium angestellt war. Er erwirkte für mich eine Sonderzulassung mit Aufnahmeprüfung in die 8. Klasse eines Gymnasiums. Ein ortsansässiger Pfarrer bot sich an, mich darauf vorzubereiten. Der Übertritt ins Gymnasium konnte so erfolgreich bewältigt werden.

In dieser Zeit war mein Vater als Fernfahrer tätig und nur an den Wochenenden zu Hause. Meine Mutter war nach wie vor für alles zuständig und bezog mich ganz selbstverständlich in wichtige Entscheidungen mit ein. Das erregte die Eifersucht meines Vaters, der sich ausgeschlossen fühlte. Durch diese Konstellation kam es oft zu heftigen Familienstreitereien, die mich sehr belasteten. Darüber hinaus sympathisierte ich im späteren Jugendalter mit der Hippiebewegung, beschäftigte mich mit indischer Philosophie und praktizierte Yoga. Meinem Vater, einem traditionsgebundenen Oberbayern, gefiel das überhaupt nicht, sodass sich meine Beziehung zu ihm immer mehr entfremdete. Was ich aber an ihm sehr schätzte, waren seine Ehrlichkeit und Offenheit. Auf sein Wort war immer Verlass. So entschuldigte er sich bei mir in späteren Jahren, dass er mich oft missverstanden und unnötige Konflikte heraufbeschworen habe. Das hat mich tief berührt, sodass ich heute, wenn ich an ihn denke, hohe Achtung ihm gegenüber empfinde.

Da wir zu Hause weder Bücher hatten noch wichtige Gesprächsthemen vertieften, wuchsen mein Hunger nach Wissen und meine Sehnsucht, herauszufinden, was Leben bedeutet und wie man ein gutes Leben führen kann. Auch beschäftigte ich mich intensiv mit der Frage, warum es in der Welt so viel Ungerechtigkeit gibt und weshalb Menschen so unterschiedliche Schicksale auferlegt bekommen. Solche und ähnliche Fragen konnte ich mit meinem damaligen Zahnarzt reflektieren. Er erkannte mein Bedürfnis, Lebenszusammenhänge tiefer zu verstehen, und förderte mich. Er lud mich zu einer esoterischen Gemeinschaft ein, die ich aber nach einiger Zeit wieder verließ, weil die dort Anwesenden zu konservative Ansichten hatten. Dennoch blieb mein Interesse für Seinsfragen, philosophische Themen und parapsychologische Forschung wach.

Bei meinen Schulkameraden kamen meine Gedankengänge, die Geheimnisse des wahren Lebens und PSI-Effekte betreffend, außerordentlich gut an. Sie lauschten immer wieder meinen Ausführungen. Dies umso mehr, als ich dann auch von eigenen außergewöhnlichen Wahrnehmungen, etwa intuitives Erfassen von Situationen, Hellsehen und Voraussagen, erzählen konnte. Der Höhepunkt meiner Anerkennung war, als ich einmal die Struktur von Prüfungsfragen einer Mathematikschulaufgabe vorhersehen konnte und wir uns über einen Klassendurchschnitt von 1,7 erfreuen durften.

Rückblickend bin ich meiner Mutter sehr dankbar, dass sie mich so hingebungsvoll und mit großem Engagement unterstützte. Darüber hinaus schätzte ich an ihr, wie freundlich und wertschätzend sie sich ihrer Kundschaft gegenüber verhielt. Ich kann mich nicht erinnern, dass sie jemals jemandem missmutig oder ungeduldig begegnet wäre, obwohl es wohl viele Gründe dafür gegeben hätte. Und von meinem Vater lernte ich, dass Ehrlichkeit in Beziehungen Respekt und Anerkennung hervorruft.

Tiefe Einsichten, die mich weiter begleiteten, entwickelten sich in dieser Zeit: Ich werde geführt, begleitet und unterstützt. Menschen freundlich, wahrhaftig und wertschätzend zu begegnen, ist ein hohes Gut. Ich wollte wissen, was Menschsein bedeutet und worum es im Leben wirklich geht. Außersinnliche Wahrnehmungen sind real.

Am Ende konnte ich meine Schullaufbahn erfolgreich mit dem Abitur abschließen. Ich entschied mich, in Salzburg zu studieren, bereitete alles dafür vor. Doch als ich mich einschreiben wollte, wurde deutschen Staatsangehörigen der Zugang für das Fachgebiet der Psychologie gesperrt. Genau in diesem Moment tauchte wieder ein entscheidender Helfer auf. Dieser riet mir, doch zur Direktion der Universität zu gehen und mitzuteilen, dass ich mir schon eine Wohnung genommen hätte und dieser kurzfristige Erlass für mich verhängnisvoll sei. Einen Tag nach meinem Gespräch wurde dieser Erlass wieder aufgehoben. Ich wählte die Studienfächer Psychologie, Psychiatrie, Psychopathologie und Philosophie. Dieses „Studium irregulare", das den Grundstein zu meiner späteren Laufbahn legte, wurde nur dieses eine Mal angeboten und ich hatte das Glück, es belegen zu können. Von da an ging es, von außen betrachtet, steil bergauf. Ich wurde von Professor:innen und Lehrtherapeut:innen hervorragend gefördert und erfreute mich am wissenschaftlichen Arbeiten. Schon früh durfte ich Patient:innen behandeln, Zusatzausbildungen in klientenzentrierter Gesprächstherapie, Gestalttherapie und Integrativer Therapie absolvieren und meine Doktorarbeit auf den Weg bringen. Diese wurde von der Fachwelt äußerst positiv aufgenommen und deswegen auch veröffentlicht. Daneben arbeitete ich freiberuflich als Psychotherapeut.

In dieser Zeit wurde mir aber auch klar, dass mein Selbstbewusstsein brüchig war und die konfliktreichen Erfahrungen in meiner Kindheit zu einem unausgeglichenen Seelenleben führten. Dies zeigte sich besonders im Umgang mit häufig wechselnden Beziehungen und selbstdestruktiven Handlungen. Viele Selbsterfahrungseinheiten in unterschiedlichen Methoden und therapeutische Sitzungen stabilisierten mich und eröffneten mir neue Handlungsspielräume.

Nach meinem Studienabschluss wurde ich auf Empfehlung meines Doktorvaters von einem Psychiatriedirektor gefragt, ob ich in seiner Abteilung als leitender Psychotherapeut arbeiten wolle. Ich verlegte meine berufliche Tätigkeit daraufhin nach Vorarlberg und widmete mich besonders der psychotherapeutischen Arbeit mit psychotischen Menschen. 1978 wurde ich, als einer der Jüngsten im deutschsprachigen Raum, zum Lehrtherapeuten berufen und baute einige psychotherapeutische Vereine mit auf. In dieser Zeit lernte ich auch meine Frau kennen und gründete mit ihr eine Familie. Da wir ähnliche Interessen haben, im gleichen Berufsfeld tätig sind und einen gemeinsamen spirituellen Weg gehen, kann ich nun schon auf einige Jahrzehnte einer guten, verlässlichen und gegenseitig unterstützenden Beziehung, aus der zwei Kinder hervorgingen, zurückblicken.

Im Jahre 1982, während meiner Tätigkeit in der Psychiatrie, wurde mir vom Geschäftsführer einer Krankenhauskette angeboten, den Aufbau und die Leitung eines psychotherapeutischen Krankenhauses zu übernehmen. Ich zögerte nicht und stellte mich dieser anspruchsvollen Aufgabe. Es gab in diesem Lebensabschnitt noch viele wunderbare Ereignisse, die mich darin unterstützten, meinen Lebenstraum, Menschen psychospirituell zu begleiten, zu verwirklichen.

Diese wichtigen Lebenserfahrungen haben entscheidend dazu beigetragen, dass ich radikal meinem Weg und den Aufgaben, die an mich herangetragen wurden, gefolgt bin. Die Sehnsucht nach tieferem Wissen verstärkte sich immer mehr. Ich experimentierte mit bewusstseinserweiternden Techniken, unterschiedlichen Psychotherapiemethoden und spirituellen Übungen. Dabei wurde mir klar, dass in unserem Bewusstsein mehr Potenzial steckt, als wir gewöhnlich glauben. Ich erfreute mich sehr daran, Menschen in ihren Heilungs- und inneren Öffnungsprozessen zu begleiten, und ich erlebte es auch als große Ehre, das tun zu dürfen. Dazu verstärkte sich in mir die Gewissheit, dass ich dazu berufen bin, Verantwortung zu übernehmen, und dieser auch gerecht werden kann. Auch der Umgang mit Menschen in Grenzsituationen wurde mir vertraut, genauso wie das Führen einer größeren Institution. Diese unterschiedlichen Erfahrungen, die mein Leben schon in den ersten Jahren meiner beruflichen Tätigkeit prägten, bildeten am Ende einen stabilen Boden für meine spätere Arbeit mit veränderten Bewusstseinszuständen und mit wissenschaftlichen Fragestellungen. Wenn ich nun im Folgenden skizziere, wie sich diese Perspektive konsequent entwickelte, berührt mich das jetzt noch tief.

Ein Schlüsselerlebnis fällt in den Anfang der 1980er-Jahre. Als Therapeut in der Psychiatrie betreute ich einen Mann, der in einem Wahn mit einem Hammer seine beiden Kinder umgebracht und seine Frau schwer verletzt hatte. An einem Pfingstsonntag, als ich mit meiner Frau zu Hause beim Frühstück saß, hörte ich in meinem Inneren einen verzweifelten Hilfeschrei dieses Patienten, der mich veranlasste, unverzüglich ins Krankenhaus zu fahren. Als ich den Haupteingang betrat, stürzte der diensthabende Pfleger auf mich zu und teilte mir schockiert mit, dass sich dieser Mann gerade umbringen wollte. Er hatte sich in seiner Begleitung auf dem Gang vom Gottesdienst in der hauseigenen Kapelle zu seinem Krankenzimmer plötzlich aus einem offenen Fenster gestürzt. Zum Glück wurde er nur geringfügig verletzt, weil ein Busch seinen Sturz abfing. Im Gespräch berichtete er mir, dass er in der Nacht im Traum von seinen toten Kindern gerufen wurde und unbedingt zu ihnen wollte. Ich war völlig überrascht darüber, dass ich diesen Vorfall aus der Ferne zeitgleich intuitiv erfasst hatte. Dieses eindrückliche Erlebnis ließ mich erahnen, dass unser Bewusstsein offenbar zu mehr fähig ist als gemeinhin angenommen. Da sich damals die traditionelle Wissenschaft der Psychologie und Psychotherapie noch kaum mit diesen Phänomenen beschäftigte, hielt ich Ausschau nach neuen Ansätzen.

Zwei Jahre nach diesem Ereignis leitete ich ein psychotherapeutisches Ausbildungswochenende. Gleich in der Anfangsrunde äußerte ein Teilnehmer den Wunsch, die Abendsitzung ausfallen zu lassen, um unweit von unserem Seminarort einen interessanten Vortrag von einem gewissen Stanislav Grof über eine neue Art von Psychotherapie, die mit veränderten Bewusstseinszuständen arbeitet, besuchen zu können. Zunächst sträubte ich mich, weil ich seine Anregung als Widerstand gegen seinen inneren Prozess oder meine Arbeit deutete. Während ich versuchte, ihm seine unbewussten Motive klarzumachen, verspürte ich auf einmal eine irritierende Enge im Brustraum. Ich hielt kurz inne. Und es kam mir die spontane Vermutung, dass mein Zögern vielleicht mit mir selbst und meiner Interpretation dieser Situation zu tun haben könnte. Sofort fühlte ich mich freier und willigte in diesen Vorschlag ein. Dort angekommen, war mir von der ersten Minute an klar, dass sich für mich etwas Bahnbrechendes ereignete. Es erfasste mich eine Energie, die mich bis heute nicht mehr losgelassen hat, denn auf einmal fügte sich zusammen, was bisher getrennt schien: moderne Psychologie und alte Weisheitslehren, Psychotherapie und Spiritualität.

Damit begann ein Weg, der für mich sowohl privat als auch

beruflich umwälzende Veränderungen zur Folge hatte. Ich kündigte einige Zeit später meine Stelle als Krankenhausleiter, um die außergewöhnlichen Erfahrungen, die mir im Holotropen Atmen zuteilwurden, für die traditionelle Psychotherapie und klinische Psychologie fruchtbar zu machen. Seit inzwischen fast vierzig Jahren durfte ich viele Menschen durch veränderte Bewusstseinszustände begleiten und einige Hundert Therapeut:innen in dieser Methode ausbilden. Gott sei Dank habe ich damals Ja gesagt! Um einem solchen Ruf folgen zu können, scheint es unabdingbar zu sein, die eigenen Denkgewohnheiten zu überprüfen und zu relativieren.

Einige nachhaltige Erfahrungen, die mir während meiner Ausbildungszeit bei Stanislav Grof zuteilwurden, habe ich in meinem Buch „Dimensionen der menschlichen Seele“ festgehalten. Auch dessen Zustandekommen zeigt für mich auf, in welcher Weise wir in größere Seinszusammenhänge eingebunden sind. 1990 besuchte ich einen Intensivkurs in einem Ashram in Indien. Plötzlich, während einer tiefen Meditationssitzung, tauchte in meinem Inneren ein Buch auf, auf dessen Umschlag eine blau eingefärbte Landschaft zu sehen war. Sechs Jahre später begann ich meine Arbeiten an „Dimensionen der menschlichen Seele“, die ich im Sommer 2001 abschloss. Da ich mit diesem Werk eine umfassende Darstellung der Transpersonalen Psychologie und des Holotropen Atmens vorlegen wollte, die auch in traditionellen Psychotherapeutenkreisen akzeptiert werden konnte, wurde das Buch immer umfangreicher. Danach war ich geistig und körperlich so erschöpft, dass ich das Manuskript einfach abgab und alles andere dem Verlag überließ. Als ich dann das frisch gedruckte Buch zum ersten Mal in Händen hielt, durchfuhr mich ein innerer Schauer und ich war plötzlich ganz aufgeregt, denn der Einband war mit dem Bild in der Meditation identisch.

Mittlerweile ist mir klar, dass ich mich für etwas entschieden habe, was schon lange vorbereitet schien. Das heißt aber nicht, dass ich an einen blinden Determinismus glaube. Es braucht zur Manifestation von Visionen und Möglichkeiten unsere Einwilligung, unseren Willen und unsere Hingabe. Eine geistige Lehrmeisterin unserer Tage, Gurumayi Chidvilasananda, bringt es auf den Punkt: „Immer wieder zeigt sich ganz klar, dass Gnade im Bemühen liegt. Wenn du dich nicht bemühst, hast du nicht einmal die Kraft, Gnade anzunehmen. Wenn du möchtest, dass dir ohne deine Mitwirkung Gutes geschieht, dann sei auch bereit, dich wieder davon zu trennen, denn es wird nicht von Dauer sein."[4] Wer sich also von einer höheren Ordnung leiten lässt, dem wird ein beachtliches Ausmaß an Hingabe, Vertrauen und Durchhaltevermögen abverlangt.

Zusammenfassend lässt sich sagen, dass mich mein einfaches Elternhaus gelehrt hat, ein grundlegendes Verständnis für Menschen in benachteiligten Schichten zu entwickeln, aber auch dankbar und demütig zu sein, meinen akademischen Weg gegangen sein zu dürfen. Ich erlebe es heute als großes Glück, Menschen psychospirituell zu begleiten und gleichzeitig meinen eigenen persönlichen Weg zu vertiefen. Durch das Vertrauen, das mir von maßgeblichen Personen entgegengebracht wurde, durfte ich mich im klinischen Feld als Psychotherapeut und als Führungspersönlichkeit bewähren. Meine Forschungsmotivation, aus der auch etliche wissenschaftliche Arbeiten hervorgegangen sind, ist durch frühere Entbehrungen in Bezug auf Wissen und Bildung vielleicht angestachelt worden. Dies alles und noch so viel mehr wie auch mein Mut, mich auf Neues einzulassen und Aufgaben anzunehmen, führten zu einer Erfolgsgeschichte, auf die ich durchaus stolz bin, ohne dabei zu vergessen, wie sehr meine Eltern, insbesondere meine Mutter, meine jetzige Familie und viele andere, daran beteiligt sind. Das größere Ganze wirkte durch mich und ich konnte daraus werden, wer ich wirklich bin. Davor verneige ich mich und bedanke mich aufs Allerherzlichste! Mir ist zutiefst klar geworden: Die innere Weisheit kreiert immer wieder innovative Situationen, fördert Wachstumsprozesse und gibt uns hilfreiche Hinweise für die nächsten Schritte unserer Entwicklung.

Innere Weisheit und Sehnsucht nach Befreiung

Der Mensch kann in seiner Entwicklung darauf bauen, geführt zu werden, wenn er auf seine innere Stimme hört. Sie greift tiefer, als wir begreifen können, und sie umfasst mehr, als wir uns vorstellen können. Wir dürfen darauf vertrauen, dass wir das Beste aus unserem Leben machen können, wenn wir diesen „Botschaften des Seins" folgen. Sie sind kreativ, innovativ und transformativ – und wer sich darauf einlässt, fühlt sich lebendiger, wahrhaftiger und mehr im Einklang mit sich und der Welt. Diese innere Führung, die auch als „Selbst-Führung" bezeichnet werden kann, berücksichtigt nicht nur die vorhandenen Potenziale, sondern bezieht stets auch die äußeren Bedingungen mit ein.

Heilung als innerer Prozess

In der Medizin ist es mittlerweile unbestritten, was Gerald Hüther so zusammenfasst: „Jede Heilung ist immer und grundsätzlich Selbstheilung."[5] Wie effektiv die Selbstheilungskräfte wirken, hängt natürlich immer davon ab, ob Patient:innen ihr Krankheitsgeschehen in einem größeren Sinnzusammenhang verstehen, aktiv an ihrer Heilung mitwirken und eine positive Einstellung dem Genesungsprozess gegenüber aufbauen können. Sobald dem Gehirn, das den komplexen menschlichen Organismus, insbesondere das Herz-Kreislauf-System, den Hormonhaushalt sowie dem Nerven- und Immunsystem, steuert, signalisiert wird, dass etwas aus dem Gleichgewicht geraten ist, aktiviert es die Selbstheilungskräfte. Der Körper strebt nach Homöostase, nach einer Rückkehr ins Gleichgewicht, wenn störende Einflüsse auf ihn einwirken.

Genauso wie der Körper Heilungsprozesse aus sich heraus in Gang setzt, streben auch die Seele und der Geist beständig nach Balance, Wachstum und Verwirklichung. Die Überzeugung, dass es bei Ärzt:innen, Therapeut:innen und spirituellen Begleiter:innen vor allem darum geht, ein vertrauensvolles Milieu aufzubauen, in dem Heilung und Entwicklung stattfinden kann, wird in alternativen Heilweisen, besonders aber auch in ganzheitlichen bewusstseinserweiternden Wegen beachtet. Aus diesem élan vital, wie wir diese inneren Ordnungskräfte mit dem französischen Philosophen Henri Bergson[6] auch nennen können, entspringt auch jene Quelle von Inspiration und Heilung, auf die sich die Methode des Holotropen Atmens grundlegend bezieht. Eine innere Weisheit, der wir uns immer und in jeder Situation, vor allem aber auch in tiefgreifenden Heilungsprozessen, anvertrauen können.

Schon in einer der ersten Sitzungen mit Stanislav Grof, meinem geschätzten Lehrer, wurde mir dies durch ein Schlüsselerlebnis eindrucksvoll nahegebracht: Ein Gruppenteilnehmer fiel in einen extremen Zustand. Er zitterte über Stunden hinweg am ganzen Leib, stieß immer wieder furchtbare Schreie aus und wurde wie von Energiewellen geschüttelt. Gegen ein Uhr nachts, als die anderen Gruppenmitglieder längst den Gruppenraum verlassen hatten und ich alleine mit Stanislav Grof noch neben ihm saß, verebbten allmählich die Bewegungen, sein Körper entspannte sich mehr und mehr und es kehrte plötzlich tiefer Frieden ein. Stanislav Grof brachte ihm eine Tasse Tee. Er trank ihn, lächelte und sagte: „Danke, dass ihr bei mir geblieben seid. Ich bin glücklich und voller Liebe!"

Für Grof selbst war das Fazit klar: „Beim Holotropen Atmen geht es darum, dass wir dem inneren Prozess – der inneren Weisheit – vertrauen und ihr nicht mit unseren Konzepten im Wege stehen, also mit den inneren Heilungskräften des Klienten intelligent kooperieren."[7] Nach diesem nächtlichen Erlebnis verstand ich, was er damit meinte.

Was das Selbst prägt

Die innere Weisheit kann auch als alles umfassende Tendenz zur Ganzheit oder – so Kurt Goldstein – zur „guten Gestalt"[8], die dem Menschen innewohnt und seine Entfaltung fördert, verstanden werden. Unterschiedliche Schulen nehmen auf diese Triebfeder menschlicher Entwicklung Bezug, wenn sie von Selbstaktualisierung (Rogers)[9], vom Bedürfnis nach Selbstverwirklichung (Jung, Maslow)[10] oder vom Prinzip der organismischen Selbstregulation (Goldstein, Perls, Hefferline, Goodman)[11] sprechen.

Das „Selbst" ist ein Begriff, der immer wieder damit in Zusammenhang gebracht wird und sowohl in der Psychologie als auch in spirituellen Richtungen einen hohen Stellenwert besitzt. Es ist einerseits, weil geprägt durch die körperlich-seelisch-geistige Entwicklung, sehr persönlich und gleichzeitig hebt es den Menschen über den begrenzten Horizont der individuellen Strukturen hinaus, das größere Ganze repräsentierend. Die verschiedenen Seiten des Selbst, das sich aus mannigfaltigen Strömungen und Einflüssen herausdifferenziert, können zwar unterschiedlich beschrieben werden, aber sind nicht voneinander zu trennen. Man kann vielleicht sogar von einem Kontinuum sprechen, an dessen Enden personal-individuelle oder transpersonal-universale Zustände vorzugsweise beleuchtet werden können.

Nach allgemeiner Überzeugung unterschiedlicher psychologischer Richtungen steht das Selbst einerseits für den Gesamtumfang der Person, also alles, was ich als zu mir gehörig wahrnehme, und andererseits für den wesenhaften Kern, also das, was den Menschen im Innersten zusammenhält. Es ermöglicht dem Menschen, im

Laufe seiner Entwicklung, so etwas wie ein Selbstsein oder eine „Meinigkeit" zu erleben, mit sich selbst in Dialog zu treten und mehr und mehr die Urheberschaft (Autorenschaft) über seine Handlungen und sein Leben zu gewinnen. Es gibt dem Individuum durch seine beständigen Integrationsleistungen auch die Sicherheit, bei allen Veränderungen, die es erfährt, gestern, heute, morgen das Gleiche zu sein, also eine unveränderte Subjektivität zu verkörpern. Ich war mit neun Jahren Sylvester, aber auch mit 15, mit 35 und bin es immer noch, jetzt mit über 70 Jahren, obwohl sich inzwischen die Zellen meines Körpers schon einige Male erneuert haben. Jeden Morgen, wenn wir aufwachen, sind wir anders als am Tag zuvor, und dennoch erkennen wir uns als dieselben wieder.

Entwicklungspsychologisch wird dieses Selbst, das sich von Beginn des Lebens an allmählich herauskristallisiert, durch Interaktionen mit wichtigen Bezugspersonen und der Mitwelt, durch Prozesse der Akkommodation und Assimilation entscheidend geprägt. Selbstrepräsentationen entstehen aus verarbeiteten Selbsterfahrungen, die in den ersten Lebensjahren besonders durch die Kontakte mit „wichtigen Anderen"[12] beeinflusst werden. Wie wir heute wissen, kann das Selbst seine optimale Struktur und volle Leistungsfähigkeit erst dann erreichen, wenn sichere, wohlwollende und liebevolle Bindungserfahrungen in der Kindheit den Boden dafür bereitet haben.[13] Das Selbst ist, das sei hier schon erwähnt, jedoch mehr als die Summe seiner internalisierten Erfahrungen, denn schon die frühesten Lebenserfahrungen treffen nicht auf eine *tabula rasa*, sondern auf eine innere resonanzfähige Membran, die schon von jeher die auftreffenden Impulse organisiert. Auch in der Hirnforschung[14] spricht man von emergenten Qualitäten eines Selbstorganisationsprozesses, der zu kohärenten Wahrnehmungen und zu koordiniertem Verhalten führt, ähnlich in der Chaosforschung[15], die von selbst entstehenden Ordnungsprinzipien (dissipative Strukturen) ausgeht.

Der Differenzierungs- und Integrationsprozess, auf den unsere Individualität aufbaut, beginnt schon lange vor der Geburt. Da der Embryo aber durch die Grenze des Mutterleibes noch einen gewissen Schutz durch die Natur erfährt, ist das Neugeborene, gerade in den ersten Jahren, in denen es der Umwelt auf Gedeih und Verderb ausgeliefert ist, äußerst empfänglich und sensibel. Idealerweise wird ein Kind bedingungslos geliebt und wertgeschätzt, sodass ein stabiles Gefühl für die eigene Person und ihren Wert aufgebaut werden kann.[16] Durch frühe Erfahrungen von Gewalt, basale Defizite von Geborgenheit oder chronische Konflikte in der Familie zieht sich das entstehende Selbst zusammen und erzeugt eine vor der bedrohlichen Welt schützende Fassade, eine Scheinpersönlichkeit, hinter die es sich zurückziehen kann. Der innere Boden wird dabei als brüchig und instabil empfunden, sodass man auch in sich selbst keinen Halt finden kann.

Die klinische Psychotherapie weiß, dass schwere psychische Störungen oft auf ein verletztes Selbst zurückgehen. Wer etwa von seinen Eltern ständig abgewertet wurde, wird vielleicht mit tiefen Ängsten konfrontiert, wenn er Entscheidungen trifft oder seinen eigenen Weg gehen will. Davon betroffene Menschen erfahren sich als vom Leben abgeschnitten, innerlich leer und doch von ständiger Sorge und Angst umgetrieben. Deshalb ist die Fähigkeit, Liebe zu erfahren und zu vermitteln, verkümmert, was den Zustand weiter verschlimmert. Die Heilung eines in seinen Grundfesten erschütterten Menschen vollzieht sich, wie wir wissen, nur in kleinen Schritten. Ziel ist das gesunde Selbst. Es sorgt, wie es Karen Horney schön beschreibt, „für das pulsende innere Leben; [...] es ist jener Teil in uns, der sich ausdehnen, wachsen und selbst erfüllen will“[17]. Erst das von pathologischen Belastungen befreite Selbst vermag jene Kräfte zu mobilisieren, die die persönliche Entwicklung vorantreiben und zur kreativen Auseinandersetzung mit den Lebensumständen befähigen.

Ein gut integriertes Selbst[18] bietet ein solides Fundament für eine stabile, offene, liebevolle und kreative Persönlichkeit, die sich selbst und andere ganzheitlich erlebt, die differenziert die Gefühle in sich selbst und bei anderen wahrnimmt, Konflikte konstruktiv löst, existenzielle Krisen nachhaltig bewältigt und sich empathisch – sich selbst und anderen gegenüber – verhält. Diese Menschen sind auch in der Lage, die den jeweiligen Lebensphasen entsprechenden Aufgaben zu erkennen und adäquat zu bewältigen. Jene, die schon lange daran gearbeitet haben, einengende und selbstdestruktive Lebensmuster aufzulösen, wirken lebendig, wahrhaftig, spontan, sind sich ihrer eigenen existenziellen Verletzlichkeit bewusst, stehen für ihre Überzeugungen ein und haben dem Leben gegenüber eine offene Einstellung. Sie sind authentisch, wissen um ihre eigene Wirksamkeit und sind dennoch bescheiden, da sie erkennen, dass sie als Individuum begrenzt und auf andere angewiesen sind. Gleichzeitig sind Menschen, die aus einem befreiten persönlichen Selbst heraus leben, nicht nur auf äußere Anforderungen bezogen, sondern fühlen sich stets auch dem verpflichtet, was sie fühlen, spüren und erleben. Im Alltag vertrauen sie ihrer inneren Stimme, dem sogenannten Bauchgefühl, und verfügen über ein stabiles Selbstvertrauen, das das Zutrauen zu anderen Menschen und damit die Verankerung im wirklichen Leben erst ermöglicht.

Dieses erkennbare, durch die Persönlichkeit vermittelte und entwicklungspsychologisch geprägte Selbst, das in den klassischen Psychotherapien zu einem wichtigen differentialdiagnostischen Merkmal geworden ist, kann auch in späteren Phasen des Lebens noch Reifungsprozesse durchschreiten. Der Mensch entwickelt sich ein Leben lang. In ähnlicher Weise geht auch die Hirnforschung[19] inzwischen von einer Neuroplastizität des Gehirns, also einer lebenslangen Lernfähigkeit, aus. Ein gut integriertes Selbst hat also eine flexible und plastische Struktur, sodass sich auch der Raum der inneren Erfahrung jederzeit erweitern und vertiefen kann. Es unterstützt uns somit auch darin, durchlässiger zu werden, für das größere Ganze oder das „Mehr“, wie es Dorothee Sölle[20] bezeichnet.

Menschen mit einem wackeligen inneren Boden oder mit Selbstdefiziten können auch in intensiven Kontakt mit dieser unendlichen Wirklichkeitsebene stehen, manchmal aber verzerrt und mit größeren Schwierigkeiten verbunden. Hier kann dieses überwältigende Erleben zu extremen Labilisierungen und Gefühlsschwankungen führen und sogar dissoziative Tendenzen verstärken. Wenn solche möglichen Komplikationen durch eine heilsame therapeutische Begleitung in die richtigen Bahnen gelenkt werden, erwächst dem leidenden Menschen aus der Begegnung mit dem größeren Ganzen jedoch ein erweiterter Sinnhorizont, der die Verarbeitung traumatischer Erfahrungen positiv beeinflusst. Nicht zuletzt ergeben sich dadurch auch Zugänge zu Ressourcen und Potenzialen, wie etwa das Erleben umfassender Verbundenheit, bedingungsloser Liebe und eines Getragenseins vom größeren Ganzen, also die Öffnung für Wirklichkeitsbereiche, die den begrenzten Rahmen der individuellen Persönlichkeit weit übersteigen. Je mehr wir uns öffnen, desto mehr weiten sich die inneren Räume und die Wahrnehmungsperspektiven. Dadurch dehnen sich auch die Koordinaten der Persönlichkeit aus, was wiederum zu einem erweiterten Selbst- und Identitätsgefühl führt.

Mit Höherem verbunden

Gerade deshalb versuchen spirituelle Traditionen, ebenso wie auch die Transpersonale Psychologie, das Selbst noch in einem größeren Zusammenhang zu verstehen. Es ist für sie also nicht, wie die klassische Psychologie nahelegt, allein auf die Persönlichkeit bezogen, sondern auch mit dem Seinsganzen verbunden und zum Überpersönlichen hin offen, zum Überbewusstsein, wie es der bekannte Psychopathologe Christian Scharfetter[21] definiert. Dadurch sind wir mit einer universalen Energie[22] in Kontakt, die allem innewohnt.

Im Wesenskern des Menschen wirkt also eine Kraft, die weit über die Person hinausgeht. Sie stellt die Beziehung zu einer kosmischen Dynamik her, die nach C. G. Jung auch als „der Gott in uns" bezeichnet werden kann: „Dieses ‚Etwas' ist uns fremd und doch so nah, ganz uns selber und uns doch unerkennbar, ein virtueller Mittelpunkt von solch geheimnisvoller Konstitution [...]. Ich habe diesen Mittelpunkt als das *Selbst* bezeichnet. [... Es] könnte ebensowohl als ‚der Gott in uns' bezeichnet werden. Die Anfänge unseres ganzen seelischen Lebens scheinen unentwirrbar aus diesem Punkte zu entspringen, und alle höchsten und letzten Ziele scheinen auf ihn hinzulaufen."[23]

Martin Buber schildert in seinen Erläuterungen der chassidischen Weisheiten[24], dass die chassidischen Lehrer immer wieder auf einen Schöpfungsmythos der Kabbala zurückgreifen. Dieser Mythos geht davon aus, dass sich der göttliche Funke überall in der Welt tief in das Innerste von allem und allen versenkt hat. Das Licht Gottes sei demnach in Gefäßen aufgehoben worden, bevor der Kosmos und die Welt geschaffen wurden. Die Energie und die Kraft dieses Lichtes Gottes waren so stark, dass diese Gefäße zerbarsten. An ihren Splittern waren kleine Funken von Gottes Licht angeheftet. Und diese Funken seien tief in alles hineingesunken, sodass wir diese Funken überall finden können: in anderen Menschen, in der Natur, in bestimmten Situationen und vieles mehr. Überall und in allem sei dieser Funke verborgen – ein Licht, das alles durchstrahlt. Und unsere Aufgabe sei es, dieses Licht zu bergen oder uns auf die Suche nach diesem Licht zu machen. Es sei auch tief in unserem Innersten zu finden.

Ein Bewusstsein davon, dass das Göttliche im Menschen repräsentiert ist, hat sich in der Mystik aller großen religiösen Traditionen bewahrt. Wie man dies persönlich erfahren kann, bringt Meister Eckhart in unnachahmlicher Kürze auf den Punkt: „Ich will sitzen und will schweigen und will hören, was Gott in mir spreche."[25] Im Christentum heißt es: „Das Reich Gottes ist in dir", im Buddhismus: „Schau nach innen, du bist der Buddha", im Siddha-Yoga: „Gott wohnt in dir als Du", im Hinduismus: „Atman (das individuelle Bewusstsein) und Brahman (das universelle Bewusstsein) sind eins", im Islam: „Wer sich selbst kennt, kennt seinen Herrn".

In uns selber können wir also diese Ursprungsquelle unserer Identität entdecken, ohne sie jedoch mit unseren herkömmlichen Begriffen und Konzepten zureichend erfassen zu können. Erfahrbar ist sie jedoch an den Erscheinungsweisen ihrer unmittelbaren Präsenz, sei es als Erleben eines inneren Lichts als Gewahrsein einer umfassenden Verbundenheit oder als überströmende Gnadenfülle. Es ist die vibrierende Energie, die den Menschen in außergewöhnlichen Augenblicken durchrieselt, der Glanz in den Augen, die elektrisierende Berührung und das Licht hinter dem Herzen. Es ist wie ein inneres Lächeln voller Güte und Liebe, das durch alles hindurchscheint. Das universale Selbst leuchtet unaufhörlich in allen Lebewesen, in der Natur und im Kosmos, in unterschiedlichen Formen und Farben. Diese Strahlung kann sich ausbreiten oder verdichten. Jeder erlebt es anders und es ist trotzdem wie aus einem Stoff. Wer es in sich erlebt, erkennt es plötzlich nicht mehr nur als eigenen Kern, sondern auch in jedem Menschen, überall, wo man hinsieht. So erlebte ich mich einmal in der Meditation wie von einem blau leuchtenden Lichtkegel eingehüllt, der sich dann zu einer winzigen Perle zusammenzog. Danach sah ich die Weltkugel von außen und alle Menschen durch ein lilafarbenes Band verbunden.

Das universale Selbst ist innerhalb und jenseits der Mannigfaltigkeit des Lebens, alles durchpulsend. Es scheint weder geboren noch scheint es sterblich, es umfasst Vergängliches und Ewiges, Endliches und Unendliches. Für den Yoga-Meister Swami Muktananda, der sich auf die Upanischaden stützt, wohnt es für immer im Herzen aller Menschen, „kleiner als das Kleinste und größer als das Größte"[26].

Das höhere Selbst aktualisiert sich im zeitlosen Licht, das in jedem Teilchen existiert, im Om, das in jeder Zelle vibriert, im Heiligen Geist, der alles durchdringt. Das Selbst, als Zentrum des Individuums, ist untrennbar mit der kosmischen Ordnung verknüpft. Das Universale ist, wie in einem Hologramm, in uns eingefaltet, sodass unser tiefstes Inneres stets mit dem Grenzenlosen und Formlosen verbunden ist. Das personale Selbst ist in ihm aufgehoben, in einem doppelten Sinne, sowohl eingebettet als auch überschritten. Über sein Innerstes kommuniziert das Individuum mit der Totalität des All-Einen. An dieser Schnittstelle sind die Weisheiten und Schlüssel des Lebens zu finden. Diese innere Weisheit ist immer für uns da, kräftigend, inspirierend und heilend, in guten und in schlechten Tagen. Sie weiß mehr, als wir wissen können, und sie greift tiefer, als wir begreifen können. Wer beispielsweise eine schwierige Aufgabe vor sich hat, in einer Krise steckt oder eine existenzielle Frage zu beantworten hat, kann mit dieser Quelle bewusst in Verbindung treten, um Hilfe zu erlangen.

Für den Benediktinermönch und spirituellen Lehrer David Steindl-Rast[27] ist das universale Selbst ein unerschöpflicher Wesensgrund, der in jedem von uns und in allem existiert. Er sieht in dieser kulturübergreifenden religiösen Grunderfahrung die Wurzel jeglicher spirituellen Praxis. Gerade in der Meditation, geht es, wie ich später noch aufzeigen werde, darum, sich von den persönlichen Anteilen des Selbst zeitweilig zu enthalten, um tief in die Leere und Fülle des größeren Ganzen eintauchen zu können. Dabei zeigt sich, dass das abgegrenzte Selbst nicht eigenständig existiert, sondern nur als ein bestimmter Fokus erscheint, der, im Sinne einer Reduktion der Komplexität, vorübergehend die Verbundenheit mit dem All-Einen ausblendet.

Das Selbstgefühl, das Abgrenzung, Individualität und Autonomie ermöglicht, ist dann eine Illusion, die in erweiterten Bewusstseinszuständen durchschaut werden kann, wenn es als absolut, im Sinne einer unabhängigen Identität, betrachtet wird. Wenn man also die für den Alltag durchaus nützlichen Selbst-Konstrukte hinter sich lässt, weitet sich der Raum der Erfahrung, hin zum größeren Ganzen, in das auch das persönliche Selbst eingewoben erscheint.

Der persische Mystiker Rumi fasst es in folgende Worte: „Jenseits der Vorstellungen, was recht ist oder falsch, liegt ein Feld. Dort werde ich dich treffen."[28] Er verweist auf das vom Vorstellen und Denken unberührte Sein, das sich nur durch Gewährenlassen entbirgt. Es ist eine Leere, die frei von allem ist und damit wieder alles umfasst. Der spirituelle Lehrer Almaas beschreibt es so: „Die Leere ist in Wahrheit nichts anderes als die Abwesenheit der Persönlichkeit und ihrer verschiedenen Entstellungen. Der Geist ist dann leer, vollkommen frei von der Persönlichkeit. Es ist so, als ob der innere Raum gereinigt wäre, ausgeleert, von der Persönlichkeit und ihren geistigen oder physischen Mustern. Man fühlt sich frei, frisch, leicht und unbehindert. Man sieht den Geist, wie er ist: als reine Leere."[29]

Das universale Selbst erweist sich als offen, transzendent, verbunden und von einer liebevollen Energie umströmt. Es ist weder zeit- noch ortsgebunden, weder physisch, seelisch oder geistig, statisch oder dynamisch, hier oder da, überall oder nirgends, das eine oder das andere, es enthält alles und nichts. Es ist gleichermaßen Leere und Fülle, Sein und Werden, Leben und Sterben, Individualität und Universalität, Lebenskraft und Energie, Melodie und Stille, Weg und Ziel, Endlichkeit und Unendlichkeit.

Um im unmittelbaren Gewahrsein alles so erscheinen zu lassen, wie es ist, und die endlichen Dinge aus dieser transzendenten Perspektive in ihrer Transparenz und Verbundenheit wahrnehmen zu können, müssen wir offener und durchlässiger werden. Toshihiko Izutsu, ein Philosoph und Kenner des Zen-Buddhismus, sieht dies als eine von begrenzenden Wahrnehmungsrastern befreite Realitätserfahrung, in der alle Dinge „vollständig frei sind. Sie sind füreinander offen, unendlich durchscheinend"[30]. In diesem Zustand erleben wir vielleicht auch, dass sich die Mannigfaltigkeit des Existierens zu einem Rhythmus, zu einer Schwingung und zu einem Gleichklang fügt. Alles darf so sein, wie es ist und wir fühlen uns vollkommen in der Ordnung, eingebettet in das Ganze, tief verbunden mit dem Leben und der Mitwelt.

In der Herzensmitte unseres Wesens realisiert sich der evolutionäre Drang des Universums nach Vervollkommnung. In den Erscheinungen des Weltlichen verwirklicht sich ein übergeordneter Plan. Allem Organischen wohnt eine Zielstrebigkeit inne, die zur fortschreitenden Ganzheit, zur Verwirklichung latenter Möglichkeiten drängt. Die transzendente Dynamik manifestiert sich entlang der persönlichen Strukturen. Es ist diese innere Instanz, die unser Leben formt und fördert.

Obwohl sie sich immer wieder in Erinnerung bringt, geduldig Gelegenheiten abwartend, braucht sie für ihre Wirksamkeit auch unsere Entscheidung, unsere Einwilligung, unsere Hingabe und die Klarheit unserer Absicht. Wir haben die Freiheit der Wahl, wenn auch nur in einem engen Rahmen, wie uns die neuesten Ergebnisse der Hirnforschung nahelegen.[31] In der Evolution regiert weder der pure Zufall noch ein blinder Determinismus. Der Wille und die Motivation können diesen Spielraum für die Selbstwerdung nützen. Deshalb legen spirituelle Traditionen so großen Wert auf die regelmäßige spirituelle Praxis. Dadurch werden die Voraussetzungen dafür geschaffen, sich für diese größere Wirklichkeit zu öffnen, die inneren Erfassungskapazitäten zu erweitern und den Kontakt zu diesem Inneren Licht im Alltag zu verankern.

Auf dem Weg

Der Weg der Befreiung des Selbst umfasst sowohl heilende als auch öffnende Prozesse. Es führt zu einer Persönlichkeit, die sich selbst gut kennt und möglichst frei von Vorurteilen anderen begegnet. Dadurch dass die Gefühle differenziert wahrgenommen und reguliert werden können, können die eigenen Bedürfnisse erkannt, Konflikte konstruktiv bewältigt und die Lebensziele verwirklicht werden. Gleichzeitig erweitert sich die Identität auf die transzendente Dimension des Menschseins hin. Der Mensch erkennt in diesem Kontinuum sein wahres Wesen oder wer er wirklich ist. Er ist bezogen, auf sich selbst, auf andere und auf das größere Ganze. Geführt, getragen und eingebettet in das Universelle sowie auf seine innere Stabilität vertrauend kann sich seine Persönlichkeit und sein Leben individuell entfalten, die ihr gestellten Aufgaben erfüllend und dem Ganzen dienend. Das bedeutet aber nicht, dass wir stets das universale Selbst im Zentrum unserer Aufmerksamkeit haben müssen, denn es leuchtet, unabhängig davon, ob wir es wahrnehmen oder nicht.

Unterschiedliche Psychotherapierichtungen, spirituelle Schulen und auch die Hirnforschung gehen also davon aus, dass im Menschen ein grundlegender Impuls zur äußeren wie zur inneren Entwicklung angelegt ist. Interessanterweise sind es oft Nebensächlichkeiten oder zufällige Begegnungen, die den letzten Ausschlag dazu geben, welchen Weg suchende Menschen dann einschlagen. So wurde mir ein Platz in einer Selbsterfahrungsgruppe bei Stanislav

Grof dadurch unerwarteterweise ermöglicht, dass ich mit einer mir unbekannten Frau, die kurzfristig ihre Teilnahme an diesem Seminar absagen musste, am Mittagstisch zusammensaß. Was nach dem früher schon erwähnten eindrucksvollen Erlebnis des zufälligen Besuches des Vortrags von Stanislav Grof in Salzburg auf den Weg gebracht wurde, fand durch diese Begegnung ihre Konkretisierung.

Neben solchen synchronischen Manifestationen impliziter Motive spielen selbstverständlich auch bewusste Intentionen und Entscheidungen eine wichtige Rolle, wann und wie sich jemand für einen Weg zur Ganzheit entscheidet. Wenn sich Menschen für Psychotherapie, Selbsterforschungsgruppen mit veränderten Bewusstseinszuständen oder spirituelle Wege interessieren und berichten, welche Anliegen sie damit verbinden, lassen sich dabei drei Aspekte unterscheiden:

1. Ein wichtiges Motiv ist der Wunsch nach Heilung. Viele Menschen haben sehr belastende Erfahrungen in ihrem Leben zu durchleiden gehabt. Verbal orientierte und biografisch angelegte Psychotherapien haben in der Regel nicht den gewünschten Erfolg gebracht. Die Sehnsucht nach tiefer gehenden, körperbetonten und umfassenderen Verfahren ebneten häufig den Weg, sich auf veränderte Bewusstseinszustände einzulassen.
2. Sich selbst besser kennenzulernen und herauszufinden, was in meinem Inneren vor sich geht, weshalb ich so und nicht anders bin, wodurch meine Gefühle und meine Handlungen beeinflusst werden, ist genauso von hoher Bedeutung. Aber auch junge Menschen, deren Identität sich allmählich herausbildet, haben ein großes Interesse daran, mehr von sich selbst zu erfahren. Sie spüren in ihrem tiefsten Inneren, dass unser Bewusstsein und unsere Seele weiter und tiefer sind und von mehr, als wir selbst von uns wahrnehmen können, getragen ist. Erst wenn uns Einblicke in unser gesamtes Wesen zugänglich werden, ist es möglich, gesundes Selbstvertrauen zu gewinnen, die eigene Persönlichkeit selbstbestimmt zu entfalten und unsere geistigen Ressourcen zu nützen.
3. Ein weiteres wichtiges Anliegen, weshalb sich Menschen auf veränderte Bewusstseinszustände einlassen, ist der Wunsch, einen Weg der Befreiung, der frei von Konventionen und Tabus ist, zu gehen. Da diese Form der Bewusstseinsarbeit gleichermaßen psychotherapeutische wie spirituelle Prozesse initiiert und in-

tegriert, werden umfassende und nachhaltige Selbstverwirklichungsschritte ermöglicht. Darüber hinaus werden spirituelle Erfahrungen, wie Einheitserlebnisse, überströmende Gefühle von Liebe und Mitgefühl sowie ein Zustand universaler Verbundenheit zugänglich. Sie bilden das Fundament, auf dem eine spirituelle Übungspraxis aufgebaut werden kann. Deshalb ist eine weitere Intention, solche Seminare zu besuchen, ein spirituelles Leben führen zu wollen. Damit verbunden ist aber der Wunsch nach einer Spiritualität, die leicht praktizierbar und möglichst frei von Dogmen und Glaubenssätzen ist.

Wer intensive psychotherapeutische Heilungsprozesse, die durch ausdrucksstarke Körperarbeit begleitet werden, mit öffnenden spirituellen Erlebnissen verbinden möchte, wird in der Transpersonalen Psychologie und im Holotropen Atmen in seinem Anliegen unterstützt. Warum diese Ansätze in dieser Hinsicht so gewinnbringend sind, soll durch dieses Buch geklärt werden. Bevor ich näher darauf eingehe, werde ich mich zunächst der grundsätzlichen Frage widmen, weshalb psychotherapeutisches Handeln keineswegs dem spirituellen Bedürfnis entgegensteht, sondern synergetische Effekte hervorbringen kann, wenn es sich um eine moderne und dogmenfreie Spiritualität handelt.

Psychotherapie und Spiritualität

Die innere Weisheit als Kompass und Impulsgeber der menschlichen Entwicklung setzt ein integriertes Selbstkonzept voraus, das sowohl personale wie auch transpersonale Strukturen aufweist. Sie sind ähnlich ineinander verwoben und miteinander verschränkt wie Körper, Seele, Geist und Lebenswelt. Sie sind also gegenseitig so durchdrungen, dass sie nicht voneinander getrennt werden können, auch wenn bestimmte Erscheinungsformen des Selbst in den Vordergrund gestellt werden.

Die Aufspaltung dieser im Wesen des Menschen integrierten Anteile wird durch streng voneinander abgegrenzte Fachdisziplinen oft noch verstärkt. Auch der Mangel an interdisziplinärer Forschung vertieft diese künstliche Trennung von etwas essenziell Zusammengehörigem. Dies gilt auch für die Sichtweise, dass Psychotherapie und Spiritualität voneinander unabhängig seien und eine Vermischung zu vermeiden sei. Die pauschale Anwendung dieses Gebots geht mancherorts sogar so weit, dass Psychotherapeut:innen, die sich zu einer spirituellen Orientierung bekennen, eines Kunstfehlers bezichtigt oder gar von Berufsverboten bedroht werden. Nicht unerwähnt bleiben soll, dass auf der anderen Seite spirituelle Lehrer:innen häufig die Bedeutung der Erkenntnisse moderner Psychotherapie und Psychologie für den inneren Weg unterschätzen.

Im Folgenden werde ich zunächst darauf eingehen, weshalb sich psychotherapeutische Verbände dagegen wehren, spirituelles Gedankengut in ihr Lehrgebäude aufzunehmen. Anschließend werde ich aufzeigen, unter welchen Umständen ein Zusammenwirken dieser beiden Perspektiven gewinnbringend und konstruktiv sein kann. Gerade in der Transpersonalen Psychologie und in ihren praktischen Anwendungsgebieten finden wir dafür hervorragende Beispiele, dass dies gelingen kann.

Eine Einordnung der Bedenken

Um die Bedenken, die sich gegen eine Verbindung von spirituellen und psychotherapeutischen Konzepten richten, begreifen zu können, müssen wir einen Blick zurückwerfen. Über viele Jahrhunderte hinweg haben Geistliche und Mönche, Schaman:innen oder spirituelle Lehrer:innen die Suchenden nicht nur auf ihrem Weg zur Selbstverwirklichung und Sinnfindung unterstützt, sondern waren auch für seelische Leiden und Probleme zuständig. Sie gingen lange davon aus, dass durch die geistige Praxis auch seelische Konflikte und Lebensprobleme aufgelöst werden.

Das war ein großer Irrtum, der auf der Annahme beruhte, dass der Geist dem Körper und der Seele übergeordnet ist. Auch gab es zum Teil enge Verknüpfungen zwischen spirituellen Traditionen und den Hauptstromreligionen mit ihren oft weitreichenden kosmologischen Welterklärungen und vielfältigen Schöpfungsmythen. Daraus leitete sich eine ganze Reihe von Regeln, Geboten und Verboten ab. Je mehr sich diese Inhalte von den persönlichen Erfahrungen ihrer Mitglieder entfernten und sich feste Hierarchien bildeten, desto mehr entstanden daraus unumstößliche Glaubenssätze; es kam zu Kritikfeindlichkeit, strengen Hierarchien, der Ablehnung Andersdenkender und sektiererischem Verhalten, wodurch sich dysfunktionale und menschenverachtende Ideologien entwickeln konnten. Autoritäre, moralisierende, tabuisierende und gewalttätige Verhaltensweisen wurden dadurch legitimiert.

So ist es nicht verwunderlich, dass sich Menschen, die sich als emanzipiert einstuften und der Aufklärung verpflichtet fühlten, Forschungseinrichtungen und akademisch Gebildete, sich davon abwandten. Die von Sigmund Freud Ende des 19. Jahrhunderts begründete Psychoanalyse, der Ursprung der modernen Psychotherapie, verstand sich als ein wissenschaftliches Verfahren, das unabhängig von jedweder Ideologie sein sollte. Deshalb legte sie großen Wert auf eine neutrale und offene Haltung, eine „gleichschwebende Aufmerksamkeit", frei von subjektiven Einflüssen und weltanschaulicher Gesinnung. Freud ging sogar noch einen Schritt weiter, indem er in der Sehnsucht nach Religiösem neurotische Motive erkannte, wie etwa illusionäres Wunschdenken und kindliche Anlehnungsbedürfnisse.[32]

Dies war viele Jahre in den klassischen psychotherapeutischen Methoden eine vorherrschende Meinung. Dazu gehörte auch das Selbstverständnis, dass Psychologie und Psychotherapie als wissenschaftliche Fachgebiete einzuordnen sind. Nicht beachtet wurde dabei, dass es auch eine neutrale und säkulare Form von Spiritualität geben kann, wie später noch zu zeigen sein wird. Das Bedürfnis nach Spiritualität wurde demzufolge bis vor nicht allzu langer Zeit als frühkindliche Sehnsucht nach einer heilen Welt pathologisiert und als eine Indikation für eine psychotherapeutische Behandlung gewertet. Der aufgeklärte, seiner selbst bewusste Mensch sollte autonom und unabhängig sein von religiös anmutenden Bindungen und dogmatischen Menschenbildern.

Ein Beispiel: Anfang der 1980er-Jahre bewarb sich ein junger Mann für eine psychotherapeutische Ausbildung. Er musste, wie es damals üblich war, Aufnahmeinterviews absolvieren. Im Verlauf des Gesprächs kam von einem Beisitzer die Frage auf, ob er denn religiös sei: Er antwortete etwas verschämt: „Ja, ich bin in einer spirituellen Gemeinschaft und wir meditieren regelmäßig." Ergebnis des Aufnahmeinterviews: Angenommen mit der Auflage, vorher fünfzig Stunden Einzeltherapie zu absolvieren, um die religiöse Abhängigkeit, die Ausdruck eines schwachen Ichs sei, zu bearbeiten.

Auch wenn sich in der Zwischenzeit viel geändert hat, gibt es heute noch eine große Skepsis gegen den Einbezug spiritueller Perspektiven in den psychotherapeutischen Kanon. Der Argwohn, der Psychotherapeut:innen mit einer spirituellen Einstellung entgegengebracht wird, ist, bei genauerer Betrachtung, in vielen Fällen oberflächlich und pauschal, da jene, die hier Bedenken tragen, nicht zwischen intrinsischer Spiritualität und einer dogmenverhafteten Religion unterscheiden. Dies hängt wohl auch damit zusammen, dass erst mit dem Aufkommen der Transpersonalen Psychologie die dafür notwendige Differenzierungsarbeit geleistet wurde.

So lautet der erste Vorwurf, dass Religion (Spiritualität) unwissenschaftlich sei und von unbelegbaren Glaubensinhalten ausgehe. Implizit wird dabei angenommen, dass diese dann auf die Klient:innen übertragen werden und diese sich genötigt fühlen, sie zu übernehmen. Ein zweiter wichtiger Einwand ist, dass spirituelle Gemeinschaften Abhängigkeiten fördern und nicht eine autonome und mündige Persönlichkeit anstreben, wie es das Ziel der Psychotherapie ist. Vor diesem Hintergrund wird auch angemerkt, dass religiöse Menschen sich nicht gerne der Wahrheit stellten, sondern der wirklichen Welt mit ihren Bruchstellen und Konflikten auswichen, sich Illusionen hingäben und infantilen Idealisierungen erlägen. Auch die Abwertung körperlicher und sexueller Bedürfnisse sowie eine alte Ethik[33] mit einer strikten Trennung von Gut und Böse verfestige kindliche Strukturen und erzeuge ein latentes Unbehagen. Solche impliziten Weltbilder, die schon sehr früh im Seelenleben eines Kindes verankert werden, behinderten den Menschen, sich frei zu fühlen, sich authentisch zu verhalten und sich zu entfalten.

Diese oder ähnlich autoritäre Grundstrukturen treffen sicher auf viele Religionen zu, auch wenn sie sich in kultureller Prägung und in symbolischer Ausgestaltung unterscheiden. Dazu werden noch Auswüchse benannt wie etwa sexueller Missbrauch, finanzielle Ausbeutung oder strenge Regeln, die bis zur Abtötung des Körpers gehen. Auch die gemeinschaftliche Verübung von Selbstmorden, extreme Frauenfeindlichkeit und terroristische Glaubensbrigaden ließen das Misstrauen weiterwachsen, ganz zu schweigen von der irrealen Mystifizierung von Meister:innen und Gurus, die oft zu grotesken Übersteigerungen führten.

Die Hippiebewegung, die einem freien Umgang mit Sexualität huldigte und eine friedliche Welt anstrebte, verband zwar in ihren experimentellen Selbsterfahrungsgruppen Reisen in außergewöhnliche Bewusstseinszustände, psychotherapeutische Vorgangsweisen und spirituelle Praktiken, um die Fesseln autoritärer Erziehung abzuwerfen und die persönlichen Potenziale zu entwickeln. Im Nachhinein ist jedoch klar geworden, dass diese Ideale und Vorstellungen nicht so einfach umzusetzen sind. Drogenkonsum und illegale Aktionen brachten die Bewegung in Verruf.

Auch der Esoterikboom, durch den unkritisch Reinkarnationslehren, Astrologie und Wahrsagerei verbreitet wurden, verstärkte die Ablehnung. In einigen Ländern gibt es sogar Gesetze, die den Psychotherapeut:innen verbieten, esoterische Ansätze, die mit spirituellen Vorgehensweisen in einen Topf geworfen werden, in ihre Arbeit einfließen zu lassen. Natürlich ist dies aus den oben genannten Gründen verständlich, gleichwohl wird durch diese mitunter unreflektierten Vorschriften das Kind mit dem Bade ausgeschüttet.

Eine spirituelle Orientierung, wie sie weiter unten umfassend beschrieben wird, hat nichts mit einer bestimmten Religionszugehörigkeit zu tun noch mit einer platten Esoterik. Sie impliziert nur, dass es mehr gibt, als man gemeinhin wahrnehmen kann, dass die Suche nach dem Sinn des Lebens dem Menschen inhärent ist und dass ein mitfühlendes Leben zum Wohle aller ist.

Dies zu verleugnen und es als seelisch unbedeutend oder gar schädlich anzusehen, hat schwerwiegende Folgen. Dadurch werden etwa Fragen nach dem Wert des Lebens, nach der Einbettung schwerer Schicksale in sinngeleitete Gesamtzusammenhänge oder nach der Bedeutung des Todes für das Leben tabuisiert. Wenn folglich eine Klientin bemerkt, dass ihre Therapeutin auf solche existenziellen Themen oder Fragestellungen nicht eingeht, wird sie auch nicht davon erzählen. Das ist dann besonders problematisch, wenn es sich um außergewöhnliche spirituelle Erfahrungen oder mystische Zustände handelt, wie etwa Nahtodeserfahrungen, Gipfelerlebnisse *(peak experiences)*, in denen sich jemand mit allem verbunden fühlt, sich überwältigt fühlt oder von überströmenden Gefühlen der Liebe und des Mitgefühls beglückt wird. Wenn die Klientin dann das Bedürfnis hat, diese zutiefst berührenden Erfahrungen mitzuteilen und zu verarbeiten, treten Ängste auf, als krank oder pathologisch gebrandmarkt zu werden. Im besten Falle werden, so befürchtet sie dann, diese Zustände als irreal oder als neurotische Fantasieprodukte abgestempelt.

Die Widersprüche in diesem Diskurs sind eklatant und liegen

auf der Hand. Deshalb ist es auch nachvollziehbar, dass sich immer mehr Psychotherapeut:innen mit diesem Thema auseinandersetzen und sich offen dafür zeigen, Spiritualität und Psychotherapie in einer konstruktiven Weise miteinander zu verbinden. Beide Perspektiven, seelische Heilungs- und spirituelle Öffnungsprozesse gehen Hand in Hand. Es geht darum, den scheinbaren Gegensatz zwischen Psychotherapie und Spiritualität aufzulösen und ein komplementäres Miteinander in Gang zu bringen.

Warum ein Miteinander fruchtbar sein kann

Wie aus Befragungen in den letzten zwanzig Jahren hervorgeht[34], stufen sich viele US-amerikanische Psychotherapeut:innen und Psycholog:innen als spirituell ein und betonen, dass der Spiritualität in der Psychotherapie mehr Bedeutung zukommen solle. Neuere Untersuchungen an ambulant arbeitenden psychologischen Psychotherapeut:innen in Deutschland zeigen ähnliche Ergebnisse[35]: Sie berichteten auch davon, dass sich rund ein Viertel der Patient:innen mit spirituellen Themen beschäftigten und sie auch selbst schon in ihrem Leben eine Art spirituelle Erfahrung erlebten. Rund 80 Prozent der Psychotherapeut:innen beklagten sich darüber, dass dieser Bereich in der Ausbildung zu kurz käme, und sie hätten sich gewünscht, mehr auf diese Themenfelder vorbereitet zu werden.

Das Thema der Integration von Psychotherapie und Spiritualität hat daher in der wissenschaftlichen Welt in den letzten Jahren vermehrt Beachtung gefunden.[36] Dies ist auch dem Umstand geschuldet, dass bei vielen Psychotherapeut:innen selbst der Wunsch nach Tiefe, Intensität, Sinnfindung und Transzendenz verstärkt auftritt. Viele sehen darin eine Reaktion auf eine zu einseitige Ausrichtung der akademischen Psychotherapieausbildungen. Denn in der modernen Lehre, die eine kognitive und auf Kurzzeiterfolge bezogene Psychotherapie bevorzugt, werden kathartische Entladungen von verdrängten Gefühlen und körperlichen Spannungszuständen genauso kritisch beäugt wie die Einbeziehung der spirituellen Seite des Menschseins.

Andererseits ist es mittlerweile empirisch belegt[37], dass positive Spiritualität zur Krankheitsbewältigung und Gesundheitsvorsorge wesentlich beitragen kann. Insbesondere in der Arbeit mit schwer beschädigten Menschen können spirituelle Erfahrungen eine wegweisende Bedeutung für die Genesung und Verarbeitung des eigenen Schicksals zukommen.

So ist es nicht verwunderlich, dass heutzutage viele psychotherapeutische Kliniken die Psychotherapie mit meditativen Verfahren ergänzen. Auch die zunehmende Anzahl von Kongressen, empirischen Forschungsansätzen und Fortbildungsangeboten, die sich diesem Thema widmen, sind bemerkenswert. In diesen Diskussionen geht es aber in erster Linie darum, die heilende Kraft spiritueller Übungen zu betonen, wenn wir etwa an die achtsamkeitsbasierte Stressreduktion nach Jon Kabat-Zinn[38] denken. Auch wird betont, dass eine spirituelle Orientierung, die Resilienz fördert, Copingstrategien erweitert und zu einem glücklicheren und zufriedeneren Leben führt. Der konzeptionelle Hintergrund sowie der höhere Bezugsrahmen der jeweiligen spirituellen Traditionen werden aber meistens außer Acht gelassen. Dabei dürften zwei Gründe eine Rolle spielen: Erstens ist das tiefere Verstehen spiritueller Praxis nur durch persönliche Erfahrung möglich. Viele scheuen dabei die Mühen, die damit verbunden sind. Zweitens gibt es unter Psychotherapeut:innen immer noch einen Widerstand gegen religiös anmutende Grundsätze und Begriffe, wie beispielsweise Hingabe und Demut, die dem ursprünglichen emanzipativen Anliegen der Psychotherapie zu widerstreben scheinen.

Doch es kann festgehalten werden: Auch wenn Psychotherapie und Spiritualität unterschiedliche Ausrichtungen haben, sind sie doch wesensverwandt und aufeinander angewiesen. So betont etwa C. G. Jung, dass der Mensch auf dem Wege zur Individuation auch einen Prozess zur Anerkennung des Unendlichen zu durchlaufen hat, denn man wird erst dann „vom Fluch der Krankheit erlöst“, wenn man „zu den numinosen Erfahrungen gelangt“[39]. Ohne Heilung der Seele gibt es einerseits keine stabile Basis für eine gesunde geistige Entwicklung, andererseits ohne prägende spirituelle Bezugspunkte keinen Rahmen für die Lösung psychischer Konflikte und existenzieller Krisen. Wenn es gelingt, bewährte Einsichten von Weisheitstraditionen mit den neueren Erkenntnissen von Psychodynamik und Bewusstseinspsychologie kreativ zu verknüpfen, wird zusammenkommen, was zusammengehört.

So ist es auch nicht erstaunlich, dass es auch zu früheren Zeiten immer schon Ansätze gab, die auf die hohe Bedeutung von Sinn, Sinnfindung und Spiritualität für eine erfolgreiche Psychotherapie hinwiesen. Beispielhaft sind in diesem Zusammenhang vor allem Daseinsanalyse (Boss)[40], Existenz- und Logotherapie (Frankl)[41], Psychosynthese (Assagioli)[42] oder Initiatische Therapie (Dürckheim)[43] zu erwähnen. In der Psychoanalyse war es besonders C.G. Jung, der darauf hinwies, dass der Zugang zu numinosen Erfahrungen immense Ressourcen auf dem Wege zu Heilung und Individuation eröffnet.[44]

Gleichwohl führten diese Ideen aus oben genannten Gründen lange ein Schattendasein, auch wenn es durchaus Bestrebungen gab, sich an dieses Feld heranzutasten. Einige Konzepte der humanistischen Psychotherapierichtungen, wie etwa das der Awareness und der Akzeptanz, das den achtsamkeitsbasierten Ansätzen nahesteht, das Prinzip des Hier und Jetzt, als eine Betonung der Gegenwärtigkeit, wie sie in vielen spirituellen Traditionen vertreten wird, oder die schöpferische Indifferenz, die den Nullpunkt oder die Leere als Ursprung kreativer Impulse betrachtet, sind implizit spirituell verortet. Auch die Positive Psychologie[45] hat viele Anleihen aus den spirituellen Traditionen genommen.

Im Grunde aber war es der nun schon viele Jahre andauernde Esoterikboom, das Interesse für fernöstliche Wege und das Aufkommen der Transpersonalen Psychologie, wodurch Psychotherapeut:innen wieder verstärkt darauf aufmerksam wurden. Frühere skeptische Einstellungen wurden abgebaut und auch das öffentliche Interesse für spirituelle Schriften wurde befördert. So stand das 2006 erschienene Buch „The Secret“ von Rhonda Byrne monatelang auf Nummer 1 der Bestsellerlisten. Die zentrale Botschaft des Buches lautet: Wenn du etwas wirklich willst, bekommst du es auch, wenn du das Universum darum inständig bittest. Inzwischen ist daraus ein ganzer Industriezweig entstanden.

Ein Psychotherapeut, der die geistig-existenzielle Dimension des Menschen nicht miteinbezieht, gilt heutzutage als kurzsichtig und antiquiert. Achtsamkeit, Mitgefühl, Akzeptanz und Weisheit werden mittlerweile in vielen psychotherapeutischen Richtungen als positive Therapeutenvariablen eingesetzt. Sogar die Verhaltenstherapie hat in diesem Zusammenhang ihre empiristische Einseitigkeit überwunden. Zum Beispiel wurde im Bereich der Anpassungsstörungen als neue Subkategorie in der Internationalen Klassifikation der Krankheiten (ICD) die „Verbitterungsstörung“ lange diskutiert und inzwischen in die zehnte Version eingefügt. Sie kann auch, im

Sinne Frankls[46], als existenzielle Frustration, in der der Mensch an Langweile und Sinnlosigkeit leidet, bezeichnet werden. Im Unterschied zur Posttraumatischen Belastungsstörung ist der Leitaffekt jedoch nicht Angst, sondern Verbitterung und Aggression gegen sich selbst und die Umwelt. Michael von Linden[47], ein führender Vertreter der kognitiven Verhaltenstherapie, sieht in der Weisheitstherapie einen wichtigen Beitrag zur allgemeinen Psychotherapie. Für die Behandlung der existenziellen Verbitterung sei sie wegweisend. Ohne diese breitere Perspektive könne man nicht heilen. Achtsamkeit, Mitgefühl, Akzeptanz und Weisheit werden mittlerweile in vielen psychotherapeutischen Richtungen als positive Haltungen wertgeschätzt.

Auch Psychoanalytiker:innen haben sich auf einer Jahrestagung[48] mit dem Thema „Psychoanalyse des Glaubens" auseinandergesetzt, in Erinnerung an die lange vergessene Feststellung Freuds, „dass der normale Mensch nicht nur viel unmoralischer ist, als er glaubt, sondern auch viel moralischer, als er weiß"[49]. Psychosomatische Kliniken, Kuranstalten und Wellnesshotels können heutzutage nur dann im Wettbewerb bestehen, wenn sie ebenso Yoga und Meditation im Angebot haben. In der Wirtschaft beginnen Führungskräfte, sich zunehmend mit spirituellen Themen zu befassen. Vorreiter dieser Bewegung ist Claus Otto Scharmer, der in seiner „Theorie U"[50] betont, dass wir eine ökonomische Balance in der globalisierten Welt nur dann erreichen können, wenn wir innehalten, vergangenheitsorientierte Denkweisen loslassen und uns dem größeren Ganzen anvertrauen. Wer, so Scharmer, beginne, mit allen Sinnen wahrzunehmen sowie den Geist und das Herz zu öffnen, finde Zugang zu einem tieferen Wissen, das nicht mehr an persönliche Begrenzungen gebunden ist. Die Schlagwörter dafür sind: *Open mind, open heart* und *open will.*

Wie wir wissen, weisen Modeströmungen einerseits auf bisher vernachlässigte Aspekte hin, andererseits laufen sie auch Gefahr, sich kritiklos zu neuen Ideologien zu verfestigen. Auch deshalb wird der Religion von Vertreter:innen eines neuen Atheismus der Kampf angesagt, wie etwa von Richard Dawkins in seinem Buch „Der Gotteswahn"[51]. Es ist also nicht leicht, auf diese polarisierende Diskussion differenzierend einzugehen und gleichzeitig der Versuchung zu widerstehen, sich mit einem ganzheitlichen Ansatz in eine überlegene Position bringen zu wollen. Dies wäre in Anbetracht unseres lückenhaften Wissensstandes gefährlich. Notwendige kritische Einwände gegen fragwürdige metaphysische Schlussfolgerungen sollen einer Ideologisierung von vornherein entgegenwirken. Deshalb soll im Folgenden auch noch auf die Gefahren ganzheitlichen Denkens, das hier vertreten wird, eingegangen werden.

Gefahren ganzheitlichen Denkens

Die Natur des Menschen ist so komplex, dass wir mit Karl Popper sagen können: „Es dürfte uns guttun, uns manchmal daran zu erinnern, dass wir zwar in dem Wenigen, das wir wissen, sehr verschieden sein mögen, dass wir aber in unserer grenzenlosen Unwissenheit alle gleich sind.“[52]

Der menschliche Geist ist so beschaffen, dass er sich selbst nur fragmentarisch erfassen kann. Seit Immanuel Kants „Kritik der reinen Vernunft“[53] wissen wir, dass die Bedingungen des Erkennens nie vollständig transzendiert werden können und zudem der gesellschaftlichen und kulturellen Prägung unterliegen. In jüngster Zeit ist es vor allem Marcus Gabriel, der den Versuch, die Welt gesamthaft erfassen zu wollen, zum Scheitern verurteilt sieht.[54] In seinem Entwurf eines neuen Realismus geht er davon aus, dass unser Erkennen tief in die Seinssphäre hineinreichen kann und nicht nur auf Konstruktionen aufbaut. Aber er macht auch verständlich, dass dies trotzdem nur perspektivisch und fragmentarisch sein kann. Das größere Ganze bleibt eine Annahme, weil wir, wenn es existieren sollte, nur Teil davon sein können.

Daher bleibt unser Wissen stets subjektiv, selektiv, bruchstückhaft und vorläufig. Das muss man sich immer wieder bewusstmachen, um nicht der Gefahr dogmatischer Verengung zu erliegen. Erik Erikson weist darauf hin, wenn er warnt, dass zwischen Ganzheitlichkeit und Totalitarismus nur ein sehr schmaler Grat ist.[55]

Wir haben die Sehnsucht, genau wissen zu wollen, wo es langgeht, und das macht auch große Geister anfällig für barbarische Weltanschauungen. Martin Heidegger, einer der wichtigsten Wegbereiter der Daseinsanalyse, konnte sich der Faszination des Nationalsozialismus nicht entziehen. Er, der sich zeitlebens mit der grundlegenden Frage nach dem „Sein des Seienden“ beschäftigte, gab 1966 in einem Interview mit dem „Spiegel“, das erst nach seinem Tod 1976 veröffentlicht werden durfte, zu, 1933 von der Größe und Herrlichkeit des nationalen Aufbruchs überzeugt gewesen zu sein.[56] Diese Spuren sind durchaus in der Konzeption seiner fundamentalen Ontologie zu finden, die eine gewisse Nähe zu totalitärem Denken aufweist.

Auch Karlfried Graf Dürckheim, der Begründer der Initiatischen Therapie, stand damals im Bann des Nationalsozialismus. Er arbeitete während des Krieges als Mitarbeiter des Auswärtigen Amtes in Japan mit dem Auftrag, die dort praktizierten Erziehungsmethoden wissenschaftlich zu erforschen. Die Nazis waren an den pädagogischen Techniken, mit denen Japan damals die gesamte Gesellschaft durchmilitarisierte, ebenso interessiert wie an ihren sakralen Meditations- und Bewusstseinsübungen. 1942 veröffentlichte Dürckheim in Japan eine Nazipropagandaschrift mit dem Titel: „Neues Deutschland – deutscher Geist“[57]. Laut Augenzeugen soll er selbst über diese Zeit gesagt haben: „Ein Nazi war ich nicht, aber auch kein Anti-Nazi.“ Nach dem heutigen Wissensstand wäre das eine glatte Lüge, da er von Anbeginn Mitglied der SA war und vor allem in Japan als Propagandafunktionär wirkte.

Es geht mir hier nicht um Verurteilung. Für mich persönlich waren Martin Heidegger und Dürckheim hochgeschätzte geistige Lehrer, die selbst viele Wandlungen durchgemacht haben. Vielmehr will ich für die Möglichkeit einer solchen Anfälligkeit sensibilisieren, vor der auch wir nicht gefeit sind.

Spirituelle Kosmologien verleiten auch nicht selten dazu, die Vergänglichkeit und Verletzlichkeit unserer Existenz zu bagatellisieren. Battegay[58] betont deshalb nicht zu Unrecht, dass die Verdrängung dieser narzisstischen Wunde des Menschen anfällig macht für harmonisierende Lebensideologien. Krankheit, Tod, Konflikte und Schwierigkeiten gehören essenziell zum Leben. Diese Grundbedingungen des Daseins umgehen zu wollen, wie etwa durch eine verkürzte Interpretation des buddhistischen Konzepts der Leidbefreiung, weckt überhöhte Erwartungen und führt zu einer neurotischen Spaltung zwischen Ideal- und Realzustand der Persönlichkeit.[59] Selbstverwirklichung und Erleuchtung erreichen vermutlich nur wenige Menschen. Deshalb ist es ratsam, davon auszugehen, dass wir uns diesem Ziel nur annähern können. Mit Sicherheit ist es weniger schädlich, vollkommen zu sein und es nicht zu merken, als umgekehrt. Das Ego kann sich überall hineindrängen und insbesondere spirituell Suchende sind davor am wenigsten gefeit. Chögyam Trungpa[60] rät uns, diesbezüglich eine Portion Skepsis uns selbst gegenüber zu pflegen, um nicht einem spirituellen Materialismus zu erliegen.

Der Begriff des Egos führte in den Diskussionen über den Einbezug spiritueller Aspekte in die Psychotherapie nicht selten zu Missverständnissen, weil er nur unzureichend gegenüber dem Ich-Begriff der psychotherapeutischen Traditionen abgegrenzt wurde. So arbeiteten Psychotherapeut:innen daran, das „Ich" ihrer Klient:innen zu stärken, um dann von den spirituellen Lehrer:innen zu hören, dass es aufgelöst werden müsse, um für das Göttliche durchlässig zu sein. Auf diesen scheinbaren Widerspruch, der auf einer unzulässigen Gleichsetzung dieser beiden Begriffe beruht, werde ich noch eingehen.[61]

Nachdem nun die wesentlichen Problemfelder im Verhältnis von Psychologie und Spiritualität skizziert wurden, soll im Folgenden aufgezeigt werden, welche Grundsätze einer offenen, aufgeklärten und emanzipierten Spiritualität einem psychotherapeutischen Grundverständnis nicht entgegenstehen.

Wie kann die spirituelle Dimension berücksichtigt werden?

Es gibt unterschiedliche Möglichkeiten, wie in der psychotherapeutischen Praxis die spirituelle Dimension des Menschseins berücksichtigt werden kann. Der erste kleine Schritt ist, zu signalisieren, dass man dafür offen ist und wertschätzend mit spirituellen Erfahrungen und Sinnfragen umgeht. Falls eine Psychotherapeut:in selbst einen spirituellen Weg geht, kann sie auch die Quintessenz eigener Erfahrungen behutsam mit einbringen, wenn es für den Klienten unterstützend und hilfreich ist. Dabei ist peinlich genau darauf zu achten, dass solche Interventionen stets klientenzentriert und verträglich sein sollten, keinesfalls überredend oder gar missionarisch.

Auch ein nächster Schritt kann durchaus erfolgen, nämlich explizit über spirituelle Übungen zu sprechen, wenn es von den Klient:innen gewünscht ist. Dabei sollte der spirituelle Kontext der Klient:innen wertschätzend einbezogen und einfühlsam damit umgegangen werden. Regelmäßige Zeiten der Stille zur Beruhigung der Gedankenwelt oder achtsamkeitsbasierte Techniken zur Stressreduktion können gerade bei schwer beschädigten Menschen Selbstvertrauen aufbauen und Resilienzfaktoren stärken.

Bei diesem Vorgehen ist mit in Betracht zu ziehen, dass neurotische Komponenten, wie etwa inadäquate Anpassung im Umgang mit spirituellen Übungen, eine Rolle spielen können. Auch Themen wie Verantwortung, Vertrauen in die innere Weisheit und der hilfreiche Umgang mit den Widrigkeiten des Lebens können durch die Einsichten von Weisheitslehren ergänzt werden. Natürlich ist auch zu berücksichtigen, dass der Wunsch nach einer heilen Welt oder mögliche Abhängigkeitsstrukturen verstärkt werden, wenn die Basis psychotherapeutischen Handelns um die spirituelle Komponente erweitert wird. So ist jeder ephemerischen Umdeutung oder Mystifizierung von Krankheitsgeschehen, wie etwa psychotische Prozesse als mystische Zustände zu betrachten, entgegenzuwirken.

Die transpersonalen Methoden, insbesondere die Arbeit mit veränderten Bewusstseinszuständen, eröffnen Räume, in denen ganz bewusst psychische und spirituelle Prozesse initiiert werden. Diese Arbeit ist nicht so zu verstehen, dass nun beiläufig, auf Anfrage oder weil der thematische Bezug gegeben ist, die spirituelle Perspektive einbezogen wird, sondern sie ist von Anfang an präsent. Das Konzept der inneren Weisheit, die Suche nach dem wahren Wesen, die Transformation des Egos, Sinnfindungsprozesse, die Öffnung für das größere Ganze, die Idee einer in uns latent wirkenden universellen Kraft (Kundalini[62]), die Verbindung von Energieknotenpunkten (Chakren) mit wichtigen Entwicklungsthemen und die Idee, dass das menschliche Leben über Tod und Geburt hinausgeht, sind inhaltliche Koordinaten, die mitvermittelt werden können. Das ändert aber nichts daran, dass personale, lebensgeschichtliche Themen ebenso eine Rolle spielen wie weithin anerkannte seelische Strukturelemente, etwa die Existenz eines persönlichen Unbewussten. Auch die Konzepte von Übertragung und Gegenübertragung, Widerstand und Abwehrstrategien, also Verdrängung, Verleugnung, Dissoziation und Spaltung, können selbstverständlich weiter berücksichtigt werden. Der entscheidende Punkt ist nicht, das Personale durch das Transpersonale zu ersetzen, sondern es um jenes zu erweitern.

Transpersonale Verfahren können in diesem Sinne als psychospirituell bezeichnet werden: Die Therapeut:in ist zugleich spirituelle Begleiter:in in einer Person. Dabei gelten nach wie vor die psychotherapeutisch fundierten Prinzipien einer guten Begleitung, nämlich, präsent, neutral, abstinent, wertschätzend, achtsam und prozessorientiert vorzugehen. Darüber hinaus sind die Klient:innen stets zu ermutigen, mögliche Zweifel, kritische Anmerkungen oder ablehnende Haltungen in den gemeinsamen Prozess einzubringen. Antworten müssen aus einer therapeutischen Position heraus gegeben werden; sie dürfen nicht den Eindruck erwecken, dass hier jemand als Meisterin oder Guru fungiert und die Klient:innen zu Anpassung und Gehorsam verpflichtet. Das wäre einem Kunstfehler gleichzusetzen. Es ist eine strikte Orientierung an den Prozessen der Klient:innen geboten, nicht an den eigenen Konzepten oder Vorschlägen.

Was in Transpersonalen Therapien und Holotropen Atemprozessen darüber hinaus bedacht werden muss, sind möglicherweise neue Formen von Übertragungen, die sich nun nicht mehr allein auf „wichtige Andere" in der Lebensgeschichte beziehen, sondern auch auf spirituelle Lehrer:innen oder Meisterfiguren. Das ist insofern bedeutsam, weil bei Menschen, die in spirituellen Gemeinschaften eingebettet waren, etwaige Übergriffe, Machtmissbrauch oder sonstige schwierige Erfahrungen, die sie gemacht haben, auch auf die Therapeut:innen projiziert werden. Auf der anderen Seite können transpersonal-spirituelle Ressourcen eine enorm unterstützende Wirkung entfalten. Sich mit anderen existenziell verbunden zu fühlen, von etwas Größerem getragen zu sein, eine Krankheit relativieren zu können und zu neuen Sinnhorizonten vorzudringen, kann ungeahnte heilende Energien freisetzen. Auch entstehen durch eine spirituelle Übungspraxis neue seelische Qualitäten, wie etwa Selbstliebe, Gelassenheit, Abgeklärtheit, Zufriedenheit und Lebensfreude. Dadurch können auch Schmerzen und belastende Erfahrungen besser abgefedert werden.

Die positive Wirkung, die von einer Integration spiritueller Bezüge auf die Heilbehandlung ausgeht, gilt natürlich auch umgekehrt. Die psychotherapeutische Bearbeitung seelischer Konflikte beseitigt Defizite und baut stabile innere Strukturen auf, die einem erwachsenen spirituellen Weg, der weder abhängig macht noch weltfremd ist, den Boden bereiten.

Plädoyer für eine offene Spiritualität

Spiritualität, so wie sie hier verstanden wird, ist wesentlicher Bestandteil des Menschseins und ist eine dem Bewusstsein innewohnende Dimension. Sie kann zwar mit Religionen verbunden sein, ist aber nicht durch sie repräsentiert oder in ihren hierarchischen Institutionen verankert. Sie ist offen und emanzipativ. Religion und Spiritualität sind somit von vornherein zu unterscheiden. Die hier gemeinte Spiritualität, die auch einer atheistischen oder religionskritischen Einstellung nicht entgegensteht, kann auch als säkular, dogmenfrei und introspektiv charakterisiert werden. Im Unterschied zur Religion ist sie individuell, aber nicht institutionell, innovativ, aber nicht rückwärtsgewandt, befreiend, aber nicht einengend und hinterfragbar, aber nicht apodiktisch. Das erklärt auch, weshalb die Krise in den Kirchen zu einem vermehrten Interesse an Spiritualität geführt hat.

Entscheidend ist also nicht, was gelehrt wird, sondern was erfahren wird. Manchmal wird Spiritualität daher auch als esoterisch im Unterschied zu exoterisch bezeichnet – wobei sich der Begriff „esoterisch“ hier nur auf den wortwörtlichen Bedeutungszusammenhang bezieht, also im Sinne von „den Blick nach innen wenden“ oder „die Wahrheit liegt im Inneren“ verwendet wird.

Spiritualität, so wie sie hier skizziert wird, harmoniert auch mit den Menschenrechten und dem Wertekanon humanistischer Psychotherapien. Autoritäre oder rigide Denkweisen mit ideologisch verhärteten Weltbildern würden diesen Grundprinzipien fundamental widersprechen.

Das Bedürfnis nach Spiritualität erwacht gemeinhin im Erwachsenenalter und geht mit der Suche nach einem tieferen Sinn im Leben einher. Die Sehnsucht nach einem umfassenderen Verständnis von sich selbst und dem, was Leben bedeutet, läuft auf die Frage hinaus: Wer bin ich wirklich? Um darauf Antworten zu finden, ermutigen spirituelle Lehrer:innen die Suchenden, in die Stille zu gehen, den Blick nach innen zu wenden und ganz der eigenen Erfahrung zu vertrauen. Im Unterschied zu einem eher traditionsgebundenen Religionsverständnis erweist sich für den spirituellen Weg die persönliche Erfahrung als höchste Autorität. Natürlich haben auch spirituelle Richtungen ihre Einsichten als ausformulierte Lehren kommuniziert. Diese sind aber so flexibel und offen gefasst, dass sich der Suchende darin frei bewegen kann.

Bevor ich auf die für mich wichtigen Annahmen zu einer offenen Spiritualität näher eingehe, soll ein Rahmenverständnis skizziert werden, das sich an Scharfetter[63] orientiert. Ihm zufolge ist unter Spiritualität eine Haltung oder Lebensführung zu verstehen, die davon ausgeht, dass sich das eingeschränkte Alltagsbewusstsein über den Personbereich hinaus hin zu einem Individuum überschreitenden, transzendierenden, transpersonalen Bewusstseinsbereich erstrecken kann: „Spiritualität bedeutet Leben in der Hinordnung, der Orientiertheit am Einen, das Bewusstsein der Teilhabe des einzelnen Individuums an einem überindividuellen Sein, bedeutet die Selbsterfahrung, dass die wahre Natur, der Kern, die Substanz unseres Wesens (Atman) dieses umgreifende Eine ist, welches über jede menschliche Gestalt- und Eigenschaftszuweisung hinausgeht".[64] Diese Orientierung auf das All-Eine ist transkonfessionell und verzichtet auf dogmatische Glaubensforderungen. Im Mittelpunkt des spirituellen Weges steht die Übungspraxis, durch die sich der Mensch bewusst für dieses ihn durchdringende Unendliche öffnet, eine Beziehung dazu aufbaut und stabilisiert. Dadurch kann er die Präsenz des Göttlichen subjektiv erfahren und bekommt Zugang zu einer Quelle, in der das Leben sinnvoll erlebt werden kann. Dies ist häufig verbunden mit Gefühlen der Erhebung bis hin zur Ekstase, der Glückseligkeit und des Vertrauens in das Leben, denn alles ist von diesem universalen Licht des Seins durchstrahlt. Neben dem Erleben von Harmonie, Frieden und Ewigkeit wird das Bewusstsein in diesen Zuständen als klar, offen und weit erfahren. Die erlebte innere Größe und Einzigartigkeit mündet in einer demütigen, bescheidenen und mitfühlenden Haltung der Mitwelt gegenüber, mit der man sich zutiefst verbunden fühlt.

Die Annahmen über das Menschsein und die Wirklichkeit werden dabei als einfach, evident, universell und als jedem zugänglich charakterisiert. Folgende kulturübergreifenden Leitlinien können dabei herausgehoben werden: Der Mensch sucht nach Bedeutung und Sinn im Leben, im Erleben und im Handeln. Der Mensch und die Welt sind „mehr", als man davon wahrnehmen kann.

Der hier verwendete Begriff von Spiritualität setzt, ganz allgemein, das Bestehen einer die Person transzendierenden Wirklichkeit voraus, die sie durchdringt, umfasst und in die sie eingebettet ist. Diese umgreifende Wirklichkeit, die auch als das All-Eine oder das größere Ganze bezeichnet wird, kann in ihrer Tiefe, Weite und unbegreiflichen Unendlichkeit persönlich erfahren und dem bewussten Erleben zugänglich gemacht werden. Auch wenn sie kognitiv nie vollständig erfassbar ist, fühlen wir uns in ihr nicht verloren, sondern aufgehoben.

Diese transzendente Wirklichkeit ist auch im Menschen repräsentiert. Es wird höheres Selbst, das Göttliche in uns oder die innere Weisheit genannt. Wenn der Mensch innehält, den Blick nach innen wendet, die inneren Augen öffnet und mit dem inneren Ohr hört, kann er dieser unermesslichen Wirklichkeit begegnen, ohne sie jemals ganz begreifen zu können.

Wenn sich uns dieses größere Ganze als zu uns gehörig offenbart, erleben wir uns verbunden mit allem, was in ihm existiert. Da dieses Seinserleben stets den je eigenen Weltbezug und somit auch das Verhältnis zum Du im Sinne Bubers[65] repräsentiert, aktiviert Spiritualität auch eine besondere Art Qualität der Beziehung zu sich, zum Mitmenschen, zur Welt, zur Natur und zum Göttlichen. Sie erweist sich als achtsam, mitfühlend, liebevoll, authentisch und wahrhaftig.

Liebe wird dabei als die alles bewegende und transformierende Kraft angesehen. Leben wird, vor diesem Hintergrund, nicht als Last verabscheut, sondern als Geschenk angenommen. Was geschieht, ist nicht mehr sinnlos, es gewinnt vielmehr an Bedeutung.

Von diesem Grundverständnis von Spiritualität wird in dieser Untersuchung grundsätzlich ausgegangen. Die daraus hervorgehenden Prinzipien einer hilfreichen Begleitung, wie sie später noch weiter vertieft werden, sind gerade in der Arbeit mit veränderten Bewusstseinszuständen unumgänglich, da Raum- und Zeitgrenzen transzendiert und Erfahrungsräume sowohl für seelische als auch spirituelle Prozesse geöffnet werden.

2. Verborgene Bewusstseinspotenziale

Der empirische Alltagsbewusstseinszustand hilft dem Menschen, durch seine stabile Verortung in Zeit und Raum, in der dreidimensionalen Wirklichkeit, sowie die Fähigkeit zum Dialog (inneres Gespräch) mit sich selbst, das Leben zu meistern. Andererseits ist der Transpersonalen Psychologie bekannt, dass diese Orientierungslinien nichts anderes als Setzungen sind, die durch die Entwicklung des menschlichen Bewusstseins entstanden sind. Daher muss es auch möglich sein, diese zu überwinden und den Raum des Bewusstseins zu erweitern. So können mehr Informationen zugänglich und tiefere Einsichten über das Leben gewonnen werden.

In meinen bisherigen Büchern habe ich bereits ausführlich die unterschiedlichen Formen veränderten und erweiterten Bewusstseins (horizontale und vertikale Transzendenz des Bewusstseins) beschrieben, sodass ich hier die unterschiedlichen Differenzierungen[66] nur andeute. Auf krankhaft veränderte Bewusstseinszustände, wie sie etwa durch degenerative Hirnprozesse, Unfälle mit Hirnschädigungen oder psychotische Erkrankungen verursacht werden, soll hier nicht weiter eingegangen werden. Viele Menschen erleben im engsten Familienkreis, welche Auswirkungen und beträchtliche Lebenseinschränkungen Gedächtnisverlust, Desorientierung in Raum und Zeit sowie wahnhafte Verkennungen der Alltagsrealität nach sich ziehen können.

Diese schweren Erkrankungen sind zu unterscheiden von spontan veränderten Bewusstseinszuständen, die etwa durch ekstatische Erregung, Gipfelerlebnisse, aber auch in existenziellen Krisen oder in Nahtodeszuständen induziert werden. Völlig überraschend können dabei Lichterscheinungen, überströmende Liebes- und Glücksgefühle, das Erleben von Einheit und allumfassender Verbundenheit oder Visionen aller Art die Betroffenen überwältigen. Oftmals werden solche unerwarteten inneren Aufbrüche als Wunder oder Segen erlebt, manchmal aber auch als beängstigend und überfordernd. Die richtige Einordnung kann dabei helfen, diese Grenzerfahrungen zu integrieren.

Viele Menschen möchten auf ihrem Weg der Sinn- und Heilssuche freiwillig ihr Bewusstsein erweitern und vertiefen, um mehr Informationen über sich selbst und das, was Leben bedeutet, zu gewinnen sowie brachliegende Potenziale wachzurufen. Dies ist durch bestimmte Substanzen wie etwa LSD oder halluzinogene Pilze *(magic mushrooms),* oder durch psychologische Mittel wie die Beeinflussung des Atemrhythmus, Trancetänze oder schamanische Reisen möglich. Die stoffliche Beeinflussung kann allerdings erhebliche Komplikationen mit sich bringen. Auch langjährige spirituelle Übungen führen zu einer allmählichen Bewusstseinserweiterung und zur Öffnung zum sogenannten Überbewusstsein[67] hin. Dabei geht es um ein beständiges Tiefergehen (vertikale Transzendenz), um Selbstverwirklichung zu erlangen. Punktuell können Erleuchtungserlebnisse, wie sie von Suchenden berichtet werden, auch im Holotropen Atmen auftreten.

Das Holotrope und Vertikale Atmen, die vor allem hier zur Rede stehen, bieten ein enormes Potenzial, die willkürlichen Grenzen des Alltagsbewusstseins zu überschreiten, um seelische Wunden zu heilen, die Identität zu erweitern sowie transpersonale und spirituelle Erfahrungsräume zu öffnen. Diese Methoden ermöglichen eine fast unendliche Reichweite und Fülle an Erlebnissen, um heilende und öffnende Prozesse in natürlicher Weise so in Gang zu setzen, dass sie auch entsprechend assimiliert werden können.

Transformation durch Atemregulation

Wie allgemein bekannt ist und auch durch spirituelle und psychologische Traditionen bestätigt wurde, ist der Atem nicht nur ein automatischer physiologischer Vorgang, sondern kann bewusst für heilende und öffnende Prozesse nutzbar gemacht werden.[68]

Mythologisch wird dem Atem – in den verschiedenen Religionen und Kulturräumen *Prana, Ruach, Pneuma* oder *Spiritus* genannt – bei der Erkundung des Weges zu sich selbst eine hohe Bedeutung zugemessen. Er verkörpert die Lebenskraft, die alle Ebenen des Seins durchdringt und die uns mit uns selbst und dem Unendlichen verbindet. Gleichzeitig kann das bewusste Atmen öffnende und transformierende Prozesse fördern, denn es senkt Widerstände gegen bedrohlich oder fremd anmutende psychische Inhalte. Auf diese Weise kann es Selbstheilungskräfte in Gang bringen.[69] Der Atem und seine Beeinflussung gelten seit Jahrhunderten in unterschiedlichsten Kulturkreisen als eine „Technologie des Heiligen“.[70]

Verschiedene psychotherapeutische wie spirituelle Traditionen machen davon Gebrauch und bauen die Beeinflussung des Atems in ihre Konzepte mit ein. Mithilfe des Atems können Widerstände gesenkt, Selbstheilungskräfte aktiviert und innere Prozesse vertieft werden.

Das Anliegen der Transpersonalen Psychologie

Das Holotrope Atmen gehört zum Methodenspektrum der Transpersonalen Psychologie, die aus der Human Potential Bewegung der Humanistischen Psychologie Ende der 1960er-Jahre hervorging. Der Begriff „transpersonal“ wurde 1969 von Abraham Maslow, einem Mitbegründer der Humanistischen Psychologie, in seinem berühmten Artikel „Die umfassendere Reichweite der menschlichen Natur“ eingeführt.[71] In seinen Forschungen über grundlegende Strebungen und Motivationen fand er heraus, wie wichtig für den Menschen das Bedürfnis nach Selbstverwirklichung ist, denn der Mensch ist nicht nur das, was er ist, sondern auch das, was er sein könnte. Um dies zu erkunden, untersuchte er Personen, die er als selbstverwirklicht einstufte. Dabei entdeckte er, dass für sie nicht das persönliche Glück im Mittelpunkt steht, wie es häufig missverstanden wird, sondern vielmehr Werte wie Menschlichkeit, Lebendigkeit, Wahrhaftigkeit, Offenheit, Güte und ganzheitliche Verantwortung. Darüber hinaus berichteten die Probanden von *peak experiences,* sogenannten Gipfelerlebnissen als Zuständen spontan erweiterten Bewusstseins und eines Flow-Empfindens, sowie dem Erleben transzendenter Verbundenheit ähnlich den von Mystiker:innen beschriebenen Einheitserfahrungen. Um diese Phänomene, die die Grenzen der Persönlichkeit sprengen, einzuordnen und sie nicht zuletzt von psychopathologischen Deutungen zu befreien, verwendete Maslow zunächst den Begriff „transhumanistisch“, den er dann durch „transpersonal“ ersetzte.

Grof wiederum hatte durch seine Arbeiten entdeckt, dass das Bewusstsein unter bestimmten Bedingungen in der Lage ist, die gewöhnlichen Grenzen des Körper-Ichs sowie die Beschränkungen von Raum und Zeit zu überschreiten.[72] Eine der Mitbegründerinnen der Transpersonalen Psychologie, Frances Vaughan, fasst die

Erkenntnisse so zusammen: „Wir erkennen daher, dass, wer und was wir sind, nicht auf die Persönlichkeit beschränkt ist und dass wir dann, wenn wir uns nur mit dem Körper, dem Ich oder der Persönlichkeit identifizieren, eine beschränkte, zu enge Auffassung von uns selbst haben."[73]

Die wichtigsten Wegbereiter der Transpersonalen Psychologie sind, neben den eben schon genannten, C. G. Jung, Roberto Assagioli, Karlfried Graf Dürckheim, Charles Tart, Roger Walsh und Ken Wilber. Ihr größtes Anliegen ist es, sich mithilfe von erweiterten Bewusstseinszuständen an verborgene Lebensprozesse und die großen Fragen des Seins wieder heranzutasten, denen die herkömmliche Psychologie gewöhnlich ausweicht, um nicht als unwissenschaftlich zu gelten: Woher kommen wir und wohin gehen wir? Existieren wir in irgendeiner Form weiter – über den Tod hinaus? Welchen Sinn haben Krisen, schwere Krankheiten oder Katastrophen? Wozu leben wir und was macht das Leben lebenswert? In ihren Antworten bezieht die Transpersonale Psychologie Erkenntnisse aus moderner Psychologie, abendländischer Bewusstseinsphilosophie, aber auch neue naturwissenschaftliche Denkansätze genauso mit ein wie Einsichten aus veränderten Bewusstseinszuständen, Nahtodesforschungen, alten Weisheitslehren oder mystischen Erfahrungen. Durch die Transpersonale Psychologie hat die Introspektion, der Blick nach innen, wieder eine Renaissance erlebt, nachdem diese über viele Jahre von der statistisch-empirischen Forschung als Fehlerquelle ausgesondert wurde.

Die Weisheit ist im Inneren zu finden, so ein zentraler Ausgangspunkt der Transpersonalen Psychologie. Wer nämlich den Weg nach innen aufnimmt, wird mit der Zeit bemerken, dass im Innersten nicht nur persönliche Verfasstheiten oder lebensgeschichtliche Themen anzutreffen sind, sondern dass der Mensch ebenso in kollektive und universale Strukturen eingebettet ist. Wir sind mehr als das, was wir gewöhnlich von uns wahrnehmen. Durch die Fähigkeit des Bewusstseins, sich selbst zu transzendieren, können wir davon Erkenntnisse erlangen und über uns selbst hinauswachsen. In diesem Prozess wird auch klar, wie wichtig es ist, allmählich die konzeptionelle Kontrolle, die von unserem Verstand ausgeht, zu lockern. Dies bedeutet auch, das Ego, das sich gerne ins Zentrum des Bewusstseins stellt, mehr und mehr im Bezug zum größeren Ganzen zu relativieren. Dadurch kann die Verbundenheit des Menschen mit allem und allen durch tiefe Liebe und umfassendes Mitgefühl, die über den persönlichen Nahbereich hinausgehen, zum Ausdruck kommen. Eine Form der Liebe, die Erich Fromm als eine Liebe zum Sein beschreibt, die keine Vorbehalte mehr kennt, da durch sie der existenzielle Grund, aus dem heraus alles entstanden ist, gewürdigt wird.[74] Diese Haltung ist nicht nur auf andere Menschen bezogen, sondern richtet sich auch auf alle Lebewesen, Pflanzen, die anorganische und organische Welt, also die Schöpfung im Ganzen. In Zuständen erweiterten Bewusstseins werden diese Einsichten sogar konkret so erlebbar, dass sie für die Erfahrenden unvergesslich bleiben.

Die Transpersonale Psychologie steht für ein konstruktives Miteinander von Psychotherapie und Spiritualität. Sie zielt dabei nicht auf vorgegebene Glaubenssätze oder bestimmte Überzeugungen, sondern auf die Öffnung hin zu einer tiefer gehenden und erweiterten Seinserfahrung, das heißt zu einer die Person transzendierenden Wirklichkeit, denn: Der Mensch ist mehr als nur Persönlichkeit, Lebensgeschichte oder ein Ensemble von Rollen. Sie sieht ihn getragen von etwas Größerem und durchdrungen von dem grenzenlosen Einen. Diese universale Dimension des Seins kann jedoch nur durch persönliche Erfahrung berührt werden. Wer erkennen will, wer er wirklich ist, muss somit die Türe nach innen aufstoßen.

Die Transpersonale Psychologie sieht auch eine Wesensähnlichkeit in mikroskopischen und makroskopischen Vorgängen, sodass sie der aus der Hologrammtheorie stammenden Erkenntnis „In jedem Teil ist auch das Ganze eingefaltet“ zustimmen kann. Dies ist eine wunderbare Ergänzung zu dem gestaltpsychologischen Satz: „Das Ganze ist mehr als die Summe seiner Teile.“

Zur Geschichte des Holotropen Atmens

Das Kernanliegen der Transpersonalen Psychologie ist es, Erfahrungen zu berücksichtigen, in denen der alltägliche Wachbewusstseinszustand transzendiert wurde. Deren Nutzen für Entwicklung und Gesundheit hat schon William James (1842–1910), der als Begründer der wissenschaftlichen Psychologie in den USA und auch der Religionspsychologie gilt, hervorgehoben, wenn er ausführt: „dass unser normales, waches Bewusstsein, das rationale Bewusstsein, wie wir es nennen, nur ein besonderer Typ von Bewusstsein ist, während überall jenseits seiner, von ihm durch den dünnsten Schirm getrennt, mögliche Bewusstseinsformen sind, die ganz andersartig sind."[75]

Das Holotrope Atmen führt uns durch diesen Schirm hindurch. Es ist eine intensive Form von Selbsterforschung, die mithilfe von veränderten Bewusstseinszuständen tiefgreifende Heilungs- und Wachstumsprozesse ermöglicht und wurde von Stanislav Grof Mitte der 1970er-Jahre entwickelt. Um verständlich zu machen, wie es dazu kam, sollen im Folgenden einige lebensgeschichtliche Stationen meines geschätzten Lehrers beleuchtet werden.

Stanislav Grof wurde 1931 in Prag geboren, studierte Medizin, promovierte im Fach Psychiatrie und absolvierte eine Ausbildung zum Psychoanalytiker. 1943 hatte der Schweizer Chemiker Albert Hofmann erstmals die Wirkung des von ihm synthetisierten Wirkstoffs LSD im Selbstversuch ausprobiert. Wenige Jahre später war es als Medikament auf dem Markt und wurde seit Anfang der 1950er-Jahre zur Probe an verschiedene psychiatrische Krankenhäuser geschickt, um das Wesen der Schizophrenie durch sogenannte „Modellpsychosen" genauer erforschen zu können. Wie der Zufall es wollte, war auch Stanislav Grof einer der Adressaten – interessanterweise zu einem Zeitpunkt, als er sich gerade darüber beklagte, dass für ihn der Aufwand in der Psychoanalyse in keinem Verhältnis zur Wirkung stünde. Von 1956 an verabreichte er Personen, die sich dafür zur Verfügung stellten, diese neue Substanz. Dabei fand er heraus, dass Menschen, die unter dem Einfluss der psychedelischen Droge standen, nicht irrelevantes Zeug halluzinierten. Ihre Erlebnisse standen vielmehr in einem sinnvollen Bezug zu ihrer Persönlichkeit. Außerdem wurden Erfahrungen berichtet, die über die Lebensgeschichte und die gewöhnlichen Begrenzungen von Zeit und Raum hinausgingen. Das Bewusstsein erweiterte sich in bisher kaum bekannte und sogar transzendente Dimensionen hinein. Die Probanden durchlebten u. a. Erfahrungen von Allverbundenheit, tiefem Frieden und unermesslicher Liebe, wie sie von fortgeschrittenen Meditierenden oder Mystiker:innen berichtet werden. Aber auch Eindrücke von geburtsähnlichen Zuständen, fremden Kulturen oder möglichen Erinnerungen von Lebensformen, die Jahrhunderte zurücklagen, wurden berichtet.

Diese Phänomene veränderten sein Weltbild und seine Auffassungen über die Wirkkräfte der menschlichen Seele vollkommen. Daraus entstand eine neue und für die Psychotherapie revolutionäre Kartografie der Psyche, die das biografische Paradigma durchbrach. Seine detaillierte Herausarbeitung der perinatalen Matrizen, also der Umstände der Geburt als bedeutsame psychodynamische Erfahrungssequenz gehört mittlerweile zu Recht in Fachkreisen zum Allgemeinwissen. 1967 ging er in die USA und setzte seine Forschungen in Baltimore/Maryland fort, bis LSD verboten wurde. Danach suchte er, mit seiner Frau Christina, nach alternativen Verfahren und stieß dabei auf die Technik der Hyperventilation, die seit langer Zeit in unterschiedlichen Mysterienschulen praktiziert wurde, um tiefere Selbsterkenntnis zu erlangen. Christina Grof war eine Schülerin Muktanandas, eines Lehrmeisters des Siddha-Yoga. Dieser sah im Holotropen Atmen Parallelen zur Aktivierung von Energiepotenzialen, wie sie im Kundalini-Yoga[76] praktiziert wird. Das war die Geburtsstunde des Holotropen Atmens.

Über sechzig Jahre lang hat Stanislav Grof sich nun mit der Erforschung von veränderten Bewusstseinszuständen beschäftigt. Für dieses Fachgebiet war er verantwortlicher Forschungsdirektor am Psychiatrischen Forschungsinstitut in Prag, Dozent an der Johns-Hopkins-Universität und Leiter des psychiatrischen Forschungszentrums Maryland in Baltimore. Er lehrte auch viele Jahre in Esalen und als Professor am California Institut für Integrale Studien in San Francisco sowie an der Wisdom University in Oakland. Für seine bahnbrechenden Forschungen wurden ihm etliche Auszeichnungen verliehen, u.a. 2007 von der Vaclav-und-Dagmar Havel-Stiftung und 2010 von der Gesellschaft für prä- und perinatale Psychologie.

Man mag es mit Blick auf die Entdeckung des Holotropen Atmens vielleicht sogar für einen Glücksfall halten, dass die Forschung mit LSD eingeschränkt wurde. Zumindest möchte ich, da schon mehrmals über stoffliche Substanzen, insbesondere LSD, als Weg für veränderte Bewusstseinszustände gesprochen wurde, hier einige Argumente anführen, weshalb ich das Holotrope Atmen oder andere psychologisch stimulierte Vorgehensweisen für nachhaltige Heilungsprozesse als geeigneter ansehe, wenngleich es auch ermutigende Studien für deren Einsatz, etwa in der Arbeit mit Kriegstraumatisierten und Krebspatienten, gibt.

Anlass für meine Einwände sind nicht diverse Horrorszenarien, wie sie beispielsweise durch die Verurteilung eines Berliner Arztes im Jahr 2010 ans Tageslicht kamen. Dieser bot psycholytische Gruppentherapie an und verabreichte den Teilnehmenden einen Cocktail an psychotropen Substanzen. Im Verlauf der Sitzung kamen zwei Teilnehmer ums Leben, andere wurden schwer verletzt aufgefunden. Meine Bedenken gegen stoffliches Evozieren veränderter Bewusstseinszustände zielen nicht auf die schwarzen Schafe, die unsachgemäß mit Substanzen arbeiten, sondern sind grundsätzlicher Natur.

Zum einen gibt es ein Legalitätsproblem. Wenn mit verbotenen Substanzen gearbeitet wird, entsteht eine Abhängigkeit zu den Klient:innen, denn diese dürfen ja niemandem von den gemeinsamen Reisen erzählen. Ergeben sich nun zwischenmenschliche Konflikte, wie sie im Verlauf eines therapeutischen Prozesses immer wieder vorkommen, kann das zu schwerwiegenden Konsequenzen führen. Konkret kann das bedeuten, dass eine Klientin die Therapeutin bei der Ärztekammer anzeigt und diese mit der Aberkennung ihrer Approbation als Ärztin bedroht wird.

Davon einmal abgesehen, beeinflussen Substanzen die Intensität, Tiefe und Dauer der Erfahrung erheblich. Dadurch werden grundlegende natürliche psychische Regulationsmechanismen wie Ängste und Abwehrreaktionen außer Kraft gesetzt (Regulationsproblem) und die Wirkungskraft der inneren Weisheit oder der inneren Stimme stark beeinträchtigt. Die Suchenden werden, obwohl sie sich am Anfang damit einverstanden erklärten, im weiteren Verlauf zu Erfahrungen gezwungen, ob sie wollen oder nicht, da die Fähigkeit, während des Prozesses vielleicht einen Schritt zurückzutreten oder einen für die Psyche erträglicheren Umweg zu gehen, durch die Droge eliminiert wird.

Das hat des Weiteren zur Folge, dass die evozierten Erlebnisse die Erfassungskapazität der Klient:innen übersteigen und somit nachhaltige Integration verunmöglichen können. Ich kenne viele Menschen, die zwar nach einem LSD-Trip von der Wucht und Tiefe der Erfahrungen begeistert sind, aber auch darunter leiden, dass sie die Kluft zwischen den LSD-Welten und der Alltagswirklichkeit nicht überwinden können. Nicht zu unterschätzen ist auch der kontraproduktive Einfluss auf Menschen, die durch psychische Erkrankungen vorbelastet sind. Sie berichten dann davon, einen Horrortrip erlebt und die Bodenhaftung verloren zu haben, bis hin zu unaufgelösten paranoiden Angstzuständen.

Das Holotrope Atmen ist demgegenüber eine organische Methode, die sich einerseits in das seelische Gefüge eines Menschen einpasst und andererseits die Türen des Bewusstseins so öffnet, dass tiefgreifende Erkenntnis- und Veränderungsprozesse initiiert werden. Das Holotrope Atmen kann als ein psychospirituelles Verfahren bezeichnet werden, das, ganz im Sinne der Bedeutung des Begriffes *holo-trop* – „in Richtung Ganzheit gehend", darauf abzielt, innere Spaltungen aufzuheben, psychische Konflikte zu lösen, neue Lebensenergie zu gewinnen, erweiterte Sinnhorizonte zu erschließen, spirituelle Dimensionen des Lebens zu erfahren sowie verborgene Potenziale und Fähigkeiten wachzurufen. Es ermöglicht in diesem Sinne tiefgreifende Heilungs-, Öffnungs- und Wachstumsprozesse. Darüber hinaus wirkt es sich positiv auf die Beziehung zu anderen Menschen, zum Sein und zur Schöpfung insgesamt aus, da die Erfahrungen achtsame und mitfühlende Lebensweisen unterstützen.

Wie funktioniert das Holotrope Atmen?

Ein Seminarteilnehmer berichtete am Ende einer Atemsitzung tränenüberströmt und voller Freude: „Ich bin so dankbar, dass ich auf der Welt bin und leben darf. Es fühlt sich wie ein Geschenk an." Er strahlte wie von innen her erleuchtet und von der Musik euphorisiert, als fühlte er sich innigst mit dem Leben, der Welt und dem ganzen Universum verbunden. Eine heilige Atmosphäre machte sich breit, sodass ich für eine Weile nur still und andächtig neben ihm sitzen konnte.

Diese Erfahrung, so sagte der Teilnehmer später im Sharing, würde er nie mehr vergessen. Gerade er, der er sich dem Leben verweigert und immer wieder durch selbstdestruktive Aktionen in Gefahr gebracht hatte. Dieses intensive Ja zum Leben war nicht nur ein kognitives Erkennen, sondern auch ein emotionales und leibliches Geschehen, begleitet von energetischen, akustischen und optischen Impulsen. Es erfasste ihn in seinem tiefsten Inneren und ließ keinen Stein auf dem anderen, wie er selbst bekannte.

Um verständlich zu machen, in welchem Kontext solche transformativen Erfahrungen zustande kommen, soll hier auf die Voraussetzungen und die wesentlichen Grundzüge einer Atemsitzung sowie die besonderen Merkmale des holotropen Bewusstseinszustandes eingegangen werden.

Voraussetzungen

Das Holotrope Atmen wird zumeist in Gruppen durchgeführt, kann aber auch im Einzelsetting angeboten werden. Voraussetzungen für die Teilnahme sind normale körperliche Belastbarkeit sowie die Fähigkeit, zwischen innerem Erleben und äußeren Situationen unterscheiden zu können, da es zu intensiven Gefühlen, die zusammen mit gravierenden seelischen Konflikten gegenwärtig werden, und heftigen Bewegungen kommen kann. Für Menschen, die beispielsweise herzinfarktgefährdet sind, unter Epilepsie leiden, frisch operiert sind, schwere Knochen- und Gelenksprobleme mitbringen oder ansteckende Krankheiten haben, wäre das Holotrope Atmen kontraindiziert.

Bei psychiatrischen Erkrankungen, Suchtproblemen oder schweren akuten Krisen könnte es zu einer Überforderung kommen, da zunächst spezifische krankheitsbezogene Interventionen erforderlich sind, bis eine gewisse Stabilität für eine hilfreiche Arbeit mit veränderten Bewusstseinszuständen wieder hergestellt ist. So wurde beispielsweise während eines Atemseminars klar, dass ein Gruppenmitglied Zeichen einer chronischen Suchtmittelabhängigkeit zeigte. Ich führte nach der ersten Atemsitzung, in der sich die Teilnehmerin in die Enge getrieben fühlte, ein langes Gespräch und teilte ihr mit, dass ihr Erleben aus ihrer primären Problematik hervorging. Zunächst erschrak sie, weil sie ihre Probleme geheim halten wollte. Dann war sie erleichtert und wir vereinbarten, dass sie das Seminar verlässt und sich einer suchtspezifischen Therapie unterzieht. Sie teilte dies in berührenden Worten der Gruppe mit. Sie stand zum ersten Mal in ihrem Leben zu ihrer Krankheit und das fühlte sich wie eine Befreiung an. Die anderen Teilnehmenden applaudierten ihr, zeigten viel Mitgefühl und ermutigten sie, den Weg in die Suchtmittelfreiheit einzuschlagen. Später bedankte sie sich für meine Offenheit und schrieb mir, wie ihr diese Situation half, den Grundstein für eine erfolgreiche Behandlung durch einen Klinikaufenthalt zu legen und wie glücklich sie nun darüber sei. Sie bedankte sich für die feinfühlige Begleitung und dass ich sie ermutigt hatte, sich vor der Gruppe zu ihrem Suchtproblem zu bekennen. Dieser Schritt sei enorm wichtig gewesen, um wieder für sich selbst Verantwortung zu übernehmen und ihr problematisches Verhalten zu ändern. Es habe sie bestärkt, weil die Rückmeldungen der anderen Gruppenmitglieder so offen und einfühlsam waren. Sie betonte, dass sie seither bereit war, sich mutig mit ihrem Suchtproblem auseinanderzusetzen, und dass sie auch weiterhin alle Kraft für ihren Genesungsweg einsetzen wollte.

Eine andere Klientin, die früher eine schizophrene psychotische Episode durchlitten hatte, die durch eine langwierige Behandlung abgeklungen war, bat mich um eine Einzelsitzung in Holotropem Atmen. Ich willigte ein, weil sie schon über einen längeren Zeitraum keine akuten Symptome mehr zeigte. Allein, dass ich dieser Sitzung zustimmte, löste bereits große Freude aus, denn für sie war dies ein wichtiges Signal, dass ich ihrem Heilungsprozess vertraute. Damit wurde mir erneut klar, wie heilsam sich therapeutische Zuversicht auswirken kann. Interessanterweise tauchten während der Atemsitzungen Sekundärerfahrungen ihrer Erkrankung auf, beispielsweise, wie sie in der Psychiatrie eine ganze Nacht lang fixiert worden war. Diese Kränkungen durch das Klinikpersonal konnten in der Atemsitzung bewusst werden und heilen.

Generell ist festzuhalten, dass im Umgang mit den Kontraindikationen und den damit verbundenen Klärungsprozessen äußerste Sorgfalt und Feinfühligkeit angebracht ist.

Grundzüge einer Atemsitzung

Das Atemseminar beginnt mit einer Einstiegsrunde, in der die Teilnehmenden einander kennenlernen und über ihre möglichen Themen, die sie zu diesem Seminar geführt haben, berichten. Anschließend wird ausführlich dargelegt, wie das Seminar aufgebaut ist, wie die Atemsitzungen ablaufen und was zu berücksichtigen ist. Danach hilft eine zentrierende und öffnende Einstiegsübung, die alltäglichen Verpflichtungen hinter sich zu lassen, um sich ganz auf die inneren Prozesse konzentrieren zu können.

Bevor die eigentliche Atemsitzung anfängt, bilden die teilnehmenden Personen Paare und besprechen, wer zuerst in den veränderten Bewusstseinszustand geht und wer in der nächsten Runde.

In einem abgedunkelten Raum, in dem Arbeitsinseln mit Matten vorbereitet sind, liegen die Erfahrenden mit geschlossenen Augen auf dem Rücken. Daneben ist jeweils eine zweite Person positioniert, bei uns „Sitter" genannt, die für die äußere Sicherheit des Atmenden sorgt, insbesondere bei intensiven Emotionen, die mit heftigen Bewegungen einhergehen. In liebevoller Resonanz leistet sie Hilfestellung, falls eine zusätzliche Matte oder Decke gebraucht wird, die erfahrende Person etwas trinken möchte, zur Toilette muss oder um eine unterstützende Berührung bittet. In der zweiten Atemsitzung werden die Rollen gewechselt. Oft berichten Teilnehmende, dass ihr eigener Prozess in beiden Positionen angeregt wird.

Wir empfehlen den Teilnehmern, ihre Erfahrungen nicht zu bewerten oder mit anderen zu vergleichen, sondern alles, was von innen kommt als für ihren Prozess bedeutsam anzuerkennen. Auch ist es vorteilhaft, sich von konkreten Wünschen oder Anliegen, wohin die Reise gehen soll, zu lösen, um für die inneren Prozesse durchlässiger zu sein.

In diesem Sinne dient eine kurze Entspannungsübung am Beginn der Atemsitzung den Erfahrenden, sich zu öffnen, die Kontrolle aufzugeben und dem Geschehen zu vertrauen. Danach werden sie aufgefordert, einfach schneller zu atmen und alles zuzulassen, was sich zeigen möchte.

Die Hyperventilation ist eine seit jeher bekannter Methode, um in Trance zu gelangen. In der Geschichte der Psychotherapie hat uns vor allem Wilhelm Reich[77] darauf aufmerksam gemacht, dass sich Widerstände gegen bedrohliche oder fremd anmutende psychische Inhalte über die Blockierung des Atems aufbauen. Umgekehrt kann schnelleres Atmen dazu beitragen, Kontrollmechanismen abzubauen und mehr von uns selbst zu erfahren. Da die Gruppenteilnehmenden auf diesen Prozess vorbereitet werden und sich freiwillig darauf einlassen, kommt es nicht, wie bei panikanfälligen Menschen, die unverhofft hyperventilieren, zu sekundären Überlebensängsten, wenn sie bemerken, dass sie abnorm atmen.

Wie wir heute wissen, senkt schnelleres Atmen die Abwehrmechanismen des Ich, es fördert ganzheitliches Erleben, aktiviert die Selbstheilungskräfte und regt die Wahrnehmung von inneren Bildern an. Hemmende Faktoren, die normalerweise der Informationsverarbeitung im Alltag dienen, werden gelockert und der Fokus der Wahrnehmung ist so weit nach innen verschoben, dass die im Wachbewusstsein sinnlich zugängliche Außenwelt kaum noch eine Rolle spielt. Die gewöhnlichen Grenzen von Person, Raum und Zeit sind durchlässiger oder werden gänzlich transzendiert. In diesem Zustand, der von Plausibilitätskontrollen und Realitätsprüfungen weitgehend befreit ist, öffnen sich für unser Inneres neue und wachstumsfördernde Erfahrungsräume.

Das einordnende und kommentierende Ich tritt etwas in den Hintergrund und überlässt das aktive Handeln dem inneren Geschehen, nimmt also mehr die Position des Zeugen ein, sodass spontan fluktuierendes Material aus tieferen Schichten der Seele leichter ins Bewusstsein strömen kann. Die Prozesse können als ganzheitlich, intensiv, einzigartig, primärhaft, fluktuierend, assoziativ, kreativ, dynamisch, transformativ und heuristisch charakterisiert werden. Heuristisch – abgeleitet vom griechischen Verb *heurískein,* was so viel bedeutet wie finden und entdecken – sind spontane Einsichten in lebensbestimmende Seinszusammenhänge, die heilende und öffnende Prozesse in Gang setzen.

In einigen neurophysiologischen Befunden finden wir Entsprechungen zur klinischen Erfahrungspraxis und Ähnlichkeiten mit den REM-Phasen im Traum: Das EEG zeigt während der Hyperventilation vorwiegend Theta- und Deltawellen.[78] Die Durchblutung des Großhirnes nimmt etwas ab und die informationsreduzierenden Filter der Thalamus-Region werden durchlässiger. Gleichzeitig nimmt die Erregbarkeit der Nervenzellen zu und es kommt zu einer vermehrten Aktivierung der körpereigenen Halluzinogene (DMT). Die Stirnhirnaktivität ist herabgesetzt, wodurch das limbische System mehr an Einfluss gewinnt. Es öffnet sich dadurch das Tor zu den archaischen Welten mit seinen vielfältigen Bildern und Gefühlen.

Menschen haben immer wieder Wege gesucht, um mithilfe von Ritualen, stofflichen und nicht stofflichen Beeinflussungen die Fühl- und Denkmuster des Alltags aufzubrechen, um den Geheimnissen des Lebens auf die Spur zu kommen. Dabei wird eine Wirklichkeitsdimension erfahrbar, die den begrenzten Rahmen unserer individuellen Vorstellungswelt weit übersteigt. In diesem holotropen Bewusstseinszustand kommen wir dem Ursprung und dem Sinn unseres Lebens auf die Spur und erleben uns vom größeren Ganzen oder Göttlichen getragen, durchdrungen und geführt.

In vielen Denkströmungen wie Taoismus, Tantrismus oder universeller Mystik wird die singuläre, gänzlich untrennbare Totalität des All-Einen in allen Erscheinungen thematisiert, verbunden mit der erlösenden Erfahrung, dass der Mensch im Unendlichen nicht verloren ist, sondern aufgehoben und eingebettet. Die Wege, die uns dorthin führen, werden oft auch als Zugänge zum Heiligen bezeichnet. Sie dürfen, darüber sind sich alle spirituellen Lehren einig, nur in einer respektvollen, achtsamen und andächtigen Gesinnung beschritten werden.

Durch den begleitenden Einsatz von Musik, wie etwa rhythmischen Trommeln, klassischen Stücken, Filmmusik, ethnischen Gesängen oder religiösen Chören unterschiedlicher Kulturbereiche, wird der veränderte Bewusstseinszustand stabilisiert und die subjektiven Erfahrungsräume werden in den gemeinsamen Atemprozess eingebettet. Gleichzeitig fördert Musik Bewegung, Dynamik, Kreativität und Ruhe. Sie öffnet die individuellen und kollektiven Archive des Menschen, macht Spannungen deutlicher, löst inneres Chaos in dynamischer Weise auf und lässt verborgene Harmonien hervortreten. Die Musik suggeriert nicht Inhalte, sondern überwindet Hemmungen und lässt entwicklungsrelevante Themen prägnanter hervortreten.

Im holotropen Bewusstseinszustand ist das Zeitbewusstsein der Erfahrenden verändert, die Denkprozesse sind bildhafter und ganzheitlicher, weniger zerlegend, die Emotionen fließender, sinnhafter und runder, weniger blockiert. Die körperlichen Empfindungen sind direkter und lösen schneller die dazu passenden Vorstellungen und Bilder aus. Die Person, das Ich nimmt mehr die Position des Zeugen der Erfahrung ein und überlässt das aktive Handeln dem inneren Geschehen. Da die Zensur verringert ist, kann flüssig, assoziativ und spontan fluktuierendes Material aus tieferen Schichten der Seele ins Bewusstsein strömen.

Von außen gesehen, atmen manche laut, schreien oder bewegen sich heftig, andere schluchzen herzzerreißend und durchleben gerade einen tiefen Trauerprozess, andere wiederum sind stark nach innen gewandt und wirken ganz „weit weg". Wenn es gelingt, der inneren Weisheit radikal zu vertrauen, also sich auf das einzulassen, was im Erleben an Gefühlen, Bildern, Körperresonanzen, Impulsen oder Energien gegenwärtig wird, werden genau jene unbewussten Anteile sichtbar, die für den nächsten Entwicklungsschritt von Bedeutung sind.

Dabei ist zu beachten, dass nicht immer die Themen gegenwärtig werden, die in der Anfangsrunde benannt wurden, denn erfahrungsgemäß taucht das Material auf, was eine Person braucht und nicht unbedingt das, was sie sich wünscht. So kann es vorkommen, dass eine Teilnehmende, die ihre konfliktreiche Beziehung zur Mutter bearbeiten wollte, plötzlich mit dem Thema „fehlender Vater", der schon in ihrer frühen Kindheit die Familie verlassen hat, konfrontiert wird. Die innere Weisheit reguliert die Aneignung dieser unterschiedlichen Erfahrungen und integriert damit therapeutische und spirituelle Prozesse im Sinne eines ganzheitlichen Wachstums.

Der Einsatz von dosierter Körperarbeit hilft im Bedarfsfall Halt zu geben, Blockierungen zu lösen, das Erleben weiter zu fokussieren oder zurückgenommene Impulse anzuregen. Dabei achten wir besonders auf angespannte Körperbereiche oder muskuläre Kontraktionen, um die dort festgehaltenen Energien zu befreien. Beispielsweise geben wir Widerstand, um Wutimpulse intensiver auszudrücken oder bieten nachnährende Berührungen an, um Gefühle von Trauer, Einsamkeit oder Schmerz tiefer erlebbar zu machen. Wenn dieses Durchleben der Emotionen vollständig erfolgt, dann entspannen sich nach unserer Erfahrung die Betroffenen restlos, fühlen sich freier und leichter. Chronische Spannungen, die häufig zu Stagnationen und einem Gefühl des Feststeckens im Leben führen, lassen sich damit auflösen oder zumindest integrieren.

Wenn seelische Konflikte auch in ihren physischen Empfindungen erlebt werden, können sie intensiver und nachhaltiger integriert werden.[79] Da im Leben weniger das, was wir erleben, Probleme bereitet, sondern mehr das, was unbewusst bleibt, ist das Motto: Vertraue dem, was von innen kommt, lass alles zu, womit du in Kontakt kommst, und erlaube dir, intensiv auszudrücken, was sich zeigen möchte.

Die Gruppenleiter:innen bewegen sich während des Atemprozesses umsichtig durch den Raum und unterstützen dort, wo sie gebraucht werden. Dabei orientieren sie sich strikt an dem, was gegenwärtig wird. Darüber hinaus übernehmen sie einerseits eine steuernde und schützende Funktion, das Setting betreffend, andererseits wirken sie durch Zentrierung, Resonanz, Intuition und Spontaneität im Erfahrungsfeld der Atemsitzung. Aufmerksam und liebevoll schauen sie auf die Erfahrenden und unterstützen sie darin, zuzulassen, was sich zeigen möchte. So kann leichter zugänglich werden, was für ihre Entwicklung und ihr Leben gut ist.

Unserem Vorgehen liegt die Idee zugrunde, dass nachhaltige Heilungsprozesse erst dann in Gang kommen, wenn sie sich aus dem Erfahrenden selbst heraus entwickeln. Wir haben daher keinen bestimmten Plan und geben nicht vor, was jemand zu erfahren hat oder welche inneren Schritte zu erfolgen hätten. Für Grof und Bennett ist der Gruppenleiter „kein aktiv Handelnder, der die Veränderungen im Klienten durch bestimmte Interventionen verursacht, sondern jemand, der intelligent mit den inneren Heilungskräften des Klienten kooperiert."[80]

Um das eigene Wollen zugunsten dieses höheren Heilswillens zurücktreten lassen zu können, sollte die Gruppenleitung darauf bedacht sein, ihr Ego im Zaum zu halten. Dann gelingt es leichter, die Erfahrenden mit einem offenen Geist und der liebenden Güte des Mitgefühls zu begleiten. Nur wenn die professionelle Kompetenz in diese spirituelle Grundhaltung eingebettet ist, wird sie erst ihre ganze heilsame Wirkung entfalten können.

Abschließend, wenn die Person aus dem veränderten Bewusstseinszustand zurückkehrt und sich in Ordnung fühlt, verarbeitet sie ihre Erfahrungen durch „intuitives Malen", das einerseits die inneren Bilder widerspiegelt, aber auch auf einer symbolischen Ebene zur weiteren Integration des Erlebten beiträgt. Falls Teilnehmende, etwa aufgrund früherer Abwertungen in der Schule oder seitens der Eltern, glauben, keine künstlerischen Fähigkeiten zu haben, werden sie ermutigt, diese sozialisierten Glaubenssätze zur Seite zu legen.

Die Erfahrenden verlassen dann einzeln den Raum, wenn für sie der Prozess vollkommen abgeschlossen ist. Es ist für die Arbeit mit veränderten Bewusstseinszuständen elementar, dass es keine Zeitbegrenzung gibt und dass die Erfahrenden ihren je eigenen Prozess organisch abschließen können.

Im späteren Sharing des Erlebten, das wir sowohl in kleinerem Rahmen als auch in der großen Gruppe durchführen, werden die Erlebnisse kommuniziert und durch verstehende Resonanz beantwortet. Wenn wir aufmerksam zuhören und der Bedeutung des Erlebten gemeinsam nachspüren, ohne dabei vorschnell zu interpretieren, kann die Erfahrung weiter assimiliert werden. Sollten unaufgelöste Reste dieses Materials noch Probleme bereiten, werden diese therapeutisch nachbearbeitet.

Die Einbettung eines Atemseminars in eine spirituelle Atmosphäre ist sehr hilfreich, um das Erleben von Sicherheit, Vertrauen und innerer Führung weiter zu fördern. So trägt beispielsweise eine regelmäßige Meditation am Morgen dazu bei, sich seines Wesensgrunds bewusst zu werden, achtsamer miteinander umzugehen und die Atemerfahrungen auf einer tieferen Ebene des Verstehens zu verankern.

Der holotrope Bewusstseinszustand, wie er hier beschrieben wurde, wirkt aber nicht nur im Inneren eines Menschen, sondern manifestiert sich im gesamten Gruppengeschehen. Durch das Zusammenwirken von Atmenden, Sitter:innen und Gruppenleiter:innen entsteht ein transpersonales Feld, das wechselseitige Synergieeffekte und wundersam anmutende Synchronizitätsphänomene hervorbringt. Wenn jemand beispielsweise den Verlust eines nahen Menschen durcharbeitet, dann kann es sein, dass eine andere Person im Raum, davon unbewusst angeregt, gleichzeitig einen Sterbeprozess erlebt. Das bedeutet, dass das persönliche Erleben nicht in einem abgegrenzten Innenraum stattfindet, sondern dass es auch auf andere, die vielleicht Ähnliches zu verarbeiten haben, einwirkt und umgekehrt.

Darüber hinaus kann sich diese Thematik auch noch in Form von kollektiven Bildern verdichten, so etwa durch die Vision eines indianischen Bestattungsritus oder indem sich jemand mit den Betenden vor der Klagemauer in Jerusalem identifiziert. Die Themen, an denen wir individuell arbeiten, werden also gleichzeitig durch interpersonelle und kollektive Impulse ergänzt.

Auch in Pausengesprächen oder wenn wir Paare oder Kleingruppen bilden, zeigen sich oft auffällige Synchronizitäten. Vor einiger Zeit fanden auf diese Weise drei Frauen zusammen, die alle ihren Vater früh verloren hatten, ohne dass sie gegenseitig etwas von ihrem Schicksal wussten. Sie berichteten danach mit großer Ehrfurcht, wie wichtig diese Begegnung für sie war. Ein anderes Mal kam es vor, dass sich gemeinsam mit einem Gruppenteilnehmer zufällig auch eine frühere Geschäftspartnerin, von der er sich vor über 25 Jahren im Zwist getrennt hatte, ebenfalls zu dieser Gruppe angemeldet hatte, und sie konnten frühere Missverständnisse ausräumen. Oder jemand hatte in der ersten Atemsitzung eine beeindruckende spirituelle Erfahrung, in der er sich von Liebe und Gnade überströmt fühlte, in der zweiten jedoch erlebte er, nach seinen Aussagen, nichts und verließ unzufrieden den Raum. Als er in der Kleingruppe seine Erfahrung erzählte, wurde ihm durch die anderen Gruppenmitglieder klar, dass sein Leben von viel zu hohen Erwartungen belastet wird. In diesem Moment fühlte er sich total frei und war dankbar für das Erlebte. Das sind Momente der Gnade, in denen Wahrnehmungsblockaden fallen und neue Prioritäten gesetzt werden können.

Menschen auf diesem Wege zur ganzheitlichen Selbstverwirklichung zu begleiten, ist eine verantwortungsvolle Aufgabe, die Achtsamkeit und hohen Respekt für den holotropen Bewusstseinszustand abverlangt. Wenn ich daran denke, wie oft ich in Atemsitzungen tief berührende spirituelle Einsichten bezeugen durfte, erfüllt mich das mit einer großen Dankbarkeit.

Vertikales Atmen als sanfte Alternative

Entstanden ist die Methode des Vertikalen Atmens auf fast schon wundersame Weise. Ohne das herausfordernde Jahr 2020, in dem die Corona-Pandemie ausbrach, wäre es wohl nie dazu gekommen. Globale Krisen, wie sie etwa durch den Covid-19-Virus ausgelöst wurden, bergen in sich ein hohes Transformationspotenzial – ein eindrucksvoller Beleg für die Weisheit: „Stirb und werde!"

Die verordneten Hygieneregeln gestatteten die Form der Arbeit mit veränderten Bewusstseinszuständen, wie sie bisher mit dem Holotropen Atmen von mir praktiziert wurde, nicht mehr, meine Arbeit war schlicht undurchführbar geworden. Die Erkenntnis, wie sehr Aerosole für die Verbreitung der Viren ausschlaggebend sind, ließ Hyperventilation, die ausdrucksstarke Körperarbeit und den nahen Körperkontakt als Interventionen nicht mehr zu. Obwohl ich deshalb meine geplanten Gruppen von März bis Juli 2020 abgesagt hatte, ließ ich das Seminar „Holotropes Atmen", das im Juli hätte stattfinden sollen, bis ca. drei Wochen vor dem Seminarbeginn im Programm. Insgeheim hatte ich wohl noch einen Funken Hoffnung, dass ich es vielleicht doch noch durchführen könnte. Vielleicht war das aber nur der mir bewusste Aspekt meines Zögerns. Wenn ich den gesamten Prozess heute vom Ende her betrachte, ahnte ich wohl in meinem Inneren bereits, dass sich etwas Neues ankündigte. Immer wieder habe ich beobachtet, dass sich, wenn man den leisen Botschaften folgt, bereits Dinge anbahnen können, von denen man selbst in diesem Augenblick noch nichts weiß. Nach einigem Hin und Her entschloss ich mich zunächst doch für den pragmatischen Weg, der den äußeren Umständen entsprach, und setzte eine E-Mail auf, in der ich die Absage des Seminars begründete. Als ich es den möglichen Teilnehmenden zuleiten wollte, war es mir unmöglich, auf den „Sende-Knopf" zu drücken. Ein innerer Widerstand hielt mich einfach davon ab. So schrieb ich den bereits Angemeldeten, die schon ungeduldig auf meine Entscheidung warteten, dass ich noch ein paar Tage Zeit dafür bräuchte.

Ab diesem Zeitpunkt erlebte ich einen intensiven inneren Prozess. Ich wurde von Energiewellen durchströmt und fühlte mich mit etwas Größerem verbunden. Plötzlich wurde mir klar, dass sich mir etwas Besonderes offenbaren wollte, und so ließ ich mich vom weiteren Geschehen führen. Interessanterweise bekam ich in dieser Zeit auch einige E-Mails, in denen ich aufgefordert wurde, mir doch ein alternatives Seminardesign zu überlegen.

Äußere Einflüsse korrespondieren häufig sinnvoll mit inneren Impulsen, das haben schon Lucadou und C. G Jung festgestellt. Sie sprechen von akausalen Korrelationsphänomenen[81] oder Synchronizitäten[82]. Und so nahm ich ein leeres Blatt Papier und skizzierte, was ich, bezogen auf das Holotrope Atmen, nicht mehr durchführen und was ich noch aufrechterhalten konnte. In wenigen Stunden war mir schon klar, wie ein neues Konzept aussehen könnte. Dann brauchte ich noch ein wenig Zeit, um es auszuformulieren. Einen Tag später kündigte ich das neue Seminar an. Ich teilte nur mit, dass es sich dabei nicht mehr um Holotropes Atmen handle, weil die wesentlichsten Elemente fehlen würden, selbstverständlich könnten alle kostenfrei stornieren oder umbuchen. Ich verheimlichte nicht, dass ich diese neue Methode das erste Mal anwenden würde und dass ich deshalb nicht versprechen könne, ob es sich lohne oder nicht, dieses Seminar zu besuchen. So befreite ich mich selbst von einem möglichen Erwartungsdruck. Plötzlich fühlte ich mich wie beseelt und offen für dieses neue Projekt.

Ich hatte mir überlegt, dass etwa 16 Personen eine optimale Teilnehmerzahl für eine Gruppe sein könnten, sowohl in Bezug auf die Hygienevorschriften als auch auf den experimentellen Charakter dieses Seminars. Die Gruppe war nach kurzer Zeit ausgebucht. Darunter waren sowohl Menschen, die schon oft holotrop geatmet hatten, als auch ganz neue Interessenten. Und tatsächlich: Das Seminar gelang sogar außerordentlich gut. Alle konnten davon profitieren. Glücklich und beeindruckt verabschiedeten wir uns voneinander. Als ich abschließend zum Mittagessen ging, schoss mir plötzlich der Name für die neue Methode durch den Kopf: Vertikales Atmen. Damit sollte zum Ausdruck gebracht werden, dass es sich um eine ruhige, aber dennoch bewusstseinserweiternde Tiefenatmung handelte, die einen transformativen Prozess in Gang bringen könnte. Davon erfüllt und getragen, meiner Inspiration gefolgt zu sein, führte ich weitere Seminare durch. Es stellte sich dabei heraus, dass diese Methode mehr war als eine Kompensationsstrategie, um die Corona-Zeit zu überbrücken: Ich hatte eine neue, eigenständige Methode entwickelt. Wenn man auf seine innere Stimme hört, wird man geführt und unterstützt. Angenehme Energieströme – mit Mihaly Csikszentmihalyi auch Flow genannt[83] – bestätigen üblicherweise, dass der eingeschlagene Weg richtig ist.

Das Vertikale Atmen kann als eine tranceinduzierte Traumreise verstanden werden, in der ähnliche Transformationsprozesse ablaufen, wie man sie vom Holotropen Atmen kennt. Einige wesentliche Elemente des Holotropen Atmens werden durch folgende Komponenten ersetzt:

- Die Hyperventilation durch bewusstes und ruhiges Atmen.
- Der intensive Ausdruck von Gefühlen und körperlichen Empfindungen durch differenzierte Wahrnehmung, innere Begegnung und Bejahung dieser Zustände.
- Die Fokussierung auf den Ausdruck von physischen Reaktionen und körperlichen Bewegungen durch Verinnerlichung dieser Impulse.
- Heftige dynamische Körperinterventionen durch die Anregung, mit dem Geschehen in innere Resonanz zu gehen, es differenziert zu spüren, darauf zu fokussieren und in der Tiefe zu verstehen. Leichte Berührungen sind, falls gewünscht, möglich.

Einige schon beim Holotropen Atmen praktizierte Vorgangsweisen werden in leicht veränderter Form beibehalten:

- Während eines 5-Tage-Seminars finden vier Atemsitzungen statt (je zwei Sitzungen als Sitter:in und je zwei als Erfahrende).
- Die Erfahrenden werden durch die Gruppenleiter:innen und Sitter:innen unterstützt. Explizite Interventionen werden nur dann angewandt, wenn sie dem inneren Prozess dienen, ansonsten wirken die Begleiter:innen in achtsamer Präsenz, mitfühlendem Wohlwollen und mit liebevollen Blicken.
- Während des inneren Prozesses wird, ähnlich wie beim Holotro-

pen Atmen, evokative Musik gespielt, wobei die Lautstärke etwas niedriger ist, sodass insbesondere dramatische Stücke weniger dröhnend und angstauslösend erlebt werden.

- Der zeitliche Erfahrungsrahmen wird nicht vorgegeben, er ist offen.
- Am Ende des inneren Prozesses wird frei und ohne Vorgaben intuitiv gemalt.
- Die Erfahrungen werden sowohl in Kleingruppen als auch in der gesamten Gruppe besprochen und nachbearbeitet.
- Eingerahmt wird das Ganze durch eine spirituelle Atmosphäre, spirituelle Übungen und Meditationen.
- Die Arbeit findet in einem etwas abgedunkelten Raum statt.

Im Folgenden möchte ich nun die wesentlichen Elemente des Vertikalen Atmens darstellen und einerseits herausarbeiten, worin es sich vom Holotropen Atmen unterscheidet, und andererseits zeigen, was den beiden Methoden gemeinsam ist. Schließlich möchte ich noch aufzeigen, warum das Vertikale Atmen trotz Überschneidungen als neue eigenständige Methode betrachtet werden kann.

Wesentliche Elemente und Durchführung des Vertikalen Atmens

Das Vertikale Atmen ist als eine neue Form transpersonaler Selbsterforschung zu verstehen. Es ist keine Vorübung zum Holotropen Atmen oder dessen Weiterentwicklung. Beim Vertikalen Atmen geht es darum, tief und ruhig zu atmen, da das bewusste und achtsame Atmen das Spürbewusstsein nach innen lenkt, zu einer tiefer liegenden Wirklichkeitsebene des Seins. Wenn es gelingt, den Strom des Atems frei fließen zu lassen, erlebt man sich außerdem zentrierter, lebendiger, offener und verbundener mit dem größeren Ganzen.

Wie das Holotrope Atmen so führt auch das Vertikale Atmen in einen erweiterten Bewusstseinszustand. Man kann diesen mit dem Träumen vergleichen. Wie beim Traum laufen die Prozesse hier vor allem im Inneren ab und manifestieren sich kaum in äußeren sichtbaren Verhaltens- und Ausdrucksweisen. Ähnlich den REM-Phasen im Schlaf[84] können kaleidoskopartig sensorische Wahrnehmungen, Bilder und Szenen erscheinen. Die Erfahrenden werden ermutigt, das auftauchende Material zu betrachten und zu fühlen, aber nicht auszuagieren. Impulse und Gefühle werden demgemäß auch nicht durch Interventionen verstärkt oder intensiviert. Es ist bekannt, dass der Körper beim Träumen, dessen psychohygienische Bedeutung außer Frage steht, in bestimmten Phasen durch die sogenannte „Schlaflähmung“[85] außer Gefecht gesetzt wird. Beim Vertikalen Atmen reagiert der Körper ebenso mit nur sehr wenigen Signalen.

Neben der Praxis des richtigen Atmens sind noch andere Faktoren entscheidend daran beteiligt, dass jemand in einen erweiterten Bewusstseinszustand gelangt. Eine wichtige Voraussetzung für tiefgehende Erfahrungen ist die Intention, sich überhaupt zu öffnen und sich selbst auf einer tieferen Ebene begegnen zu wollen. Eine angenehme Liegeposition, eine Einführung in den Prozess des Atmens, begleitende Musik und ein abgedunkelter Raum sind weitere Voraussetzungen, um überhaupt in einen Trancezustand zu kommen. Auch eine spirituelle Gesamtatmosphäre, gemeinsame Meditationen und Rituale fördern den inneren Prozess.

Die Erfahrenden brauchen also nichts anderes zu tun, als tief und ruhig zu atmen, sich von der inneren Weisheit und den Klängen der Musik führen zu lassen. Die inneren Räume sind nun weit geöffnet, sodass bedeutsames Material aus tieferen Schichten und verborgenen Bereichen der Seele ins Bewusstsein strömen kann. Die sich einstellenden Themen, Bilder, Gefühle und Empfindungen, die, über den gesamten Verlauf hinweg, mehrere aufeinanderfolgende intensive Sequenzen unterschiedlichen Inhalts enthalten können, sollen dabei registriert, differenziert wahrgenommen und gespürt werden, d.h. man sollte sich wirklich auf sie einlassen.

Wenn man nun dem, was sich ankündigt, wohlwollend und wertschätzend begegnet, werden sich auch schwierige und verdrängte Erlebnisinhalte zeigen. Auch wenn es vielleicht absurd klingen mag, jemanden dazu zu ermutigen, ein schreckliches Erlebnis willkommen zu heißen, ist es dennoch ein wichtiger Schritt, um es verarbeiten zu können. Es bedeutet ja nicht, dieses Schreckliche zu billigen, sondern sich selbst zu würdigen und das eigene Leid zu achten.

Daraus kann sich eine liebevolle Atmosphäre, die durch die wertschätzende Haltung der Begleitenden noch verstärkt wird, entwickeln. Diese bildet einen sicheren und geborgenen Rahmen, in dem auch weitere dissoziierte oder fremd anmutende Erlebnisanteile der Seele sich nun zeigen können. So kann es gelingen, alle

Dimensionen einer Erfahrung, genauer gesagt, die thematische, symbolische, emotionale und leibliche, ins Bewusstsein zu heben. Erst wenn eine Lebenserfahrung, also eine Geschichte, ganz erzählt werden kann, sie also vollständig wird, kann sie sich beruhigen und ihre mythische Kraft verlieren. Wenn sich also zusammenfügt, was zusammengehört, kann Belastendes wieder in den Hintergrund treten und getrost der Vergangenheit übergeben werden.

Dabei ist aber zu beachten, dass die dazugehörigen Impulse und Gefühle nicht ausagiert, sondern nur wahrgenommen und erspürt werden. So entsteht eine stille Intensität, in der die Erlebnisse differenziert wahrgenommen und in ihrer Tiefendimension verstanden werden können. Auch die Ursachen von Leid und Konflikten können in diesem erweiterten Bewusstseinszustand in ihren feinen Nuancen und Bedingtheiten erkannt werden. Dadurch gehen nahezu unbemerkt Bewusstwerdungsprozesse in Integrationsprozesse über.

So gesehen ist das Vertikale Atmen für die Bearbeitung von überwältigendem Trauma-Material besonders geeignet. Anders als beim Holotropen Atmen wiederholen die Erfahrenden die schädigenden Ereignisse nicht, sondern gewahren und bezeugen sie. Dadurch kann eine sekundäre Traumatisierung, in der sich zirkulär ablaufende Traumareaktionen verfestigen, vermieden werden. Da das Vertikale Atmen außerdem Ressourcen aktiviert und die Erfahrenden dem Trauma-Geschehen bewertungsfrei begegnen, ohne dass interveniert wird, entsteht ein Freiraum, der auch Autonomieprozesse fördert.

Das Vertikale Atmen ermöglicht eine gelassene Fokussierung auf den eigenen inneren Prozess. Die einzelnen Sequenzen können so lange im Vordergrund bleiben, bis sie mit allen Sinnen wahrgenommen und profund verstanden werden. Seelische Konflikte, die sich schon über viele Jahre zu Mustern verfestigt haben, können durch diese Vorgangsweise bis zu ihrem Ursprung zurückverfolgt und nun endlich integriert werden. Gerade in diesen Momenten, wenn verborgenes Material sichtbar wird, wirkt die Hintergrundmusik auf die Erfahrungen katalysierend ein.

Wenn nun dabei dennoch bei jemandem Bewegungen, Töne und Impulse entstehen, so kann diesen sanft nachgegeben werden, ohne eine Steigerung anzustreben. Der Grundsatz lautet: So wenig wie möglich und so viel wie nötig. Es geht also nicht darum, solche

Impulse zu verstärken, sondern sie einfach nicht zu unterdrücken. Die Erfahrungen werden so lange von den Erfahrenden im inneren Erlebnisraum gehalten, bis sie sich von selbst auflösen und neue Phänomene auftauchen.

Die detaillierte Tiefenwahrnehmung unbewusster Motive wird dadurch begünstigt, dass es zu keinem heftigen Ausagieren und demzufolge nur zu wenigen Interaktionen mit den Begleitenden kommt. Wenn jemand beispielsweise beim Holotropen Atmen die Wutimpulse seinem Vater gegenüber bis zur körperlichen Erschöpfung auslebt, wirkt das zwar befreiend, verdeckt aber möglicherweise verborgene Konflikte und Motive. Die dahinterliegende Sehnsucht nach einem guten Vater, die Probleme der Abhängigkeit erzeugt hatte, konnte beim Vertikalen Atmen nun in ihrer Tragweite erkannt werden. Auch vermindert dieses Nichtausagieren die Gefahr, dass sich der genannte Wutimpuls verfestigt und in der nächsten Sitzung wiederholt wird, ohne die psychodynamischen Hintergründe zureichend erfasst zu haben.

Sollte trotz aller Vorsicht dennoch auch beim Vertikalen Atmen ein stärkerer Ausdruck notwendig erscheinen, so kann dieser auch in der Fantasie erfolgen. Hier wären sogar noch stärkere Reaktionen möglich, die dann aber von den Gruppenleitenden begleitet werden sollten. Solche szenischen Interventionen, die sogar dazu führen können, dass die betreffenden angefeindeten Bezugspersonen, nach einer gewaltigen Gegenwehr, in der Fantasie tot am Boden liegen, werden in der dynamischen Kurzzeittherapie nach Davanloo[86] erfolgreich praktiziert.

Der entscheidende Punkt aber ist, dass durch die Konzentration auf die innere Vergegenwärtigung auch leichter Zugang zu den damit verbundenen Schuldgefühlen, die unbewusst äußerst wirksam sind, gefunden werden kann. Da nicht „oberflächlich" ausagiert wird, können die konfliktbehafteten Dynamiken besser durchschaut werden und die Integrationsprozesse nachhaltiger in Gang gesetzt werden.

Sollten jedoch hartnäckige und schmerzhafte Spannungen in bestimmten Körperregionen bestehen bleiben, können weiterführende Interventionen erfolgen. Die Erfahrenden oder die Sitter:innen können etwa eine Hand auf die betroffene Stelle legen und den Atemstrom bewusst dorthin lenken, um mit dem Ausatmen dort bewusst Entspannung zu erzeugen.

Die Sitter:innen, die den Erfahrenden in kleinen Dingen (Wasser bringen, Decke reichen, zur Toilette führen etc.) dienlich sind, verhalten sich wie gute Geister. Sie sind präsent, öffnen ihr Herz, strahlen Mitgefühl, Zuversicht und Hoffnung aus, unterstützen den Prozess durch wohlwollende Gesten und zeigen ihrem Schützling, dass sie ihn bedingungslos akzeptieren. In erster Linie geht es in dieser Beziehung zwischen Teilnehmenden und Sittenden nicht um direkten Kontakt, sondern um wertschätzende und liebevolle Präsenz. Man kann diese Haltung, inspiriert von fernöstlicher Weisheit, so zusammenfassen: Wenn wir dort, wo wir sind, auch wahrhaftig anwesend sind, stiften wir Frieden.[87]

Das bedeutet aber nicht, dass überhaupt keine Interaktionen stattfinden sollen. So ist es möglich, dass beispielsweise Sitter:innen, wie oben beschrieben, eine Hand reichen, den Rücken stärken oder die Füße massieren. Jedoch ist dabei darauf zu achten, dass es zu keinen intensiven körperlichen Begegnungen kommt, wie etwa ein längerer Ganzkörperkontakt, der auch zu erotischen Verstrickungen führen kann. Wer Sitter:in ist, sollte für sich eine ausgewogene Balance herstellen zwischen eigener Zentrierung, empathischer Grundhaltung und raumgebender Positionierung. Auch kurze Gespräche nach der Erfahrung können der weiteren Verarbeitung durchaus entgegenkommen.

Wie nach der Holotropen Atemsitzung werden auch nach einer Vertikalen Atemsitzung die Erfahrenden ein Bild malen. Auch die Aufarbeitung und Integration des Erlebten geschieht so, wie weiter oben beschrieben.[88]

Für Gruppenleiter:innen, die das Holotrope Atmen anbieten, bedeutet das Vertikale Atmen, auch wenn es einige Elemente davon enthält, dennoch eine große Umstellung. Man kann allgemein feststellen: Die Prozesse verlaufen viel ruhiger, selbstzentrierter und innengewandter. Dementsprechend sind auch die Interventionen seltener und weniger intensiv. Das mag auf den ersten Blick einfacher und entspannter klingen, erfordert aber hohe Aufmerksamkeit und eine Bereitschaft, zurückhaltend präsent zu sein und mit klaren Anweisungen die mögliche Tendenz zum Ausagieren zu unterbinden und auf die Innenperspektive zu verweisen.

Auch der Versuchung, körperliche Spannungen durch vehementen Ausdruck lösen zu wollen, sollte nicht nachgegeben werden. Die grundsätzliche Einstellung in der Begleitung von Vertikalen

Atemsitzungen kann als achtsam, liebevoll, wertschätzend und absichtslos beschrieben werden. Um dies durchgängig umzusetzen, bedarf es einer stabilen inneren Verbindung zum größeren Ganzen sowie ein ausgeprägtes Vertrauen in das, was geschieht. Nur so kann garantiert werden, dass man dem Prozess offen und frei folgen kann. Deshalb sollte jemand, der andere in erweiterte Bewusstseinszustände begleitet, fähig sein, die Balance zwischen Empathie, Zentrierung, exzentrischer Position und einer der inneren Weisheit dienenden Haltung aufrechtzuerhalten. Dies gelingt umso besser, wenn die Begleiter:innen auf eigene Erfahrungen, ein umfassendes Kompetenztraining und eine regelmäßige spirituelle Praxis zurückgreifen können. Unter einer verantwortungsvollen Begleitung ist es dem Praktizierenden leichter möglich, die eigene Kontrolle aufzugeben und sich auf das vorgegebene Setting einzulassen.

Der Gruppenraum soll eine schöne und aufgeräumte Atmosphäre vermitteln, die notwendige Infrastruktur sollte regelmäßig überprüft und die Teilnehmenden beim Betreten des Raumes persönlich begrüßt werden. Eine spirituelle Hintergrundmusik wirkt darüber hinaus entspannend und angstlösend. Dadurch wird auf das unbewusste sicherheitsspendende therapeutische Bündnis zwischen Teilnehmenden und Gruppenleiter:innen (UTA – unbewusste therapeutische Allianz) verwiesen und auch der spirituelle Horizont der Arbeit hervorgekehrt.

Eine ausführliche und detaillierte Einführung ist erforderlich, da sich nur in klaren Strukturen fragile Randzonen der Erfahrung offenbaren können. Insbesondere sind Gruppenteilnehmer:innen, die das Holotrope Atmen kennen, auf den Wert des Nichtagierens, wie er oben beschrieben wurde, hinzuweisen. Dabei ist zu betonen, dass es um eine verstehende und nach innen gerichtete Arbeit geht, nicht um ein Ausleben der Erfahrungsinhalte. Auch ist zu erwähnen, dass beide Verfahren nicht miteinander verglichen werden sollten, sondern sich in hervorragender Weise ergänzen können.

Auch hier werden die Teilnehmer:innen ermutigt, völlig absichtslos in die Sitzung zu gehen. Die Entspannungsübung, die mit klarer und ruhiger Stimme vorgetragen wird, unterstützt sie darin, den Geist zu entleeren und sich dem Geschehen gegenüber vorbehaltlos zu öffnen. Mit dem Einsetzen der Musik erfolgt die Anweisung, einfach ruhig und tief zu atmen und zuzulassen, was sich zeigen möchte.

Die Musik sollte sorgfältig ausgewählt werden und rhythmische Trommeln, klassische Stücke, Filmmusik, ethnische Gesänge und religiöse Chöre aus unterschiedlichsten Kulturbereichen enthalten. Dadurch kann der erweiterte Bewusstseinszustand stabilisiert und die subjektiven Erfahrungsräume in den gemeinsamen Atemprozess eingebettet werden. Gleichzeitig fördert Musik Bewegung, Dynamik, Kreativität und Ruhe. Die Atemmusik beim Vertikalen Atmen weist eine ähnliche Struktur auf wie beim Holotropen Atmen und unterstützt genauso den Prozess der Atmenden. Sie wird allerdings weniger laut gespielt und hat in ihrem Verlauf weniger extreme Ausschläge, um nicht zu heftige Bewegungen zu provozieren.

Die Gruppenleiter:innen bewegen sich umsichtig durch den Raum und unterstützen die Teilnehmenden dort, wo sie gebraucht werden, vor allem im letzten Drittel der Erfahrung. Ansonsten intervenieren sie kaum, außer vielleicht den Erfahrenden daran zu erinnern, den Fokus auf die innere Wahrnehmung zu richten. Dafür kann folgender Satz verwendet werden: „Atme in den Bauch, bleibe zentriert und aufmerksam, nehme die Dinge, wie sie sind, lasse den Atem fließen und die Energie strömen."

Natürlich kann es auch vorkommen, dass jemand während des Prozesses etwas mitteilen möchte. Dann nähert sich die/der Sitterin:in langsam an und nimmt dies verständnisvoll auf. In solchen Dialogen, die möglichst kurz sein sollen, orientiert man sich strikt an dem, was gerade ist. Es gibt also keinen bestimmten Plan oder man gibt nicht vor, was jemand zu erfahren hat oder welche inneren Schritte zu erfolgen hätten. Diesem Vorgehen liegt auch die Idee zugrunde, dass nachhaltige Heilungs- und Öffnungsprozesse erst dann in Gang kommen, wenn sie sich aus den Erfahrenden selbst heraus entwickeln.

Falls tiefer gehende zuwendende Interventionen erforderlich sind, sollten diese ressourcenfördernd, also eigene Lösungen des Teilnehmenden unterstützend, sein. Auch kann man bei verbliebenen körperlichen Spannungen, wie beschrieben, zurückhaltend damit weiterarbeiten. Aber auch nährende Interventionen, etwa die Wiederholung von Affirmationen, das Halten der Hand oder sanfte Massage von Füßen oder anderen Körperbereichen sind hilfreich. Alle Interventionsformen sind dadurch charakterisiert, dass sie sich nach dem Prinzip „weniger ist mehr" richten. In erster Linie geht es dabei vor allem darum, die Kontinuität des Prozesses zu unterstützen und weniger, durch die Interventionen etwas auszulösen.

Impulse, Bewegungen und Töne, die sanft aus dem Geschehen erfolgen, und, wie im Traum, keinen allzu expressiven Charakter haben, sollen natürlich ihren Lauf nehmen können. Die Gruppenleiter:innen werden beispielhaft anerkennen und wertschätzen, was sich zeigt, ohne aber den Fluss bewusst anschieben zu wollen. Das, was insbesondere wirkt, ist nicht die Intervention der Begleiter:innen, sondern die innere Weisheit, das gemeinsame Feld sowie die heilsame und öffnende Gesamtatmosphäre.

Die spezifische Wirkung des Vertikalen Atmens

Das Vertikale Atmen bietet eine Reihe von Vorteilen. Das ruhige Atmen, das dem natürlichen Atmen sehr nahekommt, ermöglicht einen unaufgeregten und stabilen Erfahrungsraum. Ein weiterer Vorteil ist, dass es zu keinen gefährlichen körperlichen Stresssituationen kommt, wie dies beim Holotropen Atmen der Fall sein kann.

Die tiefe Atmung aktiviert zudem einige Ressourcen, die für den Heilungsprozess eine stabilisierende Wirkung haben. Durch langsames, tiefes und bewusstes Atmen wird einerseits der Sympathikus heruntergefahren und andererseits gewinnt der Parasympathikus, der die Muskelspannungen und den Blutdruck reduziert, an Einfluss. Das wirkt sich entspannend auf das gesamte Nervensystem aus. Wenn nun in der Vertikalen Atemsitzung belastende Erlebnisse vergegenwärtigt werden oder in Szenen mit traumatischen Inhalten ins Bewusstsein strömen, treffen diese auf ein bereits beruhigtes inneres System. Das früher Erlebte kann so mit einer gewissen Distanz betrachtet werden, sodass die pathologische Wucht des Geschehens die Erfahrenden nicht mitreißt oder inadäquat destabilisiert. Sie sind weniger damit identifiziert, sondern können die Erfahrungsinhalte vielmehr aus einer gewissen Distanz registrieren und zugleich relativieren. Dadurch werden die in der Vergangenheit erlebten Gefühle von Ausweglosigkeit, Ohnmacht und Ausgeliefertsein nicht wiederholt, sondern können in ihren Wirkungen und Zusammenhängen eingeordnet werden.

Darüber hinaus erleben sich die Erfahrenden durch die Bauchatmung zentriert und in ihrer Mitte verankert. Das wiederum fördert die Erfahrung der Selbstgewissheit und lässt Selbstheilungskräften mehr Raum. Diese starken Fundamente wirken einer

Fragmentarisierung durch nicht beherrschbare Gefühlsüberflutungen entgegen, sodass im Erleben schon fortwährende Bewusstseins- und Integrationsprozesse ablaufen.

Dies erscheint gerade für Menschen mit einer ramponierten Innenwelt und mangelnden Ichstrukturen besonders zuträglich zu sein. Das Wiedererleben traumatischer Inhalte in einer bedrohlichen Situation, wie sie durch ungezügelte Gefühlsentladungen begünstigt werden, provoziert normalerweise Dissoziationen, um die unerträglichen Ängste und Ohnmachtsgefühle zu kompensieren. Diese Gefahr ist durch das Vertikale Atmen begrenzt, da die Erfahrenden in sich selbst mehr Halt finden. Auch die äußere Gruppensituation ist frei von plötzlichen Eruptionen, sodass eine natürliche Trauma-Integration ungestörter erfolgen kann. Da die anderen Teilnehmenden mehr in sich gekehrt sind und beispielsweise keine herzzerreißenden Schreie ausstoßen oder in einem resignativen Wimmern verharren, sind demzufolge die äußeren Einflüsse auf ein „bekömmliches Maß" abgeschwächt. Das ruhige Atmen verfeinert darüber hinaus das Spürbewusstsein, sodass bedeutsame, zu den jeweiligen inneren Bildern gehörige Körperempfindungen nuanciert wahrgenommen und in ihrer Tiefendimension erspürt werden können.

Dass die aufkeimenden Körperimpulse nicht expansiv ausagiert werden, bietet weitere Vorteile. Die Erfahrenden bleiben, für sich selbst und für die Begleiter:innen, in einer sicheren Position. Es kommt nicht zu instabilen Interaktionen oder möglichen gegenseitigen Grenzüberschreitungen, seien sie destruktiver oder erotischer Art. Daraus lässt sich auch schließen, dass es im Vertikalen Atmen zu weniger verstrickungsanfälligen Situationen kommt. Besonders wichtig ist dies gerade im Umgang mit Menschen, die an Persönlichkeitsstörungen leiden und in der Regel kein ausgeprägtes Gefühl für die eigenen Grenzen haben sowie destruktive und intime Impulse weniger leicht regulieren können. Die therapeutische Beziehung zwischen Erfahrenden und Begleiter:innen kann, durch die eher wenigen und nicht verstärkenden Interventionen, somit leichter und feiner aufeinander abgestimmt werden.

Da das Vertikale Atmen in einem eher ruhigen und neutralen Erfahrungsraum stattfindet, vermindert sich auch der Anpassungsdruck. Erfahrende müssen sich nicht mehr den Begleiter:innen zuliebe in einer bestimmten Form oder Intensität ausdrücken, sondern können so in ihren Erlebnissen ganz sie selbst bleiben. Die durch das Setting unterstützte Atmosphäre von Gelassenheit, Ruhe und Zentrierung ermöglicht eine weitgehend unkomplizierte Entwicklung der therapeutischen Prozesse, in denen es kaum zu unauflösbaren Übertragungs- und Gegenübertragungsphänomenen kommt.

Dadurch vermindern sich auch Widerstandsphänomene, die notwendigerweise Heilungsprozesse begleiten, sodass dem inneren Geschehen vertrauensvoller begegnet werden kann. Dies gilt nicht nur für konfliktbehaftete Themen, sondern auch für transpersonale und spirituelle Erfahrungen. Dies hängt damit zusammen, dass die vertikal Atmenden sich nur locker mit dem, was in ihrem Inneren abläuft, identifizieren. So kommt es auch seltener zu Überhöhungen oder Idealisierungen.

Die Teilnehmenden sind dann nicht mehr der tibetische Mönch auf dem Totenbett oder der Adler mit seinen kräftigen Schwingen; diese Erfahrungen werden vielmehr so wahrgenommen, dass man das auch sein könnte. Dadurch löst sich die gegenwärtige Identität der Teilnehmenden nicht auf, sondern erweitert sich um diese Qualitäten. Dies gilt auch für das Erleben von All-Verbundenheit, Glückseligkeit und Göttlichkeit, durch das man für Augenblicke seinem jetzigen Dasein enthoben scheint: Ich bin dann nicht nur verbunden, sondern auch ich selbst; nicht mehr nur glückselig, sondern auch traurig; nicht nur göttlich, sondern auch menschlich. Diese Relativierung ist wichtig für eine nachhaltige Veränderung im Alltag, der uns stets auffordert, realistisch zu bleiben und nicht überheblich zu werden.

Trotz vieler günstiger Faktoren, die das Vertikale Atmen mit sich bringt, sollen hier auch einige Punkte angeführt werden, in denen das Holotrope Atmen eine noch stärkere Wandlungskraft besitzt. Dabei geht es vielfach auch um Nuancen.

Um mit der Hyperventilation zu beginnen: Sie senkt, insbesondere beim Eintritt in den veränderten Bewusstseinszustand, effektiver die Kontrollmechanismen, sodass abgespaltene Erfahrungen intensiver vitalisiert und verkörpert werden. Durch die periphere Krise, die durch das Holotrope Atmen ausgelöst wird, werden demzufolge auch tief sitzende Spannungsfelder prägnanter und können somit auf einer anderen Ebene bearbeitet werden. Auch ist bekannt, dass durch schnelleres Atmen die Selbstheilungskräfte und Ressourcenspeicher wirksamer mobilisiert und der Zugang zu veränderten Bewusstseinszuständen unmittelbarer erfolgt, sodass auch zwischenzeitliche Labilisierungen dadurch leichter abgefedert werden können.

Nicht zu unterschätzen ist auch die körperliche Entspannung, die häufig nach intensiver Leibarbeit eintritt. Das führt zu einem Gefühl einer totalen Befreiung und Erlösung. Schmerzen, wie sie häufig im Kopf-, Bauch-, Brust- oder Schulterbereich auftreten, können mit katalytischer Körperarbeit ausgezeichnet beseitigt werden. Da diese tiefe Entspannung nach einer Körperarbeit beim Vertikalen Atmen nicht eintritt, weil mehr im Inneren gearbeitet wird, kann es natürlich nach den Sitzungen noch zu Beschwerden kommen.

Die Beziehung zu den Begleiter:innen kann sich beim Holotropen Atmen durch den häufig intensiven Körperkontakt als außergewöhnlich und intim entwickeln. Dadurch kann ein Vertrauensverhältnis entstehen, das lange über die Gruppe hinaus bestehen kann und Erfahrende besonders in Krisenzeiten zu tragen vermag. Ähnliches zeigt sich auch zwischen den Gruppenmitgliedern, die ein gemeinsames lebendiges und nahezu „andächtig" anmutendes Atem-Feld aufbauen, in dem Solidarität, wechselseitige Unterstützung und gegenseitige Liebe in einer sehr ausdrucksstarken Form gelebt werden. Es entsteht eine solidarische Gefährtenschaft, die Mut und Zuversicht gibt. Auch in transpersonaler oder spiritueller Hinsicht entsteht durch die stärkere Identifikation mit den Erfahrungen eine Transformations- und Innovationskraft, die sich noch erkennbarer auf die gesamte Person und ihr Umfeld auswirkt.

Es ist mir selbstverständlich klar, dass ich in dieser kurzen Zusammenfassung nicht auf alle wesentlichen Punkte eingehen konnte. Dies hängt auch damit zusammen, dass ich erst noch weitere Erfahrungen mit dem Vertikalen Atmen sammeln, analysieren und in mein therapeutisches Lehrgebäude integrieren werde. Vielleicht gelingt es im Laufe der Zeit, die Vorzüge des Vertikalen Atmens mit jenen des Holotropen Atmens in einer sinnvollen Weise zu kombinieren. Ein bisschen mehr Ruhe, weniger Agieren und innere Vertiefung würde dem Holotropen Atmen genauso guttun, wie ein bisschen mehr Ausdrucksmöglichkeiten sowie eine breitere Palette von Interventionen dem Vertikalen Atmen nicht schaden würde.

Eines ist jedoch jetzt schon sicher: Mit dem Vertikalen Atmen, das aus besonderen Umständen hervorgegangen ist, kann für hilfe- und sinnsuchende Menschen, die sich in der speziellen Dramaturgie des Holotropen Atmens nicht zurechtfinden, ein neuer Weg aufgezeigt werden.

3. Erfahrungen im erweiterten Bewusstsein

Das Holotrope wie das Vertikale Atmen zeigen, dass im Menschen weit mehr Einflüsse wirken als das, was wir üblicherweise erfassen können. Diese Formen der Selbsterforschung eröffnen ein breites und facettenreiches Spektrum an Erfahrungen, die das menschliche Dasein betreffen.

Auch Informationen der Welt-, Natur- und Kulturgeschichte sowie mythische und spirituelle Wirklichkeitsebenen können in veränderten Bewusstseinszuständen zugänglich werden. Durch die regulative Kraft der inneren Weisheit werden die Menschen, die sich diesen Erfahrungen öffnen und aussetzen, aber nicht von der Wucht dieser Vielfalt und Intensität überfordert, sondern erleben das, was für den jeweiligen nächsten Entwicklungsschritt bedeutsam ist.

Die unendliche Reichweite der Bilder, Themen und Zustände machen es nicht leicht, diese sehr unterschiedlichen Erlebnisse und Erfahrungen in ein konsistentes und übersichtliches Ordnungsschema einzupassen. Dennoch ist es für die Erfahrenden im Laufe ihres Verarbeitungsprozesses wichtig, sie auch verstehen und verorten zu können. Das gibt den Suchenden auch eine gewisse Sicherheit, diesen eindrucksvollen Selbsterforschungsweg weiterzugehen.

Angesichts dieser Herausforderungen und der Tatsache, dass Erfahrungen sich gegenseitig ergänzen, durchdringen und oft mehreren Ebenen angehören, erlaube ich mir dennoch, charakteristische Merkmale zusammenzufassen. Im Folgenden werde ich das Material aus meinen Seminaren entlang von drei herausragenden Hauptkategorien anordnen, wobei ich mir bewusst bin, dass selbst in dieser groben Differenzierung Überschneidungen auftreten: Seelische Wunden heilen – Transpersonale Räume öffnen – Chiffren des Göttlichen erkennen. Die zitierten Erfahrungsberichte sprechen für sich, werden aber durch kurze Erläuterungen ergänzt.

Seelische Wunden heilen

Wenn der Mensch offen, feinfühlig und verletzlich zur Welt kommt, hat er schon viele wichtige Entwicklungsschritte gemeistert. Um seine Persönlichkeit entfalten zu können, ist er darauf angewiesen, besonders in den ersten Phasen seiner Existenz liebevoll behandelt und wertschätzend unterstützt zu werden. Da aber viele Menschen problematischen Einwirkungen von wichtigen Bezugspersonen ausgesetzt sind, müssen im Erwachsenenalter Wege gefunden werden, um die dadurch verursachten Störungen zu beheben und die damit einhergehenden einengenden Lebenseinstellungen und destruktiven Handlungsmuster zu verändern. In der Arbeit mit veränderten Bewusstseinszuständen werden verdrängte seelische Konflikte und Erlebnissequenzen von kränkenden Lebenserfahrungen, die bis zu präexistenziellen Lebensabschnitten zurückreichen können, mobilisiert und verarbeitet. In diesen Prozessen können aber auch alltägliche Konflikte, existenzielle Fragestellungen oder bedeutsame lebensgeschichtliche Ereignisse, die noch nicht integriert sind, auftauchen.

Insgesamt begegnen wir auf dieser Erfahrungsebene vor allem seelischen Bruchstellen, die durch Defizite, Traumata oder chronische Konflikte verursacht wurden und das Leben eines Menschen erheblich beeinträchtigen. Wenn Menschen, gerade in ihrer frühen Entwicklungsgeschichte, gewalttätige Übergriffe erleben, sich nicht geborgen, gehalten oder unterstützt fühlen oder ständigen Streitereien im familiären Umfeld ausgesetzt sind, führt das zu seelischen Verletzungen, die Ängste und Unsicherheiten hervorrufen. Auch wenn die Psyche, durch ihre innewohnenden Selbstheilungs- und Wachstumskräfte, immer wieder versucht, ein inneres Gleichgewicht herzustellen, schafft sie es oft nicht allein, die Wunden und Narben so zu pflegen, dass daraus neues Leben erwachsen kann. Oft bleibt dabei nur der Ausweg, das belastende Material abzuspalten, zu dissoziieren und zu verdrängen. Dies führt zu diffusen Angstgefühlen, Minderwertigkeitskomplexen sowie zu eingeschränkten Erlebnisweisen und gehemmten Handlungskompetenzen. Auch erleben Betroffene sich häufig vom Leben und von sich selbst abgeschnitten, freudlos, unlebendig und energieschwach.

Viele Seminarteilnehmende haben über ihr Unglücklichsein auch schon mit Menschen aus dem Freundeskreis gesprochen oder versucht, sich in therapeutischen Gesprächen davon zu befreien. So können die Betroffenen ihre Störungen und deren Ursachen, wenn sie in eine Gruppe kommen, zwar detailliert beschreiben, aber fühlen sich noch nicht davon befreit. Sie erhoffen sich vom Holotropen Atmen, diese Probleme tiefer und intensiver als in gesprächsorientierten Verfahren bearbeiten und lösen zu können.

Neben den kognitiven Repräsentanzen der Erfahrung (Inhalte und Themen) werden im veränderten Bewusstseinszustand auch die symbolischen (Szenen und Bilder), die emotionalen (Gefühle) und die leiblichen Repräsentanzen (physisch empfundene Qualitäten) aktiviert. Um unterdrückte Erfahrungen assimilieren und integrieren zu können, ist es sehr vorteilhaft, wenn sie in allen diesen Nuancen und unterschiedlichen Wahrnehmungskanälen bewusst erlebt werden. Das hilft letztlich auch dabei, sie als „zur Vergangenheit gehörig" einzuordnen, sodass der aktuelle Lebensprozess davon nicht mehr betroffen ist.

Nahestehende Menschen können zwar dem Hilfesuchenden mit Rat und Tat zur Seite stehen und notwendigen Trost spenden, identifizieren sich aber häufig so sehr mit dessen Problemen, dass sie in der Regel voreingenommen und subjektiv darauf reagieren. Nur professionell Begleitende, die neben ihrer liebevollen und wertschätzenden Ausstrahlung auch eine neutrale, unbestechliche und offene therapeutische Haltung einnehmen können, sind in der Lage, dem verdrängtem und abgespaltenen pathologischen Material einen heilswirksamen Raum zu bieten.

Das gilt ganz besonders für Holotrope Atemsitzungen, da die Suchenden hautnah mit früheren belastenden Szenen und Bildern in Kontakt kommen können. Für einen nachhaltigen Genesungsweg ist das vorteilhaft, denn gerade die unverarbeiteten Anteile der Seele streben danach, gesehen zu werden, wenn sie, einmal stimuliert, an die Türe des Bewusstseins klopfen. Wenn sich diese öffnet, kann es den Atmenden zeitweilig verunsichern, ängstigen und labilisieren. In diesen Momenten sind fachgerechte Interventionen erforderlich, um Beistand zu leisten, zu verstärken, zu halten, zu beruhigen oder emotional korrigierende Erfahrungen zuzulassen. Dann können beschädigte Innenwelten nachhaltig heilen sowie neue und flexiblere innere Lebensstrukturen entwickelt werden.

Der veränderte Bewusstseinszustand ermöglicht auch einen Zugang zu Erfahrungen, die über die Grenzen des biografischen oder narrativen Gedächtnisses, das ungefähr im zweiten bis dritten Lebensjahr anzusiedeln ist, hinausreichen. Mittlerweile ist in der Entwicklungspsychologie klar geworden, dass der leidende Mensch auch von Einflüssen, die sein bewusstes Wahrnehmungs- und Erinnerungsvermögen übersteigen, geprägt sein kann. Zumeist wirken diese frühen Atmosphären und diffusen Erlebnisfragmente subtil auf das Seelenleben ein. In diesen Bereich fallen präpersonale, perinatale und pränatale Spuren unserer Identitätsbildung. So ist beispielsweise die Geburt ein hochbedeutsamer Wendepunkt in der menschlichen Entwicklung, ein Ereignisablauf, der durch seine leiblich-sinnliche und bildhaft-symbolische Dramaturgie starke Motive für sich wiederholende Lebensmuster vorgeben kann.

In den intensiven Atemsitzungen werden jedoch nicht nur Schmerzen gelindert, sondern auch bisherige Denk-, Wahrnehmungs- und Handlungsschemata[89] verändert, neue seelische Koordinaten aufgebaut und vitale Lebensimpulse entfacht. Auch wenn beim Holotropen Atmen oft seelische Wunden in den Vordergrund drängen, werden gleichzeitig unterstützende Ressourcen und resiliente Kräfte wachgerufen. So kann sich etwa jemand so erleben, wie er sein könnte, wenn der Ballast von ihm abfiele, also erleichtert, frei, lebendig, authentisch, kreativ, spontan und bindungsfähig zu sein. Neue Lebensqualitäten können im Holotropen Atmen spontan zugänglich werden. Es ist, als wenn sich die Fesseln der Vergangenheit lösen, die eigenen Talente und Potenziale verwirklicht erscheinen und das wahre Selbst in der Persönlichkeit erstrahlt. Es ist ein komplexes Gesamtgeschehen, in dem Krankheitsfelder zu Gesundheitsfeldern werden.

Wie diese unterschiedlichen Prozesse in Atemsitzungen erlebt und beschrieben werden, soll nun in den nächsten Abschnitten authentisch dargelegt nachvollziehbar erklärt werden. Methodisch werde ich zu den genannten Themenkreisen einige einleitende Bemerkungen einfügen und danach wörtliche persönliche Berichte von Teilnehmenden vorstellen und so aufbereiten, dass die innere Perspektive der Erfahrenden einfühlbar und verstehbar wird. Diese existenziellen Lebensthemen sind so tiefgehend und bewegend, dass sie auch für Außenstehende inspirierend sein können.

Störungen des Lebens überwinden

Der Mensch ist mit seiner Umwelt nicht nur unauflöslich verbunden, sondern auf sie angewiesen und wohnt ihr ein. Beständig kommuniziert er mit ihr, implizit und explizit. Zwar entwickelt sich die explizite Gedächtnisstruktur erst ungefähr ab dem zweiten Lebensjahr;[90] dennoch können Atmosphären, Impressionen und situative Umstände schon viel früher diffus wahrgenommen werden.

Aber es finden nicht nur Assimilationsprozesse (pathisches Erleben), sondern auch Akkommodationsprozesse (Einwirken auf die Umwelt) statt, wie Piaget[91] anschaulich beschreibt. Auch wenn sich diese subtile Kommunikation bis in den Mutterleib hinein erstreckt, wie die pränatale Psychologie immer wieder darlegt, wird spätestens nach der Geburt deutlich sichtbar, welche Spuren die Umweltreize hinterlassen, selbst wenn sie erst später, mithilfe des sich entfaltenden dialogischen Bewusstseins, kommentiert, bewertet und verstanden werden können.

Die traditionelle Psychotherapie geht davon aus, dass schädigende Beziehungserfahrungen in frühester Kindheit erhebliche Folgen haben und sich negativ auf das Leben auswirken. Das ist sicher insofern richtig, dass gerade in der Kindheit die Antwortfähigkeit und die Widerstandskräfte noch unzureichend ausgebildet sind, da der Mensch, im Unterschied zu vielen Tieren, als „Nesthocker" unfertig auf die Welt kommt und auf eine fürsorgliche Obhut angewiesen ist. Auf sich allein gestellt, wäre der Mensch ohnmächtig ausgeliefert und nicht (über-)lebensfähig. Je früher Schädigungen stattfinden, desto gravierender sind sie, das ist eine weitere wichtige Erkenntnis der Psychotherapieforschung.

Dennoch können wir auch davon ausgehen, dass seelische Probleme und Konflikte, wie sie sich im Erwachsenenalter zeigen, nicht nur mit toxischen Kindheitserfahrungen und frühen Prägungen zusammenhängen. Das gesamte bisherige Leben entscheidet am Ende darüber, welche seelischen Störungen und inneren Konflikte sich manifestieren und die Lebensfreude trüben. So kann es sein, dass jemand in frühester Kindheit vom Vater heftig geschlagen wird, später dann auf einen gütigen Lehrer trifft und auch im Studium viel Unterstützung von einem Dozenten bekommt, sodass das Leben für einen Ausgleich sorgt. Es kann aber auch einen umgekehrten Verlauf nehmen. Jemand, der in einem wertschätzenden

Elternhaus groß geworden ist und dann im Beruf gemobbt und erniedrigt wurde, kann beispielsweise von diesen späteren Belastungen, die existenzielle Verunsicherungen hervorrufen, negativ geprägt werden.

Deshalb sollte, um die Erlebniswelt eines Menschen verstehen zu können, die gesamte Lebensspanne berücksichtigt werden. Es sind gewöhnlich auch nicht Einzelereignisse, abgesehen von besonders schweren einmaligen Traumata, wie etwa wenn jemand überfallen und ausgeraubt wird, die als mögliche Ursachen seelischer Leidenszustände markiert werden können. Es ist das gelebte Leben, mit all seinen Phasen, Prozessen und Erfahrungen, die aus einem Menschen das machen, wer und was er heute sein kann.

Von diesem Hintergrund heben sich dann spezielle kränkende Erfahrungen oder schädigende Ereignisketten ab, die es zu verarbeiten und zu integrieren gilt. Wenn die Kontrollmechanismen des Alltags gelockert und die Widerstände gegen inneres Erleben gesenkt werden, wie es durch veränderte Bewusstseinszustände geschieht, strömen belastende und unverarbeitete Lebensereignisse ins Bewusstsein, um in einem insgesamt heilsamen Erlebnisraum integriert zu werden. Die nun folgenden Erfahrungssequenzen zeigen, wie sie angenommen, durchgearbeitet und nachhaltig transformiert werden können.

Lebenskrisen annehmen und transformieren

Laute Äußerungen von anderen Atmenden werden häufig assoziativ verknüpft, wenn sie auf eigenes bedeutsames Material treffen. So nahm jemand das Wort „Scheiße“, das von einer anderen Person laut geschrien wurde, auf und brachte es zunächst mit dem derzeitigen Weltgeschehen in Verbindung:

„Mit dem Wort ‚Scheiße‘ taucht sofort braunes Material in meiner Vorstellung auf. Ich spüre, wie um mich herum alles in Scheiße versinkt, wie sich die gesamte Welt in dieses braune, weiche, kotartige, aber nicht stinkende Material verwandelt.“

Diese zunächst kollektive Deutung aktiviert in ihm eine persönliche, schwer zu verarbeitende und eskalierende Lebenskrise, die er über einen längeren Zeitraum mitmachen musste:

„Im nächsten Augenblick verändert sich die Vorstellung und meine dunklen Lebensphasen – darunter vor allem mein Zusammenbruch 1989 mit anschließender mehrjähriger intra- und extramuraler psychiatrischer und psychotherapeutischer Versorgung und Nachsorge und die daraus folgenden Lebenswege mit ihren immer wieder dunklen und sehr schmerzhaften Seiten – werden kurz präsent. Visuell stecke ich nunmehr in dieser allumfassenden Scheiße, in dieser Qual, die mein Leben auch ausgezeichnet hat."

Erst wenn wir das, was ist, akzeptieren können, kann es sich beruhigen und zu neuen Perspektiven führen:

„Aber dann kommt der befreiende Moment, den ich auch als solchen empfinde: Ich anerkenne plötzlich diese Scheiße, ich beginne sie zu umarmen, ja, ich glaube auch, dabei ein Gefühl von tiefer Dankbarkeit und Liebe zu verspüren, all die Schmerzen und Not erlebt zu haben, um menschlicher werden zu dürfen. Eine Art Frieden und Wohligkeit stellt sich ein."

Wer die dunklen Momente, Krisen und Schattenseiten des Lebens akzeptiert, wird durchlässiger und kann sie leichter, in Bezug auf das größere Ganze, relativieren. Da dieses Material nicht mehr verdrängt werden muss, fühlen sich die Betroffenen erleichtert und vitaler, da sie die Energie, die gebraucht wurde, um das belastende Material vom Bewusstsein fernzuhalten, wieder zurückgewonnen haben. Diese neuen Kräfte unterstützen die Erfahrenden darin, aus den Hypotheken des Lebens neues Kapital zu generieren, sich zu erheben sowie neue und bessere Lebensqualitäten auszubilden. Der entscheidende Punkt in diesem Transformationsprozess ist, Ja zu sagen, zu dem, was ist – und nicht die Augen davor zu verschließen oder sich abzulenken.

Existenzielles Erleben von Verlassenheit überwinden

Gerade in der Frühzeit der menschlichen Entwicklung ist Geborgenheit, Schutz und Sicherheit von ausschlaggebender Bedeutung. Schwerwiegende Defizite in diesen Grundbedürfnissen führen später zu mangelndem Vertrauen. Die davon verursachte Dysbalance zwischen Geben und Nehmen führt häufig in eine Sackgasse. Dies wirkt sich insbesondere auf Beziehungen aus – weil nicht erwartet wird, das zu bekommen, was gebraucht wird, oder weil dort gesucht wird, wo es nicht zu finden ist:

„Bereits vor Beginn flossen schon meine Tränen und ich konnte sie nur schwer stoppen. Ich weinte auch in der Atemsitzung und sah drei Schilder, beschriftet mit den Zahlen 1, 2 und 3, und auch ein viertes Schild. Ich wusste sofort, dass diese Schilder für meine drei vergangenen Beziehungen stehen und es war unklar, ob es noch eine vierte Beziehung geben wird."

Die Erfahrende erlebte sich in der Kindheit oft einsam, ohne jegliche Unterstützung:

„Dann kam das Thema Einsamkeit auf, das ich als Kind intensiv erlebte, als ich von meiner Mutter oft weinend im Bettchen gelassen wurde und vor mich hinweinte. Dann kam ein starker Herzschmerz dazu, mein Herz tat plötzlich sehr weh."

Durch die liebevolle Präsenz der Sitterin und die unterstützenden Leibinterventionen fühlte sie sich gehalten und genährt:

„Mit dem Druck, der mir gegeben wurde, konnte ein bisschen etwas gelöst werden. In dem Moment war es gut, die Anwesenheit meiner Sitterin zu spüren, weil es mir das Gefühl gab, diesmal nicht allein zu sein. Sie sagte auch am Beginn der Sitzung einen Schlüsselsatz: ‚Ich nehme dein Wasser, denn du musst dich sonst um alles kümmern.' Das traf auch genau meine Lebenssituation der letzten Jahre oder vieler Jahre, in denen ich für mich allein verantwortlich bin und alles allein regeln muss. Und hier kam so die Erkenntnis, dass ich nicht alles allein machen muss."

Sie fühlte sich nicht mehr allein und bemerkte, dass sie auch Hilfe von anderen bekommen kann. Dadurch kann sie wieder mehr darauf vertrauen, auch in Beziehungen ihr Glück zu finden.

Sich von den Erwartungen „wichtiger anderer" lösen

In einer guten Entwicklung wird der Mensch autonom und lernt, sich allmählich von den Erwartungen elterlicher Bezugspersonen zu lösen. Das ist für beide Seiten ein herausfordernder Prozess, denn die bisherigen Konzepte der Eltern, wie ein Kind werden soll, müssen aufgegeben werden.

Die Heranwachsenden beginnen auf eigenen Füßen zu stehen und orientieren sich weniger an den Eltern, sondern an ihren eigenen Zielvorstellungen. Ihr Recht, so zu sein, wie man ist, und ein selbstbestimmtes Leben zu führen, kann in erheblichen Maßen gestört werden, wenn es den Bezugspersonen nicht gelingt, allmählich von ihren Ansprüchen zurückzutreten und nur noch dann zu unterstützen, wenn sie gebraucht werden. So erlebte eine Seminarteilnehmerin eine Szene, in der die gebieterische, autoritäre und menschenverachtende Einflussnahme des Vaters sich so ausdrückte, als spräche er ihr das Recht zu leben ab:

„Ich begegne einer Art Dämon – einem inneren Anteil von mir. Er findet, dass ich nicht das Recht habe, zu leben, wenn ich seinen Ansprüchen nicht genüge. Wenn ich von den erwarteten Leistungen abweiche, hat er kein Erbarmen und erniedrigt mich – ja, spricht mir dann mitunter sogar das Lebensrecht ab. Der Schmerz – wie weh es tut, wenn ich ‚aus der Liebe falle' – taucht auf, sobald ich meinen Vater kritisiere oder selbst etwas mache, das er nicht gutheißt."

Sie spuckt die Introjekte, also das belastende Material, aus und schämt sich gleichzeitig dafür:

„Übelkeit – die toxische Scham sitzt mir im Magen. Ich würge, spucke, mein Hals, Schlund und mein Kehlkopf brauchen ganz viel Aufmerksamkeit. Immer wieder spüre ich Wellen von Übelkeit und weine sehr viel. Schmerz, Schmerz, Schmerz über das Abwenden meines Vaters."

Sie ist traurig darüber, dass die natürliche Zuneigung zum Vater unter diesen Umständen nicht gelebt werden kann.

Diese Szene löste sich, neben einigen Dissonanzen in der Begleitung, die womöglich auch auf die tief sitzende und noch nicht gänzlich verarbeitete Vaterproblematik hinwiesen, auf, sodass sie sich von den Ansprüchen etwas distanzieren konnte und sich ein wenig erleichtert fühlte:

„Immerhin ist der Dämon in großer Distanz, hat keinen Einfluss mehr auf mich. Ich habe es geschafft, ihn von mir abzuhalten. Ich sehe ein Bild, wie er mit einer Taube durch ein Loch in den Wolken zum Himmel schwebt."

Auch im Holotropen Atmen können solche schweren seelischen Konflikte oft erst nach mehreren Atemsitzungen gelöst werden. Es kann zu zwischenzeitlichen Labilisierungen und Dissonanzen kommen, wie wir sie von anderen therapeutischen Methoden kennen.

Erfahrungen von Übergriff und Missbrauch verarbeiten

Wer von einem Elternteil missbraucht und grausam behandelt wurde oder sich in seinen Intimitätsgrenzen nicht respektiert fühlte, erlebt seinen eigenen Körper nicht mehr als Ort der Sicherheit, sondern als verwüsteten Kriegsschauplatz. Das führt zu ängstlich-depressiven Zuständen, die von unterdrückten, von Ekel und Wut erfüllten Impulsen begleitet werden.

Zunächst geht es darum, die Introjekte, die das Gefühl der Übelkeit hervorrufen, auszuspucken und die unterdrückte Empörung zu zeigen, um den eigenen Leibraum zu befreien und zu sichern. Da nicht sein durfte, was geschah, beeinträchtigen meistens mehrere Abwehrstrategien diese Prozesse – Verleugnung, Scham und eigene Schuldzuweisung:

„Da ist mein Vater anwesend. Und wie ein Mantra dreht sich der Satz in meinem Kopf: ‚Du blöder Hund. Du blöder Hund ...' Mein Atem stockt, zieht sich zusammen, quält mich. Da will etwas aus mir heraus, etwas, was nie hätte hineinkommen sollen. Es arbeitet in mir, findet keinen Weg nach außen. Das darf nicht sein, es war ja nicht.

Mein Bauch zieht sich zusammen, eine Welle steigt nach oben in meine Kehle, immer und immer wieder. Ich muss husten. Dann kommt der Ekel, der Husten geht in ein Würgen über. Die Welle verdichtet sich, hebt mich von der Matte, ich schäme mich. Ich merke, wie die Welle immer stärker wird. Es hustet und würgt in mir. Mir ist so übel. ‚Du blöder Hund', tönt es immer wieder. Und da kommen diese Töne aus mir heraus, unterdrückt noch, und doch schrill, so schrill. Bin ich das? Sie erschrecken mich. Ich muss leise sein, mich zurückhalten. Aber es verdichtet sich, er ist da, es würgt, und dann steigen diese Töne aus mir heraus, die ich nicht mehr festhalten kann.

Ausdrücken, nicht zurückhalten; herausschreien, nicht schlucken. Es ist so, weil ich es erlebe. Es wird nicht infrage gestellt, nicht vertuscht.

Und da ist Zeit, ganz viel Zeit. Für mich. Und Halt. Trost. Mein Atem geht noch einmal ganz schnell, bevor er langsam ruhiger wird. Ich bin durch. Zunächst."

Ein kleiner Schritt zur Integration wurde möglich. Diese Erfahrungen verdichteten sich noch weiter in der nächsten Atemsitzung. Die Mutter, die das zugelassen hat, taucht auch auf. Oft kommt es vor, dass der andere Elternteil stillschweigend akzeptiert hat, was geschah, statt das Kind zu schützen oder die Gewaltanwendung zurückzuweisen. Diese Passivität wird ebenso als feindselig erlebt:

„Er ist wieder da, mein Vater, er lässt nicht ab, legt sich auf mich drauf, in mich hinein, in meine Kraft. Und wieder ist da der Ekel, der sich aufbäumt, sich einen Weg bahnt, in meinen Hals, meine Kehle, ich will das nicht. Ich huste, würge, die Übelkeit wird stärker. Es kotzt mich so an!

Und da ist plötzlich meine Mutter und ich sage ihr, dass ihr Mann für mich Zumutung war, immer wieder. Wenn es immer um ihn ging, um seine Launen und Leiden, seine Bedürfnisse, Triebe, Rauschzustände. Und um ihr Leiden mit ihm. Ich sage ihr, dass das schlimm für mich war, dass er mir Stütze hätte sein sollen, nicht ihr Gott, zu dem sie sich geflüchtet und dem sie mich dargeboten hat. Es ist traurig, ihr das zu sagen.

Aber dann wird es ruhiger. Da ist plötzlich ein tiefer Frieden in mir. Ich lausche den Mantren. Wenn ich kurz die Augen öffne, sehe ich, dass ich nicht allein bin."

Die Erfahrende hat nach etlichen weiteren, berührenden Atemsitzungen Vertrauen zu sich, zu ihrem Körper und zu ihren Empfindungen gefunden und kann nach einigen Jahren der Selbsterforschung mit Holotropem Atmen sagen:

„Mein Leib gehört mir, ich bin wertvoll und habe gelernt, Nein zu sagen, wenn etwas für mich nicht stimmt."

Wir wissen, wenn jemand in seinem Willen gebrochen wird, sodass die eigenen Antriebe und Empfindungen außer Kraft gesetzt werden, ist es oft im Erwachsenenalter sehr schwer, sich gegen Fremdbestimmung zu wehren. Natürlich wird, nachdem diese schrecklichen Erlebnisse verarbeitet wurden, eine sensible und verletzliche

Seite bleiben, gerade im Hinblick auf mögliche Grenzverletzungen, wie bei vielen schweren Traumata.

Wenn in diesem Prozess nach und nach gelernt wird, zu spüren, was stimmt und was nicht stimmt, sowie jemandem mitzuteilen, ob er den Intimraum betreten darf oder nicht, sind das wichtige Voraussetzungen für ein gelingendes Leben.

Prostitution als Ausdruck des Selbsthasses erkennen

Wenn zur Missachtung der körperlichen Grenzen noch das Gefühl, unerwünscht zu sein, dazukommt, kann der daraus entspringende Selbsthass zu noch massiveren Folgen im Leben führen.

Sexuelle Übergriffe durch den Bruder und massive Ablehnung durch die Eltern als unerwünschtes Kind führten im folgenden Beispiel vermutlich dazu, dass die Person ihren Körper als Sexarbeiterin anbot. Sich zu prostituieren heißt, sich zu erniedrigen, den Wünschen anderer zu unterwerfen und die eigenen Bedürfnisse zu verleugnen.

Häufig berichten Prostituierte auch davon, dass sie früher sexuell missbraucht oder gewalttätig behandelt wurden. In der ersten Atemsitzung kam die Seminarteilnehmerin mit ihrer Vergangenheit als Prostituierte in Kontakt:

„Tiefe Trauer kam hoch, ich musste weinen, jämmerliches klagendes Weinen. Ich betrauerte mich selbst. Ich sah einen Sarg, in dem ich lag. Ich konnte auch die Zeit, in der ein Anteil von mir gestorben ist, zuordnen. Es war die Prostitution."

Wenn die körperlichen Empfindungen unterdrückt werden müssen, stirbt allmählich die personale Identität. Dem wird meistens noch durch süchtiges Verhalten, durch Alkohol oder Drogen nachgeholfen. Diese selbstdestruktiven Tendenzen sind darauf zurückzuführen, dass die Betroffenen die Wutimpulse gegenüber den Menschen, die sie peinigen, zurückhalten und am Ende gegen sich selbst wenden.

In der zweiten Atemsitzung bearbeitete die Teilnehmerin den biografischen Kontext. Dabei wurde sie ermutigt, ihre aggressiven Regungen auszudrücken und sich gegen die Unterdrückung zu wehren:

„Die Gefühle waren sehr heftig und anstrengend für mich. Ich fühlte die Ablehnung, das Nichterwünschtsein. Immer wieder kämpfte ich um Anerkennung, die ich jedoch nie in dem positiven Maße bekam, wie es für meine Entwicklung wichtig gewesen wäre. Die Lügen in der Familie waren für mich sehr heftig. Ich, die Wahrheitsliebende – und dann so was! Der sexuelle Missbrauch meines Bruders und niemand glaubte mir."

Ich musste sehr viel schreien, was sich auch körperlich bei mir sehr stark auswirkte. Zum Glück waren drei Therapeuten und ein Sitter da, denn ich entwickelte solche ungeahnten Kräfte, dass ich das Gefühl hatte, ich zerlege alles. Ich bin unschlagbar und ich lasse mir nichts mehr gefallen! Vage kann ich mich erinnern, dass ich auch gebibbert habe und meine Zähne geklappert haben, lautstark."

Nachdem sie ihre mörderische Wut ausagiert hatte, konnte sie auch fühlen, wie ihr wehgetan wurde und wie traurig sie darüber ist. Sie empfand sich zwischenzeitlich auch stark und unschlagbar, also auch nicht mehr als ausgeliefert und ohnmächtig, sondern befähigt, ihr Terrain zu verteidigen und zu schützen. Sie bewertete diese Erfahrung als kleinen Heilungsschritt auf ihrem Weg:

„Das Gefühl zu meiner Erfahrung ist so, als ob man gerade von der Intensivstation auf die normale Station verlegt wird."

Ich bin okay und darf die werden, die ich bin

Nicht nur körperliche, auch seelische Gewalt hat verheerende Auswirkungen auf die Selbstwerdung. Davon Betroffene fühlen sich existenziell verunsichert, als nicht okay, so wie sie sind. Sie erleben massiven inneren Druck, der Außenwelt zu gefallen.

Vor den Atemsitzungen besprechen die Atempaare, wer zuerst und wer in der nächsten Atemrunde in die Erfahrung geht oder als Sitter:in fungiert. Eine Teilnehmerin erzählt:

„Als Ersterfahrende hat sie mir die Wahl überlassen, ob ich in der ersten oder zweiten Sitzung atmen möchte. Diese Entscheidungsfindung hat sie mit Bestimmtheit eingefordert, nachdem ich – alten Gewohnheiten entsprechend – diese Entscheidung ihr zurückgeben wollte, um sicherzustellen, dass auch sie mit der Situation einverstanden sein würde."

Später hatte sie Schwierigkeiten, zu atmen, was sie rückblickend mit psychischen und physischen Gewalterfahrungen sowie sexuellen Übergriffen seitens ihres Stiefvaters vom 5. bis zum 20. Lebensjahr verband:

„Zum einen liegt es auf der Hand, dass ich in abwehrender körperlicher Schutzhaltung rein anatomisch nicht frei atmen kann. Zum anderen war ich über lange Jahre immer auf der Hut und habe atemlos gelauscht, inwiefern im nächsten Moment eine Gefahr droht."

Dies erlebte sie auch während der Atemsitzung:

„Ab einem bestimmten Punkt drängte es mich, nur noch tief und nicht mehr schnell einzuatmen. Das unbedingte Gefühl, tief einatmen zu wollen, stieß hierbei auf eine empfundene Kapazitätsgrenze, dass die Einatmung nicht ausreiche für das, was ich eigentlich benötigte. Ich befreite mich von der Decke, ich bäumte mich auf dem Rücken liegend auf, ich kratzte mir nahezu den Hals auf, ich riss an meinem Oberteil, in dem Gefühl, mir im Innern Raum für mehr Atem, ausreichend Atmen verschaffen zu müssen."

Sie verlangte nach starkem Druck, den ihr mein Assistent auch gab, um sich befreien zu können:

„Erneut bat ich auf allen vieren um Druck auf meinen Schultern. Dieses Mal war der Druck derart stark, dass ich mich nicht erheben konnte. [...] Als ich auf Knien hockend dasaß, beide Arme schützend in einer ‚Kummerhaltung' an meinen Körper gepresst, sagt der Assistent ganz warmherzig und überzeugt: Du bist okay, wie du bist. Du bist ein ganz wunderbarer Mensch.

Dieser Satz hat mich tief, tief berührt, mich erschüttert, mich im Innersten erreicht. Ich war so unendlich dankbar, dass der ausgesprochene Dank noch nicht einmal ansatzweise an den empfundenen Dank heranreicht."

Ihr wahres Selbst, wie sie es andeutete, kann sich nun entfalten. Die Dynamik der Selbstentwicklung, die sinnvoll mit den äußeren Gegebenheiten korrespondiert, erscheint nicht mehr gehemmt, sondern in Gang gesetzt.

Wie mittlerweile durch die Forschung der Spiegelneuronen bekannt ist, wirkt nicht nur, was wir selbst erlebt haben, sondern auch das, was wir bei anderen sehen oder von anderen hören. So ruft etwa das Miterleben eines Traumas bei anderen in uns Reaktionen hervor, als wäre es uns selbst angetan worden.

Darüber hinaus scheint in diesem Zusammenhang sogar eine generationsübergreifende Problembearbeitung möglich geworden zu sein, wie auch systemische Familienaufstellungen eindrucksvoll nahelegen:

„Dann kommt die Szene von Mutters Vergewaltigung im Krieg. Ich sehe sie auf der Eckbank in der Küche stehen und fühle die ganze Bedrohung durch die Russen und das Entsetzen des Zuschauenmüssens bei der Erschießung der beiden Engländer, die auf dem Bauernhof der Großeltern mitgearbeitet haben, das Fesseln des Großvaters an einen Stuhl, diese dunkle Energie, die da hereinkommt in dieses friedliche unschuldige Landleben, in Mutters zarte zwölfjährige Zellen. Ich fühle den Schmerz in meinem ganzen Körper und weine durch den ganzen Körper und dabei wird mir klar, dass sich der Schmerz in den Bronchien ganz gleich anfühlt wie diese Ohnmacht und Hilflosigkeit, in der sich die Familie meiner Mutter befand."

Diese schreckliche Erfahrung manifestierte sich auch in ihrem Leben:

„Die gleiche Ohnmacht und Hilflosigkeit empfinde ich, wenn ich mit Bronchitis darniederliege und keine Luft mehr durch die Nase kriege."

Sie sah es als ihre Aufgabe an, dieses Leid anzunehmen und zu integrieren:

„Ich spüre meine tiefe Liebe zu meiner Mutter und dass meine Seele auf die Welt gekommen ist, um ihr zu helfen."

Danach konnte sie sich von diesem Schmerz befreien und auch die damit verbundene eigene Problematik lösen:

„Ich muss mich viel schnäuzen und nachher fühle ich mich befreit. Meine Bronchienzellen, die vorher hart waren und schmerzten, sind wieder weich und rosig. Reinigende Energie fährt mir von unten nach oben durch die Chakren in wechselnden Richtungen. Die alte Trauer und der alte Schmerz, die nicht zu mir gehörten, die ich anscheinend im Uterus als ‚Fremdenergie' aufgenommen hatte, dürften weg sein."

Emotionsmuster, gravierende Erlebnisse, Komplexe und Tabus von früheren Familienangehörigen können demnach überliefert sowie subtil als unbewusste familiäre Konstellationen kommuniziert werden. Tabus, wie etwa ein lediges Kind, über das nicht gesprochen wurde, kann von Nachfahren genauso als diffuse Belastung wahrgenommen werden, wie unverarbeitete Trauerreaktionen.

In einer Familie starben reihenweise die Männer, eine dunkle Trauer, die nie mehr verschwand, beschwerte das Gemüt der Mutter. Dieses unverarbeitete Gefühl konnte sich nicht auflösen und wurde somit an die nächste Generation weitergegeben. Gleichzeitig verhinderte diese stecken gebliebene Trauer eine fürsorgliche und lebendige Zuwendung der Mutter zu ihren Kindern:

„Ein dunkler Raum um mich herum. Keine Farben. Dann beginnen die Menschen zu erscheinen. Mein Vater, der früh starb. Meine Großväter, die im selben Jahr starben. Alle Männer meiner Familie innerhalb eines Jahres. Tot. Ich ein Kind. Unfähig, etwas zu tun. Unfähig, zu helfen, zu trösten. Die Einsamkeit dieser sterbenden Männer. Die Dunkelheit der Trauer meiner Mutter."

Über die Kinder in aller Welt, die verletzt und bedürftig sind, nimmt die Erfahrende die enge und belastende Atmosphäre, die ihre Mutter ausstrahlte, bei sich selbst wahr und möchte sich davon entlasten:

„Kinderaugen. Verletzte. Hungrige Kinderaugen. Viele Kinder, die verletzt sind. Innerlich versehrt. Bettelnde indische Kinder. Kinderaugen. Ich sehe mich selbst als Kind. Sehr einsam. Meine Mutter, immer wieder meine Mutter. Immer wieder die Beengung durch sie. Ihre Trauer ist immer die größte. Sie hatte immer Leidensvorsprung. Immer. Ich will raus, raus aus dem Mutterzwang."

Das gelingt ihr, als sie die Trauer stellvertretend zulässt:

„Ich weine um die Kinder. Um die geschädigten, die armen. Ich weine um die Trauer, die andere nicht zulassen."

Danach fühlt sie sich lebendig und in der Welt geborgen:

„Es kommen schöne Bilder auch. Eine Nichte, in ihrer von innen strahlenden Schönheit. Unser Hund, der übermütig die Treppe heruntерspringt. Ich lache, ich umarme meinen Mann. Der Himmel blau, die Berge weiß. Es ist so schön, dass ich vor Schönheit heulen könnte."

Dieser Trauerbann konnte erst über die Tochter gelöst werden und wird vermutlich auch auf die Mutter und die Familie eine heilende Wirkung entfalten. Auch Ressourcen, Fähigkeiten und Talente werden nicht nur genetisch vererbt, sondern als Narrative, als Erzählungen, Geschichten und Beschreibungen weitergetragen.

Auf dem Wege zur Ganzheit werden lebensgeschichtliche Belastungen abgebaut, Spaltungen aufgelöst, Hindernisse überwunden und Tabus offengelegt. Aus diesen Prozessen tritt eine lebendige, offene und flexible Persönlichkeit hervor. Gerade am Ende von Atemsitzungen, wenn die aktivierten Konflikte durchgearbeitet wurden, fühlen sich die Erfahrenden authentisch, liebevoll und glücklich. Sie strahlen eine stille Intensität und eine sinnerfüllte Gelassenheit aus, die auch die Begleitenden nicht selten tief berührt.

Manchmal geschieht es auch, dass in einer Atemsitzung bisher nicht gelebte positive Lebensanteile bewusst werden und verborgene Potenziale wachgerufen werden, sodass die Erfahrenden ahnen und spüren, wie und wer sie sein könnten. Das hat den großen Vorteil, dass sich Lösungsbilder, wie sie in manchen psychotherapeutischen Ansätzen bewusst imaginiert werden, spontan zugänglich werden. Die Energie, die davon ausgeht, motiviert die Suchenden, ihren Weg, auch in schwierigen Zeiten, weiterzugehen.

Diese Vision eines geglückten Lebens widerspricht nicht grundsätzlich der absichtslosen Haltung, da es sich nicht um ein festgefügtes Konzept handelt, sondern vielmehr um ein vergegenwärtigtes Potenzial, das auf die weiteren Heilungs- und Wachstumsprozesse belebend und fördernd einwirkt.

Sich ganz, authentisch und lebendig zu fühlen bedeutet, sich leicht zu fühlen, sich zu spüren, offen zu sein, sich spontan zeigen und kreativ antworten zu können. Ich kann dann dem, was geschieht, vertrauen und angstfrei mit mir selbst und der Welt umgehen. Es ist das „wahre Selbst“[92], das hier in Erscheinung tritt.

In solchen glücklichen Momenten eröffnen sich Zugänge zu einem natürlichen Selbst- und Weltvertrauen. Durch diese Rückkehr in den ursprünglichen Strom der Lebendigkeit erlebt man sich vital und bereit, die Schwankungen des Lebens anzunehmen und sich unbeirrt von der inneren Weisheit führen zu lassen:

„Ich genoss noch lange diesen Zustand. Sanftheit, Zärtlichkeit, Weichheit, Leichtigkeit. Nach der Atemsitzung war ich glücklich und voller Dankbarkeit, in Herzenskontakt mit mir und den anderen, ohne Angst, ganz frei und offen."

Diese Erfahrung war so tief greifend, dass sie noch lange nachwirkte und nun als Ressource, auf die gebaut werden kann, verfügbar ist:

„Ich habe dieses Gefühl seitdem nicht mehr verloren. Natürlich ist es nicht immer so intensiv, aber ich habe den Zugang dazu. Manchmal ist es so überraschend schön, dass ich über mich selbst staune."

In einer anderen Erfahrung erlebte jemand, wie die früheren Belastungen abgefallen sind:

„Die innere Stimme sagte: Freiheit – du bist frei, du kannst dich bewegen. Du darfst die Freiheit genießen. Und dazu kamen auch noch die Wörter Freude und Friede. Du darfst loslassen. Du bist fertig. Du brauchst nicht mehr schlimme Sachen auszuarbeiten. Du darfst genießen und das Leben leben in Freiheit, Freude, Friede und Liebe."

Wer die lebensgeschichtlichen Störungen hinter sich lassen kann, erlebt sich als durchlässig und offen, frei und spontan. Das Leben kann sich, trotz der vielen Schwankungen, denen wir ausgesetzt sind, in natürlicher Weise entfalten und seine Früchte hervorbringen. Der Prozess der menschlichen Entwicklung ähnelt dem Entstehen eines Kunstwerkes, in dem sich der ganz persönliche Weg abbildet. Wer seine Talente verwirklicht, seinen Willen einsetzt und sich bemüht, ein gutes Leben zu führen, kann darauf vertrauen, dass seine innere Weisheit ihn so führt, dass er den täglichen Herausforderungen gelassen begegnen und tiefe Momente des Glücks erleben kann.

Pränatale und perinatale Einflüsse

Das Holotrope Atmen kann uns sogar bis tief in den Mutterleib hineinführen. Die perinatale und pränatale Psychologie hat belegt, dass Erlebnisse im Mutterleib oder während der Geburt den Werdegang eines Menschen beeinflussen können. Grundsätzlich können wir davon ausgehen, dass die Atmosphären, Geräusche und Umstände, die in der Lebenswelt der Mutter präsent sind, auf den Embryo einwirken, auch wenn der Uterus wie eine dämpfende und schützende Hülle wirkt. Die veränderte Hormonausschüttung während der Schwangerschaft ist zudem darauf abgestimmt, einen möglichst störungsfreien Entwicklungsraum bereitzustellen. Dennoch können massive Reize, die von der Umgebung oder der Mutter ausgehen, das innere Gleichgewicht erheblich stören.

So ist beispielsweise die Geburt ein hochbedeutsamer Wendepunkt in der menschlichen Entwicklung, ein Ereignisablauf, der durch seine leiblich-sinnliche und bildhaft-symbolische Dramaturgie starke Motive für sich wiederholende Lebensmuster vorgeben kann. Stanislav Grof[93] hat gerade diesem letzten Aspekt einen besonderen Stellenwert in seiner Konzeption eingeräumt. Er unterscheidet vier Phasen, die der Mensch während eines normalen Geburtsprozesses zu durchschreiten hat.[94]

Die erste perinatale Matrix wird kurz vor der Geburt angesiedelt. Der Fötus erfährt die ursprüngliche symbiotische Einheit mit der Mutter – ein Zustand umfassender Versorgung. Bilder und Empfindungen von ozeanischen Zuständen, Gefühlen von Allverbundenheit und Einheit und ein Fehlen von Beschränkungen, Hindernissen und Grenzen können erlebt werden. In ungünstigen Verläufen, wenn es zu somatischen oder seelischen Störungen kommt, können beispielsweise Bilder von verschmutztem Wasser oder verseuchter Natur auftauchen.

Das Erfahrungsmuster der zweiten perinatalen Matrix steht in Verbindung mit den ersten Anfängen der biologischen Geburt. Hier wird das ursprüngliche Gleichgewicht der intrauterinen Existenz gestört, zunächst durch alarmierende chemische Signale, dann durch Muskelkontraktionen. Der Fötus wird in periodischen Abständen durch Gebärmutterspasmen zusammengepresst. Der

Muttermund ist noch geschlossen und der Weg nach draußen ist noch nicht frei. Die innere Situation, in der es keinen Ausgang gibt, bringt oftmals Gefühle von Angst, Panik und Ausweglosigkeit hervor. Dieses Grundempfinden kann in archetypischen Visionen von albtraumhaften Welten, Eingeschlossensein in einem Käfig, einem Strudel, in dem man untergeht, in einem Angriff von Riesenspinnen, in Höllenvisionen, in Kali, der bösen Muttergöttin etc. symbolisiert werden.

In der dritten perinatalen Matrix setzen sich die Gebärmutterkontraktionen fort, doch im Gegensatz zum vorhergehenden Stadium ist der Muttermund erweitert und ermöglicht eine allmähliche Fortbewegung des Fötus durch den Geburtskanal. Ein gewaltiger Kampf ums Überleben beginnt, dazu kommen massiver mechanischer Druck von außen sowie Sauerstoffmangel und drohendes Ersticken. Die dritte perinatale Matrix ist im Erleben sehr weitläufig und intensiv: Neben dem realistischen Erleben des tatsächlichen Kampfes im Geburtskanal finden sich u. a. Erfahrungen von Konfrontationen mit Gewalt, Aggression, Feuer, Erdbeben, Stürme. Archetypische Motive wie Titanenkampf, Fegefeuer, Jüngstes Gericht, Helden und mythische Kämpfe, Dämonen und Engel, Tod und Wiedergeburt können ebenfalls szenisch-visionär präsent werden.

In der vierten perinatalen Matrix erreicht das Vorwärtstreiben durch den Geburtskanal seinen Höhepunkt, und auf die extreme Steigerung von Schmerzen, Spannungen und sexueller Erregung folgen unmittelbar Entspannung und Erleichterung. Das Kind ist geboren und sieht nach langer Dunkelheit das erste Mal Licht. In dieser Phase können Lichtvisionen, das Hören von kosmischen Klängen, Gefühle von Harmonie, Entspannung und Befreiung auftreten.

Auch wenn diese Verlaufsmuster der Geburt mitunter in Atemerfahrungen sichtbar werden, sollten diese Modelle die Begleitenden nicht zu sehr lenken, denn die Erfahrungen sind normalerweise weniger idealtypisch, sondern vielschichtig und heterogen. Wenn die berichteten Erfahrungen später aufgearbeitet werden, sollten daher kausale Zusammenhänge möglichst vermieden werden. Nicht weil die Geburt so verlaufen ist, wie sie ist, sind wir, wie wir sind, sondern Geburtserfahrungen helfen, spezifische Lebensnuancen besser verstehen zu können.

Geborgenheit erleben

In Atemerfahrungen zeigen sich nicht nur schwierige oder störende pränatale Einflüsse, sondern auch stärkende und vertrauensfördernde, wie in folgender Schilderung gezeigt wird:

„Dann war ich auch im Mutterleib. Ich bin wie durch eine Geburt – rückwärts abgespielt – dahin gekommen. Im Mutterleib war es friedlich. Ich trieb sanft hin und her, ganz geborgen und im VERTRAUEN. Ich war total im Vertrauen und ich war einfach da, war im Sein. Einfach nur sein, da sein. Das ist das Sein, kam mir in den Sinn. Es war toll."

Diese basale Grunderfahrung von Geborgenheit und Sicherheit ermöglichte ihr, trotz schwerer Verletzungen im Leben, wieder Vertrauen zu sich selbst und ihren Körper zu finden, wie es in der zweiten Atemerfahrung sichtbar wurde:

„Die Energie floss in mein Herz hinein und das Herz wurde immer größer und größer und größer. Ich war sehr erstaunt, wie groß mein Herz ist und ich wusste, egal wie verletzt oder enttäuscht es war, ist und wird: Es geht nicht kaputt. Die Liebe, die ich in meinem Herzen habe, ist immer da, ausreichend da. Ich spürte meinen ganzen Körper und die Energie darin und meine energetische Gebärmutter in Form von einem orangefarbenen Licht war mir auch bewusst geworden. Ich war nur dankbar für meinen Körper und für mich und dass es mich gibt, dass es meinen wunderbaren Körper gibt."

Am Ende des Seminars fasste sie zusammen:

„Kraft, Liebe, Dankbarkeit für mich – das kann ich gut mit nach Hause nehmen und nutzen."

Latente Ressourcen und resiliente Kräfte wurden aktiviert und fließen nun als neue Lebensqualitäten in den Alltag ein.

Sich das Recht zu leben zusagen

Nicht erwünscht, vielleicht sogar Tötungsversuchen ausgesetzt gewesen zu sein, kann zu der Einstellung führen, nicht leben zu dürfen. Sogar suizidale Gedanken können daraus entspringen:

„Wieder taucht die Lanze in meinem Körper auf und ich spüre mich als Fötus, der dem Tötungsversuch der Mutter entgeht. Mit aller Deutlichkeit kommen mir spontan die Worte ‚Sie will mich nicht' in den Sinn.

Irgendwann wächst aus meinem Herzen ein Strauß bunter Blumen, die die Lanze erfolgreich abwehren. Ich singe viele OM, die mir Kraft geben und ich merke, dass meine Finger eine Mudra bilden [Daumen, Zeige- und Mittelfinger bilden zusammen ein O].

Mein Wunsch und altes Muster, sterben zu wollen, kommt hoch und gleich taucht ein Bild des Teufels auf, der mich in Empfang nimmt, später erscheinen auch Engel."

Indem sich die Klientin mutig auf diesen Prozess eingelassen hat, traten die Selbstheilungskräfte und das Grundrecht, leben zu dürfen, allmählich in Erscheinung, auch wenn es noch einiger Atemsitzungen bedurfte, diese Daseinsbejahung zu festigen. Wir können immer wieder erkennen, dass von schrecklichen Erfahrungen dann heilende Impulse ausgehen, wenn sie zunächst als Tatsache akzeptiert werden. Indem ich zu dem, was geschehen ist, Ja sage, kann es sich beruhigen und transformieren.

Auch weniger heftige Stimmungen, Reize und Signale, die von der Mutter ausgehen, werden intensiv aufgenommen. So nahm eine Teilnehmerin während der Erfahrung des Geburtsprozesses die Traurigkeit der Mutter erstaunlich klar wahr:

„Nachher wurde ich traurig, musste weinen und erlebte meine Geburt. Ich konnte die Kontraktionen der Wehen spüren und die Traurigkeit meiner Mutter, dass sie in diesem Alter noch ein Kind bekommt."

Indem sie die Trauer im Sinne eines Resonanzphänomens erlebte, leistete sie für ihre Mutter Trauerarbeit. Dadurch konnte sie sich von der Identifikation damit befreien und sich leichter und freudiger erleben. Sie sah jetzt: Ich bin nicht mehr schuld, dass sich meine Mutter schlecht fühlt, sondern darf mich selbst als Geschenk des Lebens sehen.

Schon in sehr frühen Phasen der Entwicklung werden Gefühlszustände und Atmosphären auf den Embryo übertragen. Diese fremden Gefühle müssen gespürt und erkannt werden, um sich wieder davon lösen zu können. So beschrieb die Erfahrende ihren Zustand nach dieser Atemsitzung als

„erleichtert, friedlich und zufrieden, ich fühlte mich voll und ganz. Ich war glücklich."

Aus Widerständen Kraft schöpfen

Eine andere Person sah während der Geburt, die nur unter dem Einsatz von starken Medikamenten vollzogen werden konnte, die Mutter, die medizinisch versorgt werden musste, da ihr Leben gefährdet war:

„In dem Moment öffnet sich eine Tür, ich sehe einen Weg, den ich gehen kann, eine Art dunkler Kanal, durch den ich durchgehen kann. Für einen Moment bin ich an einem schwarzen See mit vergiftetem Wasser.

Ich komme zu einer Öffnung, einer runden Tür, und kann heraus. Ich sehe helles Licht und eine satte, grüne Landschaft vor mir und einen grünen Weg, den ich draußen weiter beschreiten kann. Mein Körper vollzieht den Geburtsprozess nach. Was wichtig ist, dass ich danach ganz lange dort liegen darf und niemand mich berührt und ich mir die Zeit nehmen kann, die ich brauche. Ein starkes Gefühl kommt und sagt: Es ging alles so schnell, ich bin gar nicht mitgekommen. Jetzt kann ich das langsame Ankommen nachholen. Es darf mich auch niemand berühren und niemand näher kommen. Ich brauche den Raum, den Platz, die Zeit für mich."

Von ihrem tatsächlichen Geburtsprozess berichtete sie:

„In Wirklichkeit bin ich unter dem Einsatz einer Überdosis von Schmerz- bzw. Wehenmedikamenten zur Welt gekommen."

Das Bild vom schwarzen See mit vergiftetem Wasser symbolisierte vermutlich die chemische Einwirkung, die auch zu dem Gefühl führte, unvollständig geboren worden zu sein. Um ihren Geburtsprozess abzuschließen, „richtig in der Welt anzukommen" und authentisch als sich selbst zu fühlen, brauchte sie noch eine Phase des „Nachbrütens". Ähnliches vollzieht sich in ihrem Leben; sie kann sich weniger spontan, sondern vielmehr erst zeitverzögert selbst spüren und wahrnehmen.

In der nächsten Sequenz erlebt ein Erfahrender die unheimlichen und bisweilen grenzwertigen Kräfte, die in perinatalen

Zuständen wirksam werden können. Es ist auch ein Kampf ums Überleben:

„Es spannt sich ganz stark in mir an, wird ganz unerträglich, ich mache Laute ganz tief aus mir heraus und schreie auch laut. Es kommt eine Phase, in der ich keine Luft kriege. So fühlt es sich zumindest an, obwohl ich sehr tief atme. Und ich falle doch wieder zurück, in dieses Nichtdurchkommen, in das Resignieren. So geht es immer wieder: Nach einer Zeit, wenn ich merke, dass die Blockaden noch da sind, will ich wieder durch, sammle Kraft usw. Dieses Hin und Her wiederholt sich noch einige Male. Mehr und mehr ist es so, dass die Kraft in mir, es weiter zu versuchen, gar nicht mehr aus meiner willentlichen Entscheidung kommt, sondern von woanders, von außen zu mir fließt.

Ich bin in diesem Kampf ganz ausgeliefert und gebe es auch zunehmend auf, irgendetwas kontrollieren zu wollen. Es ist, wie vom Kampf verschlungen zu werden – ich kann es ohnehin nur mehr geschehen lassen, ersticke fast. Es ist so viel Spannung in mir, dass es mich beinahe zerreißen könnte.

Ich mache tiefe Laute. Diesmal geht der Kampf in Entspannung über, nicht in eine Zwischenpause, nicht in Resignation, sondern Entspannung und Öffnung. Ich empfinde wieder Kribbeln und Öffnung in der Stirn, aber auch noch Schmerz und Druck dort.

Auf einmal fühle ich mich ganz weit und schwebend, frei, breite die Hände aus, schwebe im Sein. Es ist wunderbar und dauert eine ganze Weile. Und es kribbelt so angenehm in der Stirn. Öffnung – ja, ganz wunderbar."

Am Ende fühlte er sich befreit und verbunden mit allem Seienden. Im Geborenwerden erweitert sich das Bewusstsein und wird durchlässig für das größere Ganze.

Das Leben ist uns geschenkt und es ist ein großes Glück geboren zu werden. Dies nochmals in einer Atemsitzung zu erfahren, kann sich positiv, aufmunternd und energiespendend auf das Leben auswirken:

„Wieder auf der Matte, spüre ich Impulse einer Geburtssequenz. Ich versuche mit dem Kopf durch die Matte an der Wand zu kommen, probiere herum, wo und wie es hinausgehen könnte. Ich bekomme Unterstützung vom Therapeuten und meiner Sitterin. Ich liege auf dem

Bauch und strample. Obwohl ich heftig atme, bekomme ich keine Luft. Ich kann endlich laut schreien und „es" löst sich. Ich bin erschöpft und glücklich, ‚da' zu sein."

Er fühlt sich schließlich mit sich selbst und der Welt im Reinen. Aufschlussreich sind seine weiteren Ausführungen, die belegen, wie inneres Erleben und äußere Gegebenheiten sich sinnvoll ergänzen:

„Im Ausklingen und halb im Wegschlummern denke ich mit großer Dankbarkeit an den Therapeuten und meine Sitterin. Die beiden waren die genau Richtigen für meine Erfahrung, denn meine Sitterin ist im Brotberuf Hebamme und der Begleitende war früher Tierarzt. Da taucht eine Vision vor mir auf: Der Begleitende sagt zur Hebamme: ‚Hurra! Es ist ein … Fohlen!' Ich muss laut auflachen und sehe mich mit der Hebamme und dem Tierarzt am Gatter stehen und mir selbst zuschauen, wie ich als neugeborenes Fohlen, mit noch wackeligen Beinen, über die Weide springe; unbedarft und voller Lebensfreude."

Diese Lebensfreude, die ihm, wegen Widrigkeiten und enormen Belastungen im Berufsleben, verloren gegangen war, lebte wieder in ihm auf, wie er später auch in der Gruppe berichtete:

„Ich galoppiere diesmal körperlich durch den Raum und springe über die Matratzen und Meditationssitze. Die Gruppe freut sich mit mir an dieser Lebendigkeit, die mir im (Berufs-)Alltag dauernd abhandenkommt."

Die menschliche Existenz beginnt schon im Mutterleib und nicht erst nach der Geburt. Auch wenn unsere Wahrnehmungen in diesen Zuständen, durch die noch frühen Entwicklungsstufen, eher unscharf und atmosphärisch sowie durch Erzählungen beeinflusst erscheinen, können wir durchaus davon ausgehen, dass sich die mannigfaltigen subtilen Kommunikationsstränge in unserer Identität als erweiternde oder beeinträchtigende innere Aspekte repräsentieren. Unsere Aufgabe ist es, sie bewusst zu machen und dort, wo es erforderlich ist, daran zu arbeiten.

Transpersonale Räume öffnen

Die nächste Erfahrungsebene, auf die nun eingegangen wird, könnte als Durchbruch zum transpersonalen Wesen des Menschseins bezeichnet werden.

Um den gewohnten Alltag reibungslos und effizient zu bewältigen, muss das Bewusstsein die Vielzahl möglicher Informationen reduzieren. Holotropes Atmen kann dazu beitragen, die Filtersysteme des Bewusstseins durchlässiger zu machen. Dadurch öffnen sich für die Suchenden neue Wirklichkeitsebenen und Räume für Erfahrungen, die über sie als Person, über ihre Lebensgeschichte und über ihre bisherigen Erkenntnisse hinausgehen. Dies führt zu einer Erweiterung der individuellen Identität und gleichzeitig entsteht Raum für eine reichere Entfaltung unserer Fähigkeiten und Möglichkeiten.

Wenn Erfahrende diese Erfahrungsdimensionen berühren, wird ein Prozess in Gang gesetzt, der das Leben nach innen und nach außen grundlegend umgestalten kann. Die empirisch fassbare Welt wird um eine Dimension erweitert, von der bedeutungsvolle Impulse ausgehen. Das Sein wird in seiner Transparenz erfahren und die erlebte Wirklichkeit als Konstrukt des Bewusstseins durchschaut. Die Vielfalt der damit einhergehenden Erkenntnisse kann nur angedeutet werden, da dieser Welt eine schier unendliche Ausdehnung und Komplexität eigen ist.

Charakteristisch für diese Ebene ist, dass man mehr Informationen über sich und das Menschsein gewinnen kann, weit über die gewohnten Raum- und Zeitgrenzen hinaus. So kann sich beispielsweise jemand außerhalb seines Körpers erleben, mit fremden Kulturen in Kontakt kommen, Ereignisse vorhersehen oder sich in anderen historischen Bezügen wiederfinden. Durch das Eintauchen in das breite Spektrum der Kultur-, Natur- und Menschheitsgeschichte, werden innovative Potenziale freigesetzt, die zur Festigung und Bereicherung der Persönlichkeit beitragen.

Innere Widerstände können nützlich sein

Natürlich ist es gar nicht so leicht, sich anfangs auf diese fremd anmutenden Welten einzulassen. So öffnet sich eine Teilnehmerin während der Atemsitzung für diese Ebene für eine kurze Zeit, um dann wieder einen Schritt zurückzutreten:

„Ich habe den Atem und mit ihm eine große Energie durch mich hindurchströmen gefühlt und konnte wahrnehmen, wie mein Atem auch in entlegene Bereiche meines Körpers dringt, und konnte somit in dem Moment meine Wahrnehmung zu mir selbst erweitern. Ich hatte den Eindruck, dass auch mein Herz ein wenig geöffnet wird und ich da ein wenig die Tür zur ehrlichen Herzenstiefe öffnen konnte. Gleichzeitig hatte ich das Gefühl, dass ich auf eine tiefere Erkenntnisebene gehen könnte, und habe mich beide Male dagegen entschieden, weil ich gerade nicht so weit bin."

Wer von den vertrauten Pfaden bisheriger Gewohnheiten abweicht, erlebt sich anfangs unsicher und ängstlich, vielleicht noch nicht sicher genug, um dies integrieren zu können. Danach schreibt sie:

„Das besonders Schöne, das nachwirkt, ist, dass ich Lust und Energie habe, für mich selbst neue Möglichkeiten zu entwickeln jenseits meiner alten Muster. Es ist wie ein permanenter Entdeckungsgang in neue innere Erlebnisdimensionen, der neue Freiheiten mit sich bringt."

Sie spürt bereits die positive Energie, die von dieser neu entdeckten Ebene ausstrahlt, und es wird nicht lange dauern, bis sie sich bereitfindet, diese Tür ganz zu öffnen. Die gelegentlich auftretenden inneren Widerstände erweisen sich für einen nachhaltigen und angemessenen Transformationsprozess, der die Erfahrenden nicht überfordert, als nützlich.

Wir stehen in einer langen Kette

Wenn sich im holotropen Bewusstseinszustand die Zeitgrenzen bis in die Unendlichkeit hinein öffnen, erfahren wir, dass der Mensch sich nicht nur den unmittelbaren Vorfahren verdankt, sondern dass wir in einer sehr langen Tradition stehen und mit allen verbunden sind, wie ein Glied in einer langen Kette des Seins:

„Ich drehe mich um. Da sind meine Ahnen. Ich stehe vor meinen Ahnen, ich reihe sie auf, so wie sie gehören. Die Ausgeschlossenen, die Toten, die Verleugneten, alle, die ich weiß. Hinter diesen stehen deren Ahnen und so weiter. Es ist eine unendliche Reihe, nach hinten immer breiter werdend und sich andauernd verdoppelnd, denn jeder hat zwei Eltern."

In diesem Sinne tragen wir die Unendlichkeit in uns. Diese Erfahrungen bringen nicht nur Erkenntnisgewinne, sondern wirken heilend, kräftigend und unterstützend:

„Mir wird klar: Sie alle hat es gebraucht, dass ich da bin. Ich bin ein Ausdruck der Unendlichkeit. Ich bin ein Teil der Unendlichkeit. Hier und da sind Krater, Einschläge: Kriege, Seuchen, Angst und Schrecken, auch Trauriges. An meinem Platz in der Ahnenreihe sprechen sie zu mir: ‚Du bist nicht schuld.' ‚Du musst nicht alles richten.' ‚Gib es einfach weiter.' ‚Was denn?', frage ich zurück. ‚Na, das Leben. Das reicht.' Ich verneige mich vor den Ahnen und danke ihnen für alles, was sie durchlebt haben und geleistet haben.

Was für eine Erleichterung! Ich bin also auch nur eine von vielen. Ich drehe mich ‚in Richtung Zukunft' um, da sind meine Kinder. Einmal werde auch ich eine von den ganz vielen ‚dahinter' sein. Ich existiere mitten in der Unendlichkeit."

Gerade für Menschen, die gewöhnlich große Belastungen auf sich nehmen und hohe Erwartungen an sich stellen, ist es erleichternd, zu erkennen, dass nicht alle Probleme aufgelöst werden können, sondern dass es um einen kleinen Schritt im großen Lebensbogen geht.

Wer sich auf diese transpersonalen Dimensionen der Existenz einlässt, wird bald bemerken, dass er nicht nur von seinen Vorfahren unterstützt und geführt wird. Der spirituelle Weg, so sagt man, wird subtil von Meister:innen begleitet. So hat es auch jemand in einer Atemsitzung imaginiert, in der der Dalai Lama, Swami Muktananda, Sogyal Rinpoche unterstützend hinzutreten:

„Die drei spirituellen Führer haben mich abgeholt und sind sehr präsent. Mit der Zeit habe ich die Gewissheit, dass sie mich durch alle Kontinente führen. Auf diesen Kontinenten werde ich den jeweiligen spirituellen Führern vorgestellt und dort eingeführt. Hier sind die Bilder etwas ungenauer. Eine Zeremonie am Feuer erscheint mir. Die Reise geht weiter, bis wir zum Himmel kommen, wo uns die Engel mit Harfen begrüßen."

Diese externen Instanzen konnten allmählich internalisiert werden:

„So reich beschenkt trage ich noch immer das starke Gefühl der Führung in mir."

Die spirituellen Traditionen, sofern sie vertrauenswürdig sind, unterstützen Schüler:innen im Laufe ihres Prozesses darin, das größere Ganze oder Göttliche in sich selbst zu finden und sich davon führen zu lassen. Das ist auch das Bestreben einer vertrauenswürdigen Begleitung, die Schüler:innen nicht abhängig macht, sondern sie darin fördert, selbstständig und kritikfähig zu sein.

In transpersonalen Erfahrungen werden auch tiefe Einblicke in universelle Lebensprinzipien gewährt, wie ein Atmender in seinem Erfahrungsbericht bezeugte:

„Etwas beginnt mich einzuspinnen und mit einem Kokon zu überziehen, es ist wie von einer Spinne umwickelt zu werden. Es ist nicht bedrohlich oder beängstigend, eher ein Vorgang, der eben so sein muss, eine eherne Gesetzmäßigkeit spiegelt sich darin für mich wider. Dann setzt unvermittelt und langsam die Gegenbewegung ein, es entwickelt mich, bis ich wieder frei liege. Der ganze Vorgang erinnert mich an Vergehen und Geborenwerden, das ewige Rad von Tod und Wiedergeburt. Es hat etwas Archaisches, Ehernes, immer schon Dagewesenes und ich bin darin in allergrößter Selbstverständlichkeit."

Durch diese Einsichten in die Dynamik von Werden und Vergehen kehrt Ruhe und Frieden in die Existenz ein, da es dann leichter fällt, den Dingen ihren Lauf lassen zu können:

„Ich sehe blau-violettes Licht, eingefasst in einen schwarzen, gezackten Rand, das sich beginnt auszudehnen, sich auszuweiten. Es beginnt sich als gallertartige Substanz über mich zu stülpen, von der Kopfseite her. Es ist ein angenehmer Vorgang und ich gehe da immer weiter hindurch. Die blau-violette Masse überzieht meinen Körper immer wieder aufs Neue. Desto länger das vor sich geht, desto beglückender wird es für mich. Die Reise klingt schließlich in einem wohligen Liegen aus, umhüllt von der Wärme der gereichten Decke und der Körperwärme meines Sitters im Rücken."

Das Licht und die blau-violette Schicht symbolisieren eine transpersonale Seinsfühlung, die den Erfahrenden mit Glück, Wärme und Liebe einhüllt. Im transpersonalen Bewusstsein erlebt die Person ihre Existenz nicht mehr räumlich oder zeitlich begrenzt.

Solche Zustände können zwar zunächst verunsichern, werden dann aber relativ schnell als eine Ressource, aus der wir schöpfen können, erkannt:

„Ich fühlte, wie die Musik mich durchströmte, konnte meinen Geist ‚ausdehnen', mein Bewusstsein schien ein großer Raum zu sein – eigentlich ein alles umfassender Raum.

Für mich war auf einmal klar, dass ich Teil des allumfassenden Bewusstseins bin, dass es keine lineare Zeit im Transpersonalen gibt, dass alles nebeneinander existieren kann, dass wir alle uns für die Weisheit des großen Ganzen öffnen können."

Verstrickungen auflösen

Um diese erweiterte Wahrnehmung zu etablieren, müssen Bedingtheiten und Verstrickungen, die sich in diesem transzendenten Raum manifestieren, aufgelöst werden. In diesem Fall ging es darum, eine Angststruktur zu überwinden:

„Ich bekam zunehmend das Gefühl, dass sich in mir etwas formiert hatte, das ich ‚ausspucken' musste. Ich musste pressen und schreien, es kam mir so vor, als würde eine Art Dämon in mir wohnen, den ich herauspressen musste. Vor meinen Augen formierte sich ein braunschwarzes, wurmähnliches Wesen mit Fühlern, auf denen blutrote Augen steckten. Zugleich aber verspürte ich unglaubliche Angst, dass dieses Wesen von mir Besitz ergreifen könnte, dass ich es nicht aus meinem Körper herausbringen könnte. Ich bemerkte auch, dass ich in einer Art und Weise Grimassen schnitt, die ich nicht kannte bzw. die mir vollkommen fremd waren. Auch meine Stimme hatte sich in einer Art und Weise verändert, die ich sonst nicht produzieren kann. Mein ganzes Erleben erschien mir wie eine mittelalterliche Dämonenaustreibung."

Durch das schnellere Atmen werden die gewohnten Mechanismen der konsensuellen Realitätsprüfung zeitweilig aufgehoben. So können im veränderten Bewusstseinszustand Erfahrungselemente sichtbar werden, die auf Orts- und Zeiträume verweisen, die weit über den biografischen Kontext hinausgehen. Sie zuzulassen und entsprechend vorurteilsfrei zu begleiten, ist für die Atmenden, unabhängig vom Realitätsgrad, außerordentlich wertvoll.

Begegnungen mit großen Geistern der Welt- und Kulturgeschichte

Die Begegnung mit der Ahnenreihe weiterführend, soll nun hier noch ein Beispiel angeführt werden, wie jemand in „die Welt Spinozas", die mit seinem Leben verbunden erscheint, versetzt wurde:

„Auch ging mein Atmen in ein heftiger werdendes, angstfreies Röcheln mit dem Vorgefühl von möglicher Atemnot über, das aber mit dem Durch- und Weiteratmen wieder verging. Und dann war mir klar, dass ich nicht mehr im 21. Jahrhundert, sondern im 17. Jahrhundert, genauer noch: im Jahr 1656 in der Zeit des Banns gegen Spinoza, also im Juli 1656 bin."

Der Erfahrende befasste sich schon früher intensiv mit diesem großen Philosophen. Folgende Quellenauskunft hinterließ er in seiner Beschreibung:

„Spinoza ist durch das Schleifen von optischen Linsen, mit dem er sein Auskommen fand, das aber durch die Staubpartikel seinen Lungen stark zusetzte, an einer Lungenkrankheit, die das Atmen (ähnlich wie später bei Thomas Bernhard) immer schwerer machte, 1677 schon im 45. Lebensjahr gestorben."

Die Affinität seiner Lebenswirklichkeit zu Spinoza hat vermutlich diese Szenen vertieft. Darüber hinaus bot sich dem Erfahrenden die Gelegenheit, aufgrund dieser tiefen Begegnung mitfühlend und dankbar zu sein für all das, was er von ihm geistig erfahren und erhalten hat:

„Ich rutschte mit rasender Geschwindigkeit in die intensivsten Gefühle von erlittener Grausamkeit, von unmenschlicher Kälte, von zugefügter Leere, herzzerreißender Einsamkeit und vollständiger Abwesenheit von Mitgefühl. Eine Atmosphäre menschlicher Unerbittlichkeit und rachsüchtigen Hasses in einer städtischen Umgebung Mitte des 17. Jahrhunderts (es war mir z. B. vollkommen klar, dass es noch keine dampfgetriebenen Maschinen oder Autos gab; eine Stadt ohne moderne

Geräusche). Und ich wusste an jedem Punkt, dass es hier nicht um meine Geschichte geht, sondern um die Leidens- und Schmerzgeschichte Spinozas zur Zeit seiner grausamen Verbannung aus der jüdischen Religionsgemeinschaft in Amsterdam. Ich empfand auch keine Identifikation mit Spinoza. Ich hatte das Gefühl, aus tief empfundenem Mitgefühl und großer Dankbarkeit seinem Werk, seinem Schaffen und Handeln gegenüber etwas ausdrücken zu müssen."

Wenn in Atemsitzungen große Geister der Welt- oder Kulturgeschichte vergegenwärtigt werden, dann sollten solche Szenen als eine eigenständige Wirklichkeitsebene gesehen und nicht als verdecktes lebensgeschichtliches Trauma umgedeutet werden, denn damit würde das darin angebotene vertiefte Verständnis des in Rede stehenden Werkes verhindert werden. So wird es vielmehr in die Gegenwart gehoben und kann, als implizite Information, über den Erfahrenden hinaus wirksam werden.

Erfahrungen anderer Identitäten

In einem nächsten Schritt wird aufgezeigt, wie sich jemand mit möglichen früheren Existenzformen identifiziert. Da das Reinkarnationskonzept in der wissenschaftlichen Welt sehr umstritten ist, werde ich am Ende dieses Abschnitts in einem Exkurs meine grundsätzlichen Auffassungen dazu erläutern:

„Ich merke, wie ich mich, bereits in tiefer Trance, voll im Rausch des Moments befinde. Ich knie auf meiner Matte und mein Becken bewegt sich schlängelnd im Takt der Musik. Mal sacke ich in mich zusammen und beuge meinen Oberkörper nach hinten, um mich danach wieder aufzurichten. Mal verharre ich in Posen, die für mein Verständnis eher mit ganz anderen Kulturen in Verbindung stehen."

Über die Gesten, Bewegungen und Rhythmen identifiziert der Seminarteilnehmer sich mit einer Szene in einer anderen Kultur, die dann durch den Tanz noch intensiviert wird:

„Ich sitze auf allen vieren, falte die Hände über den Kopf, während mein Becken und die untere Bauchgegend weiter dem schlängelnden Tanz des Augenblicks folgen, eine Art ‚Limbo-Tänzer'. Ich würge undefinierbare Laute heraus. Ich weine. Wimmere. Als ob ich etwas zurückhalte."

Über unverständliche Laute formt sich allmählich eine ihm unbekannte neue Identität, die sogar einen sprachlichen Ausdruck findet:

„Mit einem Mal löst sich in meinem Hals etwas und ich bringe Worte in einer fremden Sprache hervor. Ich lasse los. Während ich am ganzen Körper weiter zittere und schwach in den Armen derer hänge, die mich begleiten, stürmt eine Salve Vokabeln aus mir heraus, die den Saal erklingen lassen: ‚Muhalu makdo, bekali trukdu …'"

Starke Körpersensationen legen nahe, dass es sich um eine komplette, alle Ebenen des Seins umfassende, episodische Verschiebung seiner Identität handelt. Ohne ein präzises Wissen davon, wohin diese Szenen weisen, fühlt der Teilnehmer sich dadurch erleichtert:

„Was ich allerdings weiß, ist, dass ich wieder ein Stück gewachsen bin und bereit bin, mich weiter darauf einzulassen. Denn es ist spannend und heilsam zugleich."

Transpersonale Erfahrungen sind vielschichtig und weitläufig, sodass sie manchmal nur fragmentarisch verstanden werden können. In erster Linie ist darauf zu achten, dass das, was sich zeigt, angenommen und wertgeschätzt werden kann. Dies ist das Fundament, auf dem sich die weiteren Erkenntnisprozesse, aus denen sich dann sinnhafte Bezüge herausschälen, vollziehen. Ich ermutige immer, in diesem Aneignungsprozess geduldig und achtsam zu bleiben, bis sich von selbst zeigt, was die Erfahrung vermitteln möchte.

Wie sich jemand komplett in einer anderen Identität, an einem anderen Ort und in einem anderen Zeitalter erfährt und welche Blockaden die Person dadurch für ihr gegenwärtiges Leben überwinden konnte, zeigt das folgende Beispiel:

„Ich bin in einem Indianerstamm und marschiere in den Krieg, kämpfe, habe danach Sex mit dem Häuptling, partnerschaftlich, gleichwertig, stark."

Die Frau lebt ihre Leidenschaft aus, zeigt sich stark und widerstandsfähig, wird aber dafür bestraft:

„Dann gehe ich durch das Volk, aber ich bin zu stark, werde zum Scheiterhaufen getragen, die Masse tobt, ich bin allein, werde angebunden und verbrannt."

Diese Bilder deuten an, dass sich eine Hemmung geformt hatte, die zu überwinden war. Sie wird darin unterstützt und gestärkt, dass sie sich frei und mit all ihren Sinnen zeigen kann:

„Ich bin in der Erde, tief im Erdinneren bei den Alchemisten. Die geben mir ein Getränk, das sie gemixt haben. Ich bin eine Weile bei ihnen, gestärkt gehe ich langsam zurück auf die Erde."

Sie fühlt sich stark und bereit, sich in ihrem gegenwärtigen Leben vor den Verletzungen zu schützen, die ihr durch Missbrauch seitens eines katholischen Priesters zugefügt wurden, und zu bekämpfen, was sie als falsche und lebensfeindliche kirchliche Strukturen erlebt hat:

„Ich lasse mich nicht unterkriegen, ich kämpfe mit meiner Stimme gegen diese Heuchelei und Verlogenheit an. Es ist ein langer Kampf. Ich schweige nicht."

Durch die Verbindung mit dem Göttlichen, die ihr, wegen der erlittenen Verletzungen, über einen anderen Kulturkreis leichter möglich wurde, fühlt sie sich ganz und kann dadurch freier, hingebungsvoller und leidenschaftlicher leben:

„Da spüre ich das göttliche Licht: Shiva, ein indischer Tempel, mit einem großen Lingam, das Licht durchströmt mich von oben bis unten, bis in die Füße in der Erde.

Ich bin Hingabe, keine Frage nach wofür oder wozu, nur ein Lichtstrom, der meinen Körper durchdringt. Es durchtönt mich in einem klaren Ton, es vibriert in mir, heilig und kraftvoll."

Sie selbst versteht diese Erfahrung so:

„Ich erlebe die Heilung und Versöhnung mit dem Göttlichen. Ich fühle mich befreit, meinen Weg auf meine Weise spirituell zu gehen."

Viele Menschen wurden von den religiösen Institutionen jahrhundertelang enttäuscht und verletzt. Gerade Frauen, die sich stark, leidenschaftlich und sinnlich gezeigt haben, waren davon betroffen. Das führte häufig dazu, dass sie sich auch von der inneren Verbindung mit dem Göttlichen abgeschnitten haben. Eine nachhaltige Lösung dieses Konfliktes kann nur gelingen, wenn auch die historischen und kollektiven Strukturen bewusst verarbeitet werden können. Inwieweit diese Bilder und Szenen auch mit früheren Lebensformen verknüpft werden können, ist in diesem Zusammenhang nicht ausschlaggebend.

Im veränderten Bewusstseinszustand können natur- und kulturgeschichtliche Sequenzen in die Erfahrung miteinfließen, um die persönlichen Themen, auch bis in ihre tiefsten Schichten freizulegen, manchmal symbolisch, aber manchmal auch realitätsnah. Häufig kommt es auch zu Identifikationen mit Tieren, insbesondere dann, wenn es um Schutz, Kraft und Stärke geht:

„Ich bin unmittelbar nach Einsetzen der ersten Trommelklänge in den Körper meiner Urahnin, einer Wölfin, geschlüpft und habe mich auf einem riesigen Berg gesehen. Es war eine unheimliche Kraft, die über mich gekommen ist, ohne Gewalt, ohne Verletzungen. Es war eine wunderschöne Kraft, die wie eine Lawine über mich kam und dann in mir selbst verkörpert war. Die Musik hat mir dabei einen festen Halt gegeben und mir gezeigt, was alles in mir steckt, was ich alles in meinem Körper erfahren und erleben darf! Diese Kraft!"

Diese Kräfte, die durch die Wölfin repräsentiert wurden, waren in der Teilnehmerin auch noch später spürbar:

„Meine wichtigste Erkenntnis war die Wahrnehmung der allumfassenden Kraft, die in mir lebt.

Das alles in Kombination mit den archaischen und animalischen Erlebnissen hat für mich ein aufregendes, orgiastisches, aber zugleich auch friedvolles und vertrauenswürdiges Erleben möglich gemacht, wie ich es bisher nicht erlebt habe."

Gerade für Menschen, die sich energielos, entscheidungsunfähig und gehemmt fühlen, können solche Erfahrungen bisher verborgene oder sogar verdrängte Energien freisetzen. Auch bei mittelschweren depressiven Zuständen oder inneren Blockaden entfalten gerade solche Bilder eine heilsame Wirkung.

Wer sich im Leben wegen äußerer Widerstände nicht traut, seinen Weg zu gehen oder seiner Vision zu folgen, kann durch Szenen im holotropen Bewusstseinszustand, in denen rituelle Aufgaben gut bewältigt wurden, von diesen Blockaden befreit werden:

„Im mittleren Teil war ich bei Schamanen. Es war mir klar, dass ich alles, was atmosphärisch zu spüren ist, aufzunehmen hatte, um es in Bewegung umzusetzen. Ich war zuständig für die Bildhaftigkeit der unsichtbaren Energien. Ich war dafür da, über die ‚normalen' Hemmschwellen zu gehen. Ich fühlte mich geführt und diente einer höheren Macht. Auf meine Intuitionen vertrauend konnte ich meine Aufgabe erfüllen. Im letzten Drittel fühlte ich mich als Tempeltänzerin, fühlte mich auch hier von einer höheren Macht geführt. Ich fühlte mich sehr wohl, sehr gut aufgehoben und empfand viel inneren Frieden, meine an mich gestellte Aufgabe endlich gefunden zu haben und ausfüllen zu können."

Menschen, die fremdbestimmt aufwuchsen, haben oft Schwierigkeiten, ihren wirklichen Berufungen konsequent zu folgen. In diesem Sinne ergab sich in der darauffolgenden Atemsitzung folgendes Bild:

„Ich liege als verstorbene Pharaonentochter im Sarg. Ich höre Menschen schreien. Ich weiß, es gibt Menschenopfer. Ich weiß sogar, dass es meine Aufgabe ist, mich von diesem Leid nicht ablenken zu lassen. Es ist meine Aufgabe, Kontakt zum Göttlichen, Unsterblichen aufzunehmen, um wiedergeboren zu werden. Wiedergeboren zu werden, um das Göttliche wieder auf Erden zu bringen, die wahre Liebe mitbringen zu können."

Aus Ressourcen der Liebe und Wertschätzung schöpfen

Wer andere Menschen auf ihrem inneren Weg begleitet, sollte sich selbst vom größeren Ganzen führen lassen können, denn die öffnende Liebe, die hier angedeutet wurde, geht weit über die persönlichen Strukturen hinaus. Sie ist uns nicht zu eigen, sondern sie durchströmt jene, deren Aufgabe es ist, spirituell wirksam zu werden. Sich dafür zur Verfügung zu stellen, ist herausfordernd und zugleich gnadenspendend.

Das kann aber erst dann gelingen, wenn wir selbst Liebe und Wertschätzung in diesem transpersonalen Raum schöpfen können, weil wir sie selbst erfahren haben. Wie sich jemand dieser Ressource annähert, kann in diesem Erfahrungsbericht verständlich werden:

„Ich stand in der Prärie und blickte auf einen afrikanisch anmutenden ‚Eingeborenen', der vor einem über dem Feuer hängenden Kessel tanzte. Rechts von ihm erkannte ich ein Tipi-Zelt und in der Ferne schneebedeckte, bläulich schimmernde Berggipfel. Als ich nach oben blickte, entdeckte ich einen wunderschönen Weißkopfseeadler, der seine Kreise über meinem Kopf zog. Plötzlich wurde aus dem einen ‚Eingeborenen' ein ganzer Stamm, der um das Feuer tanzte. Beim Anblick der Szenerie war ich unglaublich berührt. Für mich gab es keinen Zweifel: Der Adler, der ganze Stamm, alle waren meinetwegen hier. Ich begann zu weinen – wie konnte es sein, dass mir so viel Liebe und Wertschätzung entgegengebracht werden konnte! Der ganze Stamm, der Adler, alle waren für mich da. Es flossen viele Tränen, mein ganzer Körper erzitterte."

Einerseits kommt es hier zu einer tiefgehenden Nachnährung, die auch die personale Identität stabilisiert, andererseits kann die Szene auch als ein Initiationsritual für einen spirituellen Weg aufgefasst werden:

„Ich habe das Gefühl, ‚auf dem Weg' zu sein. Darauf darf ich vertrauen. Es ist ein Weg und ich muss geduldig sein, mich den Prozessen hingeben und darauf vertrauen, dass ich ankomme."

Jeder spirituelle Weg entfaltet seinen ureigenen Prozess und wir werden dabei auch getragen, gestützt und gefördert:

„Ich habe auch einen Begleiter, mein ‚Krafttier', den Adler, der mich beschützt. Es ist ein neuer Aspekt für mich, symbolische Elemente wie ‚Krafttiere' als Teil meines Weges zu erkennen – ein wirklich schöner Aspekt."

Auf dem Wege zur Bewusstheit werden nicht nur seelisch-geistige Potenziale aktiviert, sondern auch energetische. Die tantrische Philosophie geht von einer in uns schlummernden göttlichen Kraft

(Kundalini) aus, die den Menschen von der Dunkelheit ins Licht führt. Sobald sie erweckt wird, unterstützt sie die Suchenden dabei, Blockaden in den feinstofflichen Energiezentren, den sogenannten Chakren, aufzulösen, um die Beziehung zu spirituellen Sphären zu intensivieren und das Essenzielle in der Existenz, also das, was im Leben wirklich wichtig ist, zu erkennen.

Diese Energiezentren befinden sich in verschiedenen Bereichen des Körpers. Mit den jeweiligen Chakren sind auch spezielle spirituelle Entwicklungsthemen verknüpft. Durch die Öffnung des Herzchakras entfaltet sich beispielsweise eine kraftvolle und mitfühlende, spirituelle Form der Liebe, auch Agape genannt. Diese Liebe ist nicht nur stark und intensiv, sondern auch heilend und transformierend:

„Ich spürte mein Herz weit und spürte, wie es mich mit Kraft und Liebe durchströmte. Zeitweise hatte ich das Gefühl, dass ich ein Medizinmann sei, der den anderen Stammesmitgliedern liebevoll Kraft sendete, um sie bei ihren Prozessen zu unterstützen. Als ich ruhiger wurde, hatte ich das Gefühl, Energien von außen zu empfangen, etwa das Leiden anderer Teilnehmer. Diese Energien durchströmten meinen Körper und lösten Mitgefühl aus; sie wurden in mir ‚verbrannt' und in Tränen umgewandelt."

Mitgefühl gehört zu den zentralen Begriffen des Buddhismus. Die buddhistische Weisheit, die immer wieder weitergegeben wird, lautet: Höre nicht auf, mitfühlend zu sein, bis alle Menschen befreit und glücklich sind. Wer anderen dabei hilft, dissonante Energien zu transformieren, wird davon nicht wirklich belastet, sondern spürt eher die Gnade, die durch ihn fließt:

„Nach der Atemerfahrung fühlte ich mich voller Kraft und voller Liebe und Dankbarkeit. Ich machte die Erfahrung, wie ich liebevolle Kraft in die Welt und zu meinen Mitmenschen senden kann und dass ich auch Energien empfangen kann, ohne dass sie mir Schaden zufügen."

Wenn die blockierten Energien gelöst und transformiert werden, beginnen die Chakren zu vibrieren und der Erfahrende verspürt ein Fließen und Strömen, tief verbunden mit sich selbst und dem Unendlichen:

„Ein Kribbeln von den Händen ausgehend über die Arme erfasst meinen ganzen Körper. Zuerst sind Kopf, Rumpf und Becken dran, zuletzt die Beine und Füße. Ich lege die Hände auf das Bauchchakra und spüre, wie es dort immer mehr zu vibrieren beginnt. Das Gleiche tue ich auch mit Herz-, Hals-, Stirn- und Scheitelchakra, zuletzt mit dem Wurzelchakra. Nun spüre ich, wie ein gewaltiger Strom von Energie mich erfasst und von unten durch die Chakren hindurchfließt. Jedes Chakra spüre ich intensiv. Zuletzt öffnet sich das Wurzelchakra. Es ist ein Strömen und ein Mich-verbunden-Fühlen mit dem Kosmos, ein Gefühl von Glückseligkeit und Geborgenheit. Ein Erfasstwerden von etwas. Etwas durchströmt mich mit voller Macht. Es bringt jede einzelne Zelle zum Vibrieren, ich bin nur noch Vibration und könnte beinahe vom Boden abheben."

Wenn Chakren geöffnet werden, fühlen sich die Erfahrenden generell energievoller, durchlässiger und offener, transparenter und verbundener mit dem Göttlichen. Dies ist eine nicht zu unterschätzende Ressource, die in den Alltag hineinwirkt und die Resilienzkräfte stärkt. Dadurch werden leichter Widerstände, Blockaden und Krisen, die jeden spirituellen Weg begleiten, überwunden.

Synchronizitäten erleben

Die willkürlich gesetzten und entwicklungspsychologisch gelernten Ordnungen der linearen Zeit (Vergangenheit, Gegenwart, Zukunft), des dreidimensionalen Raumes (Kontiguität) und der plausiblen Kausalität ermöglichen eine konsensuale Realitätsauffassung, in der die Geschehnisse geordnet werden können. Im veränderten Bewusstseinszustand erscheint es jedoch möglich, nicht nur in die Vergangenheit zu reisen, sondern auch Dinge vorauszuahnen (Präkognition) oder an entfernten Orten (Hellsehen) wahrzunehmen. Einmal hat jemand während einer Atemsitzung seinen Vater in der Computertomografieröhre liegend gesehen, und als er heimkam, stellte sich heraus, dass der Vater genau zu diesem Zeitpunkt einen Hirnschlag erlitten hatte. Eine andere Seminarteilnehmerin berichtete folgende Erfahrung:

„Ich sehe das (schein-)fromme Gesicht meiner Mutter, werde wütend, zornig, schreie. Das Gesicht wird gesprengt, es fliegt in Einzelteilen, wie ein Puzzle in die Luft."

Bei ihrer Mutter ereignete sich just zu diesem Zeitpunkt, ohne dass die Teilnehmerin davon informiert wurde, Folgendes, wie sich später herausstellte:

„Als ich am Samstag nach Hause komme und mit meiner Mutter telefoniere, sagt sie mir, dass sie nachts eine sehr starke Herzattacke hatte. Über diese Koinzidenz bin ich sehr erschrocken."

Das Leben entfaltet sich vielfältiger, weitreichender und systemischer, als wir es in unseren gewöhnlichen Auffassungen und Konzepten zu erkennen glauben. Natürlich können nicht alle Erfahrungen im veränderten Bewusstseinszustand durch entsprechende äußere Situationen belegt werden. Manches wird auch durch unsere Fantasien, eigenen Vorstellungen oder Konzepte stimuliert. Die Transpersonale Psychologie hat aber die Perspektive, wie Leben verstanden werden kann, entscheidend erweitert und vertieft. Sie stützt sich dabei auch auf die Weisheit spiritueller Traditionen, die, durch ihre Vermittlung, auch wissenschaftlich orientierten und aufgeklärten Menschen zugänglich gemacht werden konnte.

Exkurs zur Reinkarnation

Reinkarnation ist ein Konzept, das in vielen religiösen und philosophischen Traditionen vorkommt. Es beinhaltet den Glauben, dass nach dem Tod die Seele oder das Bewusstsein einer Person in einen neuen Körper wiedergeboren wird, was ihr ermöglicht, ihre Reise im Kreislauf von Leben, Tod und Wiedergeburt fortzusetzen. Dieses Konzept wird oft mit östlichen Religionen wie Hinduismus, Buddhismus, Jainismus und Sikhismus in Verbindung gebracht. Damit verbunden ist der Begriff des Karmas, der aus dem Sanskrit stammt und besagt, dass die Art und Weise wie ein Mensch lebt, handelt und denkt, Wirkungen hat und Folgen nach sich zieht. Diese Ideen sind seit jeher Gegenstand philosophischer Debatten und Erforschungen. Sie werfen Fragen nach der Natur des Selbst, dem Zweck des Lebens und der Möglichkeit des persönlichen Wachstums und der spirituellen Entwicklung auf.

Da nun im Holotropen Atmen auch immer wieder Erfahrungen berichtet werden, die mit diesen Konzepten harmonieren, möchte ich hier einige Punkte darlegen, ohne jedoch darüber eine endgültige Entscheidung zu treffen. Meiner Ansicht nach ist sowohl ein

Weiterleben nach dem Tode wie auch die Begrenzung des Lebens auf die aktuelle Existenzspanne plausibel und denkbar. Dennoch können vielleicht einige Grundannahmen, die ich hier darlege, helfen, eigene Verständnislinien zu entwickeln und weitere Fragestellungen hinzuzufügen. In weitreichenden kosmologischen Denkfiguren sollten wir uns aber um ein offenes und jederzeit durch eigene Einsichten veränderbares Konzept bemühen, um jeglicher Ideologisierung entgegenzuwirken.

Um sich diesem Thema anzunähern, sollen zunächst einige allgemein bekannte Erkenntnisse aufgeführt werden. Der menschliche Körper ist darauf ausgerichtet, sich immer wieder zu erneuern. Einige Zellen haben eine kurze Lebensdauer und werden in wenigen Tagen oder Wochen ersetzt, während andere Zellen viel länger leben können, sogar über Jahre hinweg, denken wir beispielsweise an Knochen. Auch die seelische Entwicklung, die sich über die gesamte Lebensspanne hin erstreckt, bringt große Wandlungen mit sich, wenn wir etwa an Persönlichkeitsmerkmale, Identität, kognitive Leistungsfähigkeit, moralische Urteilsbildung, soziale Fertigkeiten etc. denken. Mit Heraklits berühmtem Satz „Man kann nicht zweimal in denselben Fluss steigen“[95] wird ausgedrückt, dass sich alles ständig wandelt und transformiert. Wir sind vergänglich, nie derselbe und, um es radikal zu formulieren, mit jeder Minute ein anderer Mensch. Gleichzeitig gibt es so etwas wie Strukturen einer überdauernden Subjektivität. Das bedeutet, dass man sich, neben allen Veränderungen, auch als derselbe erlebt, in jungen Jahren, als Erwachsener wie auch im Alter. Wie die klinische Psychologie herausgefunden hat, ist es eine enorme Integrationsleistung des personalen Selbst, jeden Morgen, wenn wir aufstehen und in den Spiegel schauen, uns als dieselbe Person zu erkennen. Es ist wie ein Flussbett, in dem der Strom des Lebens fließt. *Wir verändern uns laufend und bleiben dieselben.*

Des Weiteren zeigt uns die Gestalttheorie, dass unsere Wahrnehmung darauf abzielt, vollständige und zusammenhängende Bilder zu formen, sobald bestimmte auffällige Teilelemente vorhanden sind. Ein klassisches Beispiel dafür ist, wie Menschen instinktiv ein Gesicht erkennen, wenn sie einen Kreis betrachten, in dessen Mitte ein kurzer vertikaler Strich eingefügt ist und seitlich oberhalb ein horizontaler. *Wir neigen also dazu, Gesamtzusammenhänge herzustellen, auch wenn unsere Information noch nicht vollständig ist.*

Schließlich sei auf das Energieerhaltungsgesetz verwiesen, auch als das Prinzip der Energieerhaltung bekannt, das in der Physik richtungsweisend ist. Es besagt, dass in einem System die Gesamtenergie konstant bleibt. Das bedeutet, dass Energie weder erzeugt noch zerstört werden kann, sondern lediglich von einer Form in eine andere umgewandelt wird. *Energie bleibt also erhalten, auch wenn sich ihre Zustandsformen ändern.*

Rupert Sheldrake, ein britischer Biologe, hat die Theorie der morphogenetischen Felder entwickelt, um evolutive Prozesse in der Natur besser erklären zu können.[96] Er nimmt an, dass es unsichtbare, nicht-physische Felder gibt, die die Form und Entwicklung von biologischen Systemen beeinflussen. Diese Felder, so Sheldrake, enthalten eine Art Gedächtnis, das auf vergangene Entwicklungen hinweist und daher die Art und Weise beeinflusst, wie neue Organismen wachsen. *Es wäre also denkbar, dass der Mensch nach seinem Tode Spuren hinterlässt, energetische, strukturelle und inhaltliche, die in solchen überraumzeitlichen Feldern gespeichert werden.* Das könnte auch bedeuten, dass die Handlungen, Gedanken, Lebenssituationen oder Themen, mit denen wir uns konfrontieren, nicht mit unserem Ableben verschwinden, sondern weiterhin wirksam sind. Der Stellenwert berühmter Menschen, über die Biografien geschrieben wurden und deren Werke in Bibliotheken aufbewahrt werden, über ihren Tod hinaus, ist allgemein bekannt. Das Konzept der morphogenetischen Felder ermöglicht die Annahme, dass es andere Formen der Informationsaufbewahrung gibt als nur die persönlichen Gedächtnisinhalte oder externe Speichermedien.

Aus der Psychotherapieforschung weiß man, dass seelische Konflikte, Tabus oder unverarbeitete Themen eine Dynamik entfalten, gesehen und beachtet zu werden. Manchmal, wenn sie verdrängt sind, zeigen sie sich durch sogenannte Symptombildungen, wenn beispielsweise jemand über Rückenbeschwerden klagt. Er arbeitet vielleicht zu viel, um wertgeschätzt und geliebt zu werden. In der Gestalttherapie wird auch der Begriff „Offene Gestalten“ verwendet, um auf ungelöste oder unvollendete Aspekte im Leben einer Person hinzuweisen. Offene Gestalten sind Gedanken, Gefühle, Erfahrungen oder Beziehungen, die nicht abgeschlossen oder verarbeitet wurden und daher im Hintergrund des Bewusstseins wirken. Wenn jedoch Unerledigtes gelöst wird, fühlt man sich erfüllt, zufrieden und ruhig sowie innerlich klar und in Ordnung. Wie bei physischen Erkrankungen wirken auch bei seelischen Konflikten Selbstheilungskräfte, die in Richtung Gesundheit, Bewusstheit und Lebensfülle streben. Dem Menschen wohnt eine Tendenz zur Optimierung inne, ganz unabhängig davon, ob sie sich durch Botschaften der inneren Stimme, anregende äußere Situationen oder kreative Impulse, durch die wir wachsen und reifen können, zeigt. *Offenes und Unerledigtes strebt danach, befriedet oder vollendet zu werden. Es gibt eine Kraft, die zu Heilung, Bewusstheit und Ganzheit strebt.*

Auch wenn die folgende, diese Einsicht weiterführende Spekulation sehr umstritten ist, soll sie hier dargelegt werden: *Die stetige Veränderung in der Welt geht in Bezug auf Gesellschaft, Technologie, Wissenschaft, Kultur und individueller Erfahrungen in Richtung Differenzierung, Entwicklung und Bewusstwerdung.* Meine subjektive Erfahrung in meiner eigenen kurzen Lebensspanne, in einer sehr begrenzten Umgebung, zeigt auf, dass im Unterschied zu früher, Kinder in der Schule nicht mehr geschlagen werden, Väter sich mehr für die Kindererziehung einsetzen, der Anteil an Frauen an den Universitäten zunimmt und sich Menschen mehr für körperliche und seelische Gesundheit interessieren. Natürlich sind auch neue destruktive Verhaltensweisen, komplexere Süchte oder andere Formen von Ausgrenzung, gerade fremden Menschen gegenüber, zu beobachten. Alles in allem gesehen, leben die Menschen jedoch bewusster, gesünder und verhalten sich weniger destruktiv. Wenn die vielen kriegerischen Auseinandersetzungen, die unzähligen Unterdrückungsregime oder der Hunger in der Welt als Gegenargumente angeführt werden, sollte man, wie ein Blick in die Geschichte der Menschheit bestätigt, bedenken, dass früher gewiss mindestens genauso furchtbare Zustände geherrscht haben. Es ist gar nicht so einfach, zu beurteilen, ob in der Geschichte der Menschheit die Gewalt zugenommen oder abgenommen hat. Steven Pinker geht in seinem – allerdings stark kritisierten – kulturhistorischen Werk „Gewalt. Eine neue Geschichte der Menschheit“ von einem stetigen Rückgang der Grausamkeiten aus.[97]

In einem nächsten Schritt soll wieder der einzelne Mensch in den Mittelpunkt rücken. Wer psychotherapeutisch erfahren ist, weiß, dass signifikante Handlungen, Gedanken und Verhaltensweisen Resonanzen auslösen, im Inneren wie im Äußeren. Wer beispielsweise über andere Menschen schlecht redet, seinen Kindern oder dem Partner Schaden zufügt, strahlt dissonante Atmosphären und belastende Energien aus. Diese führen bei allen Beteiligten zu sozialen Verwerfungen und physischen Kontraktionen. Schlimmstenfalls frieren Konflikte über längere Zeit ein, mit verheerenden Folgen, wenn man etwa an langjährige Kontaktabbrüche in Familien denkt. In therapeutischen Prozessen ist zu beobachten, dass die seelischen Belastungen, die mit ungelösten Konflikten einhergehen, psychosomatische Symptome hervorrufen können, wie etwa Magengeschwüre, Schlafstörungen, vegetative Dysregulationen oder Rückenschmerzen. Unbearbeitete psychische Störungen schwelen so lange im Inneren weiter, bis sie gelöst werden. Sie tauchen in Träumen auf, beschäftigen den Geist und verursachen soziale Spannungen.

Da der Mensch grundsätzlich nach Harmonie strebt, bleiben diese dysphorischen Tendenzen so lange im System, manchmal generationsübergreifend, bis sie verarbeitet und beruhigt werden. Das gilt auch für fremd- und selbstzerstörerische Denk- und Handlungsweisen, die sowohl in unserem Inneren wie auch bei anderen Menschen unangenehme Wirkungen hervorrufen. Wenn jemand lügt, andere betrügt, gewalttätig behandelt oder verleumdet, zieht sich etwas zusammen und sendet eine negative Schwingung aus. *Destruktive Verhaltensweisen und schwelende Konflikte hinterlassen Spuren im System, die wieder ausgeglichen werden möchten.*

Die hier angedeuteten Punkte sind auch für den Fall, dass der Tod nicht ein absolutes Ende darstellt, übertragbar. Im Sterben würde die Person zwar aufgelöst und transformiert, aber die Spuren, die diese Person hinterlässt, leben weiter als atmosphärisch-energetische Strukturen, die mit bestimmten Bewusstseinsinhalten und Lebensthemen verbunden sind. Das gilt selbstverständlich auch für konsonante Denk- und Verhaltensweisen, gelungene Lebensabläufe, Fähigkeiten und Talente, die im gesamten natur- und kulturgeschichtlichen Informationsspeicher als mögliche Ressourcen verfügbar werden. *Was ein Mensch im Leben vollbracht hat und wie er sich verhalten hat, lebt weiter.*

Ob nun die spezifische Konstellation individueller Lebensvollzüge in neuen Identitätsformen wiederbelebt wird oder als unerlöste Themen oder als verfügbare Ressourcen in anderen Menschen partiell präsent werden, muss in diesem Modell nicht zwangsläufig entschieden werden, denn beides erscheint denkbar. Menschen in veränderten Bewusstseinszuständen können jedenfalls in solche Identitätsformen eintauchen, mögliche Ähnlichkeiten entdecken und gemäß der weiter oben genannten Tendenz zur Vervollständigung es als identisch mit sich selbst erleben und es somit als früheres Leben auslegen.

Dazu soll hier ein Gedankenexperiment durchgeführt werden: Wir stellen uns die Person Peter vor, die sich selbst im veränderten Bewusstseinszustand als Hofmusikant Anselm im Mittelalter erlebt hat. Peter fühlt sich mit dieser Person innig verbunden und berichtet davon, dass er als Anselm damals in Ungnade fiel, bestraft und in einen Kerker verbannt wurde. Nie mehr durfte er ein Instrument zur Hand nehmen und nach eineinhalb Jahren Haft verstarb er. In seinem jetzigen Leben erahnt Peter zwar seine musikalischen Fähigkeiten, war aber nicht ausdauernd genug, um ein Instrument zu lernen. Er stellte auch überhöhte Ansprüche an sich und war zumeist mit sich unzufrieden. Dazu kam, dass er von seinen Eltern häufig abgewertet wurde. Lob gab es kaum. So entwickelte sich eine tiefe Angst, von anderen bewertet zu werden, wodurch er noch weniger in der Lage war, seine Fähigkeiten und Talente zu leben. Durch die Bewusstwerdung dieser Aspekte lernte Peter, sich selbst anzunehmen, den Perfektionsdrang abzuschütteln und sich weniger darüber Gedanken zu machen, was andere über ihn denken könnten. Interessanterweise begann er auch eine Musikgruppe zu managen sowie Privatstunden bei einem Klavierlehrer zu nehmen.

Dass Peter sich mit Anselm identifizierte, kann zunächst so verstanden werden, dass er symbolische Szenen, die er vielleicht irgendwann in einem Film gesehen oder in mittelalterlichen Schauergeschichten gelesen hat, vergegenwärtigte, um seine inneren Konflikte symbolisch verarbeiten zu können, ähnlich dem Traumgeschehen. Andererseits kann es auch sein, dass es einen Anselm mit diesen schwerwiegenden Erlebnissen gab und mit seinem Tod, sowohl die unerlöste traumatische Erfahrung (Bestrafung) wie auch seine Ressourcen (Musikalität) als überdauernde Informationen in den großen Speicher morphogenetischer Felder aufgenommen wurden und sich nun potenziell wieder subjektivieren können, um in anderen Personen Unerlöstes zu bewältigen und Talente weiter zu entfalten.

Nun stellen wir uns vor, Peters Existenz steht kurz vor seiner Verkörperung. Sie ist, wie hier angenommen wird, nicht nur eine materielle, sondern auch eine geistige, die lange vor der Zeugung, also transpersonal, schemenhaft existiert. Dieses noch unvollständige Bewusstseinsfeld, das nun für Peter aktiviert wird, trägt Potenziale in sich, die für Lösungsansätze des Konflikts von Anselm nützlich sind. Beispielsweise ist Peter sehr motiviert, sich zu erforschen, zu erkennen, wer er wirklich ist und welche Kräfte sein Inneres bestimmen. Die unerlösten Existenzfäden von Anselm können in Peters Bewusstseinsfeld eingeordnet werden und sich durch ihn in seinem Leben verkörpern. Mit diesen werden auch Talente (Musikalität) übertragen. Ähnlich mag es auch mit weiteren Eigenschaften oder Persönlichkeitsmerkmalen geschehen.

Wenn nun jemand im veränderten Bewusstseinszustand in eine frühere Existenzform eintaucht und einige signifikante Aspekte darin wiederfindet und diese, im Sinne der oben skizzierten Wahrnehmungskonstruktion, zusammenfügt, könnte es so erscheinen, dass Peter eine Reinkarnation von Anselm ist, auch wenn vielleicht nur einige spezielle Informationen aufgenommen und weitergelebt wurden. Ganz unabhängig davon, ob es sich dabei um vollständige oder partielle Identitäten handelt, gehen wir beim Holotropen Atmen davon aus, dass die Erfahrungen real sein können und nicht allein der Vorstellungskraft des Atmenden entspringen.

Neben den oben genannten Hypothesen fließen folgende weitere Annahmen in dieses Modell ein:

- Menschen verändern sich beständig auf allen Ebenen des Seins. Mit dem Tod endet diese ganz spezifische körperlich-seelische-geistige subjektive Einheit, die jemand über seine Lebenszeit hinweg darstellt.
- Die Informationen und Spuren dieses Lebens bleiben in überraumzeitlichen Feldern erhalten.
- Signifikante Themen und Prozesse eines verstorbenen Menschen können mit zukünftigen subjektiven Bewusstseinsfeldern in Resonanz gehen und sich neu verkörpern.

Die im Alltag gelebten Lebensinhalte, Entscheidungen, Denk- und Handlungsweisen, ausgestrahlten Atmosphären haben also nicht nur, wie vielfach bestätigt, Wirkungen auf das gegenwärtige Leben des Betroffenen, sondern auch auf unsere Mitwelt und Nachwelt.

Diese unterschiedlichen Erfahrungsstränge stehen potenziell zur Verfügung und können mit einem neuen Erdenbürger belebt werden, um sich ihrer bewusst zu werden, sie weiterzuentwickeln, aufzulösen oder zu integrieren. Nun fällt dieser Person die Aufgabe zu, diese nächsten notwendigen Schritte zu gehen. Die evolutionäre Entwicklung des Menschen wäre dann wie ein raumzeitübergreifendes Kontinuum zu verstehen, in der die Staffelstäbe weitergegeben werden.

Wenn wir von partiellen Identitäten, die aufgenommen werden, ausgehen, können selbstverständlich auch Impulse von anderen Identitäten hinzukommen, die vielleicht zu diesem Cluster passen, sowohl unerlöstes Material wie auch Ressourcen, Fähigkeiten und Resilienzkräfte.

Kehren wir zurück zum Gedankenexperiment: Von unzähligen beim Tod von Anselm freigewordenen Valenzen nimmt nun Peter einige auf, andere wandern zu anderen Personen, genauso wie Peter auch Aspekte von anderen Identitäten, jenseits derer von Anselm, in sich vereinigen kann. Jetzt stellen wir uns vor, dass Peter in eine Atemsitzung geht und intensiv in Kontakt kommt mit seinen Themen, die auch mit einer anderen gelebten Identität verwandt sind. Er schlüpft im veränderten Bewusstseinszustand in diese Rolle und nimmt es so wahr, als wäre es seine Existenz gewesen, weil er aus den prägenden Aspekten heraus, ein Gesamtbild formt, um es besser verstehen zu können.

Es gibt sehr krankheitsanfällige oder schicksalsbehaftete Existenzen, bei denen vielleicht eine Überzahl an dissonanten Merkmalen angesammelt sind oder sogenannte Lichtträger, bei denen Ressourcen und Talente im Übermaß eingeflossen sind. Ob das Konzept „Karma" hier schlüssige Anregungen gäbe, muss offenbleiben, um die Spekulationsbreite hier nicht allzu sehr zu erweitern und den Pfad bisheriger Überlegungen nicht zu stark zu verzweigen.

Da alles und alle miteinander verbunden sind und co-evolutiv wirken, ist es ein Gesamtprozess, in dem es um Auflösung von Bedingtheiten und Verstrickungen, um Weiterentwicklung und Bewusstwerdung sowie um Differenzierung und Fortschritt geht. Allen steht auf diesem Wege das gesammelte Wissen der Menschheit und der Natur zur Verfügung.

Jeder Mensch, wie auch immer er lebt, hinterlässt Spuren, Atmosphären und Energien. Um einen Beitrag zu leisten, die Evolution in Richtung mehr Ganzheit und Vollendung zu führen, kommt es aber auf jeden Einzelnen und seine Lebensweise an. Wer destruktiv, unkooperativ und egozentrisch handelt, verursacht Dissonanzen, Verstrickungen und Störungen, wohingegen eine bewusste, mitfühlende und offene Einstellung transformativ und entwicklungsfördernd wirkt, für sich selbst und somit auch für die Mitwelt, da wir ja miteinander verbunden und aufeinander bezogen sind.

Jedem Menschen wohnt, wie schon beschrieben, eine Tendenz nach Heilung und Verwirklichung inne, eine innere Weisheit, die stets auch mit dem größeren Ganzen verbunden und von ihm durchwirkt ist. Wer sich dafür öffnet, kann darauf vertrauen, einen segensreichen Weg zu finden.

Chiffren des Göttlichen erkennen

In diesem Abschnitt soll nun auf explizite spirituelle Erfahrungen und Transformationsprozesse im Holotropen Atmen näher eingegangen werden. Man hat herausgefunden, dass sie, über Kulturen, Orte und Zeiten hinweg, ähnliche Strukturen aufweisen. Nachdem ich, etwa im Rahmen des Masterkurses „Peace Studies“, der an der Universität Innsbruck angeboten und von der UNESCO gefördert wurde, mit internationalen Studierenden das Holotrope Atmen praktiziert habe, war ich immer wieder davon überrascht, wie trotz aller Unterschiede, tiefe Spiritualität zu universellen Einsichten führt.

Die kulturübergreifenden Leitideen spiritueller Wege lassen sich dahingehend zusammenfassen, dass der Mensch in etwas Größeres eingebunden ist, in Verbindung mit allem Seienden steht und in ihm das Göttliche oder All-Eine präsent ist. Das Transzendente, Geheimnisvolle, das Unbekannte, der Ursprung des Lebens, das Energetische oder das Mystische sind Chiffren des Göttlichen. Ebenso kann es als Licht, das alles durchstrahlt, als Grund alles Seienden, als Realität hinter der Realität oder als letzte Wirklichkeit, die unendlich und ewig ist, gesehen werden.

Es ist auch das, was in Erleuchtungszuständen (Satori) als wahres Selbst oder wahre Realität wahrgenommen wird. Es gibt viele Bezeichnungen für das Unsagbare, das zwar erlebt, aber nicht vollständig erfasst und definiert, geschweige denn durch wissenschaftliche Erkenntnisse oder rationale Erörterungen hinreichend beschrieben werden kann. Obwohl es uns sehr nahe ist, ist es nicht zu konkretisieren, zu unterscheiden oder zu verdinglichen. Es ist einerseits unendlich fern, ungreifbar, unerkennbar – und andererseits ist es nah, kann klar und konkret erlebt werden. Es wird in den Wirkungen und Erlebnisweisen erahnt, also durch das, was man in sich selbst spürt.

Dieses Unendliche, in dem wir nicht verloren sind, dieses Heilige, dieses Sein des Seienden, kann somit persönlich erfahren werden, in außergewöhnlichen Bewusstseinszuständen, durch regelmäßige spirituelle Übungen oder besondere Lebensereignisse, in denen der Mensch sich aufgebrochen fühlt, wie etwa in tranceähnlichen Zuständen, Krisen oder ergreifenden Lebensmomenten. Wer sich dann dafür öffnet, erlebt sich getragen und von einer besonderen Form von Energie, Liebe und Güte durchströmt.

Spirituelle Erfahrungen dieser Art bewirken häufig eine grundlegende Veränderung des Menschen in Richtung mehr Sicherheit und Vertrauen in sich selbst und in die Welt. Gleichzeitig entwickelt sich eine Lebenseinstellung, die als offen, mitfühlend und achtsam charakterisiert werden kann.

Spirituelle Erfahrungen sind auch transpersonal, da sie weit über den persönlichen Horizont hinausgreifen. Der Mensch erlebt sich nicht mehr als abgegrenzt und für sich allein existierend, sondern vielmehr eingewoben in das große Netz des Seins, durchstrahlt vom göttlichen Licht. Da er dies nun in jedem und allem wahrnehmen kann, fühlt sich der Erfahrende tief verbunden mit allem Lebendigen, mit allen Lebewesen und Erscheinungen der Natur.

In der allgegenwärtigen Präsenz des Göttlichen wird die irdische Existenz im Kreislauf von Werden und Vergehen gesehen, getragen von der Unendlichkeit, in der sich letztlich die Beschränkungen, Polaritäten und Dualitäten des Lebens einordnen und auflösen. Sogar der Erlebende selbst und das Erlebte werden eins. Alles, was ist, ist nicht mehr für sich, sondern durch Es.

Im nondualen Zustand des Bewusstseins, der frei ist von Bewertungen und inneren Kommentaren, existiert alles im Es, getragen von einer unermesslichen Liebe. Diese spirituelle Liebe, die an keine Bedingungen mehr gebunden ist und alles miteinschließt, ist wie eine Liebe zum Leben, zum Sein, zu allem und jedem.

Es wird auch von Lichterscheinungen, Energiephänomenen,

spontanen Zuständen des Glücks, der Hingabe und der Demut berichtet, begleitet von tiefster Ergriffenheit, die in ein Empfinden unerschütterlicher Gelassenheit übergeht. Ein sinnerfüllter Ruhezustand, der die überwältigende Präsenz einer universalen Liebe und Schönheit offenbart.

In diesem Zusammenhang sei auch erwähnt, dass jede Erfahrung von Bedeutung ist, ganz gleich, ob es sich um Heilungs- oder Öffnungsprozesse handelt. Keine Erfahrung ist besser oder schlechter sowie niedriger oder höher einzuschätzen als die andere. Alles, was jemand erlebt, wirkt sich auf allen Ebenen aus und fördert somit den Weg zur Ganzheit, ganz unabhängig davon, welche Erfahrungsebene berührt wird und wie tiefgehend, berührend und intensiv die Erfahrungen sind.

Die Präsenz des All-Einen

Die Erkenntnis, dass das Göttliche in uns präsent ist und es nur von der Verfasstheit des Bewusstseins abhängt, ob wir es wahrnehmen oder nicht, ist für die Erfahrenden außergewöhnlich. In jedem von uns und in allem wirkt es und drückt sich in verschiedenen Formen aus. Natürlich müssen wir davon ausgehen, dass die Art und Weise, wie sich die Erfahrungen vermitteln, durch Schemata, Inhalte und Konstruktionen, die sich im Laufe des Lebens entwickelt haben, beeinflusst werden.

Wir nähern uns also mittels Chiffren dem transzendenten Göttlichen an. Eine Seminarteilnehmerin erlebte es als ein Grenzenloses, in dem wir nicht verloren, sondern eingebettet, geborgen und aufgehoben sind:

„Dann stürze ich mich voll Vertrauen ins Wasser, tauche unter, fühle mich eins mit dem Meer, als ein Teil von ihm. Es umgibt mich, es spürt sich so unheimlich schön an, verbunden zu sein mit allen, mit allem. Im Wasser verschwinden die Grenzen. Unmittelbar nach einer Schwimmbewegung ist diese nicht mehr zu sehen, die gerade noch vorhandenen Spuren verschwinden, jeder Augenblick ist ein Neubeginn, das Alte löst sich scheinbar auf. Ich fühle mich sauber, rein.

Ich als ein Teil vom Ganzen. In diesem Moment zu spüren, nicht allein zu sein, eingebettet in etwas Größeres.

Insgesamt war es eine wunderschöne Erfahrung, dieses Gefühl der VERBUNDENHEIT mit dem GANZEN, ein tiefer FRIEDEN, STILLE. Da spüre ich mich RICHTIG, GUT, GELIEBT. Einfach SEIN ist da möglich. Ein Ort, an dem ich gerne bleiben würde, wo es mir schwerfällt, wieder ins Hier und Jetzt zu kommen."

Wenn das Göttliche im Suchenden präsent wird, wächst er über sich hinaus, kann erkennen, woher er kommt und wie wertvoll es ist, dem All-Einen in seinem Leben Raum zu geben und zu dienen:

„Der Schlüssel ist, mich wieder nach unten hin mit dem Ursprung des Lebens, des Seins zu verbinden und selbst in Dienst zu stellen – es durchströmen lassen. Ich öffne mich nach unten ins Licht des Ursprungs."

Das Gefühl einer tiefen Verbundenheit mit dem größeren Ganzen, in dem man sich angenommen und geliebt fühlt, lässt eine Teilnehmerin durchlässig und weich werden. Ihr Herz öffnet sich und sie kommt in Kontakt mit der allumfassenden wärmenden Güte der Buddha Natur, die das Universum durchströmt und überall wahrgenommen werden kann:

„Auf einmal erscheint Buddha SHAKYAMUNI, ganz golden, und sein Herz strahlt mich mit solcher Liebe an und mir ins Herz und es umgibt ihn solcher GLANZ und LICHT, ich kann es nicht fassen. Es erschauert mich in jede Zelle. Er kommt über mich, umgibt mich mit seinem Glanz – er ist in mir und ich bin er. Jetzt strahlt es von mir auch so schön aus. Ich kann es nicht glauben, aber es ist so. Über meine Hände und Arme fließen starke Kräfte in mich ein. Ich bin so ergriffen, ich kann es nicht fassen. Ich bin Buddha. Es haben sich die Rollen verkehrt. Man feiert mich und tanzt um mich. Ein Wandel ist geschehen. Ich bin in meiner WÜRDE. Erlebe das ganze Universum voll von Geist. ALLES IST GÖTTLICH. Zwischendurch kommt mir der Gedanke, das kann nicht sein. Doch es ist so."

Es ist manchmal sehr schwer, diese Schönheit, Größe und Herrlichkeit zu fassen und sie als real anzunehmen, gerade auch in einer Welt, die geprägt ist von Konflikten und Dissonanzen. Zudem stehen die eigene Brüchigkeit, Endlichkeit und Verletzlichkeit in einem krassen Gegensatz dazu. Dabei kann es auch vorkommen, dass beide Seiten zusammen erlebt werden, das Licht und die Schattenseiten des menschlichen Daseins:

„Ich spürte eine Präsenz von einem lichtvollen Wesen und streckte meine Hand mit der Handfläche nach oben aus. Ich spürte eine Berührung. Ich spürte, wie Energie meinen Körper durchströmt. Von meinem Wurzelchakra ging vertikal bis zu meiner Kopfkrone ein dicker gelber Lichtstrahl aus und ich wusste, dass dieser mit der Erde und dem Himmel verbunden war. Ich weinte und fühlte den Schmerz dieser Welt, die Trennung und gleichzeitig die Verbundenheit."

In der Aufarbeitung spiritueller Erfahrungen geht es darum, Ja zu sagen, zu der Harmonie, aber auch zu den Störungen und Verwerfungen, die wir in der Welt antreffen.

Wir dürfen uns dabei auch nicht von den spezifischen Bildern, die mit bestimmten spirituellen Traditionen in Verbindung stehen, irritieren lassen, denn entscheidend ist, dass jemand davon berührt und beseelt ist. Manchmal fühlt man sich in diesen Prozessen auch erschüttert und demütig angesichts der Größe und Herrlichkeit dieser göttlichen Kraft, die sich in unterschiedlichen Formen und Symbolen zum Ausdruck bringen kann.

Dies hat nichts mit Unterwerfung, sondern mit Respekt, Achtung und Ehrfurcht zu tun, wie es in dieser Atemerfahrung zum Ausdruck kommt:

„Es ist Nacht. Auf einmal sehe ich Licht. Eine Leiter, ganz aus strahlendem Licht – sie reicht von der Erde bis zum Himmel. Es geht eine große Kraft von ihr aus.

Dann höre ich eine Stimme: ‚Du bist mein geliebter Sohn. Ich werde immer bei dir sein und dich behüten.' Ich falle auf die Knie und weine Tränen der Ehrfurcht und Ergriffenheit. Zitternd frage ich: ‚Wer bist du?' Ein Engel steigt die Leiter herab. Er berührt mich sanft und sagt: ‚Das ist meine Botschaft: Ich bin der, der immer ist und war, und der dich mit allem, was lebt, verbindet. Ich bin auch in dir.' Ich weine wieder Tränen der Ehrfurcht."

Es ist durch mich und es ist in allem – die Struktur der erlebten Präsenz des Göttlichen kann man als allgegenwärtig, durchdringend, umfassend und tief bewegend beschreiben:

„Einmal erlebe ich mich als Skelett und alle meine Knochen klappern rhythmisch.

Da wird mein Körper bis in die kleinste und hinterste Zelle erschüttert, und er erbebt ob dieser überwältigenden Erschütterung. Mein Körper ist ein Gefäß für Gott. Gott erschüttert mich. Gott erschüttert sich in mir. Gott atmet in mir, ich atme Gott. Gott spricht in mir und aus mir heraus. Gott lacht und weint in mir. Gott schläft und wacht in mir. Gott geht und steht in mir. Was immer ich tue, Gott tut es. Was immer ich sage, Gott sagt es.

Es gibt nichts, was nicht Gott ist, nicht in mir und nicht außer mir. Ich esse Gott, ich trinke Gott, ich atme Gott, ich sehe und höre Gott, ich spüre nichts anderes als Gott. Nie. Ich kann aus Gott nicht herausfallen, denn ich kann nirgendwohin fallen als in Gott."

Gerade diese letzte Passage erinnert mich an den Satz, der immer wieder im Christentum in schweren Zeiten Trost spendet: „Du kannst nicht tiefer fallen als in Gottes Hand."[98] Teilnehmende, die sich vom Göttlichen anrühren lassen, fühlen sich danach stabiler, offener und krisenfester. Die positive Erschütterung durch das Göttliche erweitert die Identität und stärkt das Bewusstsein. Sie erleben sich getragen, geführt und unterstützt.

Grenzenlose Liebe

Die Begegnung mit dem Göttlichen wird häufig begleitet von angenehmen und erhebenden Erlebniszuständen, die sich zu umfassenden, intensiven und überströmenden Glücks- und Liebesgefühlen steigern können:

„Alles darf sein. Totale Leere. Ich komme mir vor, als wäre alles verbunden. Nur Liebe, nichts kann mich stören (obwohl ich sehr wohl manchmal auch die Leute neben mir höre)."

In dieser Liebe wird die Verbundenheit zur eigenen Wesensnatur und zur inneren Weisheit spürbar. Der Mensch erlebt sich in seinem tiefsten Inneren angekommen und darf so sein, wie er wirklich ist:

„Ich sah einen großen, rosa Raum in meinem Inneren, im Brustbereich. Er fühlte sich mit Liebe und ich war mittendrin. Ich spürte, dass ist jetzt mein Leben, das ich immer wollte. Ich kann endlich das ausdrücken, das immer tief in mir schlummerte und das ich nicht spüren konnte. Ich spürte eine tiefe Liebe und Verbundenheit zu meiner inneren Weisheit. Ich war von dieser Liebe eingehüllt und habe sie annehmen können."

Es ist eine Liebe, die unabhängig und frei ist, durch keine Bedingungen und Beschränkungen mehr eingegrenzt wird. Sie bezieht alles mit ein und schließt nichts mehr aus. Es ist eine Liebe, die als allumfassend und grenzenlos erlebt wird, eine zärtliche Schwingung, die allem Existierenden innewohnt. Sie verbindet und durchströmt alles Seiende. Wer das Transzendente, Göttliche oder All-Eine berührt, wird von dieser immensen Kraft, die von dieser Liebe ausgeht, überwältigt sein.

Das Herz ist der Ort, der kulturgeschichtlich für die Liebe steht. Wenn mir Suchende berichten, dass sie in schwierigen Beziehungen ihr Herz schützen müssen, indem sie es verschließen, entgegne ich meistens: Ein offenes Herz trägt in sich den Schutz, den es braucht, denn nur mit einem offenen Herzen können wir wirklich spüren, was uns guttut und was nicht. So können wir auch besser abschätzen, ob wir uns abgrenzen sollen oder annähern können. Wenn wir auf die Stimme des Herzens hören, gehen wir nicht fehl. Sie stärkt den Menschen und setzt sogar Resilienzkräfte frei.

Ich zitiere hier an dieser Stelle noch einmal eine Atemerfahrung, die weiter oben schon zur Sprache kam:

„Die Energie floss in mein Herz hinein und das Herz wurde immer größer und größer und größer. Ich war sehr erstaunt, wie groß mein Herz ist und ich wusste, egal wie verletzt oder enttäuscht es war, ist oder wird: Es geht nicht kaputt. Die Liebe, die ich in meinem Herzen habe, ist immer da, ausreichend da … Das war eine sehr schöne Erkenntnis. Mein Körper war erfüllt mit dieser vielen Energie, die ich überall wahrnehmen konnte."

Dieser Erfahrung wurde vermutlich von einer vorauslaufenden Synchronizität (akausale Korrelation) der Weg geebnet:

„Das Interessante ist, dass ich am Morgen vor der Sitzung zwei Affirmationskarten aus 64 Karten gezogen habe: ‚Meine Liebe ist unendlich.' und ‚Ich bin es wert, geliebt zu werden' waren die Affirmationen. Ich habe diese Karten beim Mischen rausfallen lassen und danach überhaupt nicht mehr an diese Karten gedacht."

Die Selbstliebe hat in den praktischen Übungen vieler spiritueller Traditionen eine herausragende Bedeutung. Denn nur wer sich selbst achtet und sich selbst liebevoll annimmt, wird auch seinen Mitmenschen gegenüber mitfühlend sein können. Sogar die moderne Psychologie weist indirekt darauf hin, wenn sie von Selbstfürsorge spricht. Die Liebe zu sich selbst ist heilsam und wachstumsfördernd, denn sie führt dazu, dass man sich, wer und wie man ist, annimmt und wertschätzt. Dem eigenen Schicksal mit Würde und Achtung zu begegnen, ist die Voraussetzung dafür, sich entwickeln und verändern zu können.

Selbstliebe, wie sie hier verstanden wird, hat nichts mit egoistischen Einstellungen zu tun. Das soll hier ausdrücklich noch einmal festgehalten werden. Diese destruktiven Tendenzen sind pathologischer Natur und können in narzisstischen Erkrankungen beobachtet werden. Dabei werden Mitmenschen kontrolliert und manipuliert, um für sich selbst das Beste herauszuschlagen. Empathisches Empfinden und die Fähigkeit, Verantwortung zu übernehmen oder Schuld zu empfinden, ist nur eingeschränkt entwickelt oder fehlt manchmal gänzlich. In narzisstischen Beziehungsverhältnissen gibt es am Ende nur Verlierer und keine Gewinner.

Eine intensive Liebe zu sich selbst, so wie sie hier empfunden wird, ist ihrem Wesen nach offen und bleibt nicht auf die eigene Person bezogen, sondern strömt über sie hinaus. Die liebevolle Beziehung zu sich selbst ist die Basis einer umfassenderen Liebesfähigkeit, einem Empfinden tiefer Liebe zu allem und jedem, einer Liebe zum Sein im Ganzen. Oft wird sie als vibrierend und alles miteinbeziehend erlebt:

„Dann begann ich erneut mit dem Atmen und plötzlich spürte ich, wie sich eine sehr starke Kraft im unteren Bauchraum zentrierte und nach oben zu steigen begann. Ich spürte alle Organe, den ganzen inneren Bauchraum genau und differenziert, überflutet durch diese Kraft und Wärme. Ich empfand es als eine totale Liebe. Es war viel zu stark, es blieb nicht in mir, sondern brach über meinen Körper hinaus. Vor mir lag jetzt das ganze Universum, ruhig, majestätisch und klar. Ich nahm wahr, dass alles, jeder Mensch und alle Gegenstände durch feine Energieströme miteinander verbunden waren. Diese Energieströme flackerten ein wenig. Mein Gefühl dazu war so intensiv und schön, es war stärker als jemals im Wachbewusstsein. Auf einmal stieg aus diesem ‚Alles' eine Art Blase auf, die sich erneut ausweitete, wie eine neue Dimension. Das Gefühl von Liebe und Schönheit wurde noch stärker."

Diese Form von Liebe, die auch als transpersonal oder spirituell bezeichnet werden kann, ist universell, eine Liebe, die das Universum durchströmt und ihrer Natur nach transzendent ist, sie fließt und strömt und wir können davon kosten.

Transformation des Egos

Um für diese Kraft der Liebe frei zu werden und sich in transzendenten Räumen angstfreier bewegen zu können, müssen Egoanteile, festgefahrene Lebensmuster und destruktive Verhaltensweisen abgebaut und transformiert werden.

Im Laufe des Lebens werden, bedingt durch genetische Einflüsse, Verletzungen, Kränkungen, dem Erleben von Gewalt sowie durch Zerstreuung, schlechte Gewohnheiten oder unachtsame Verhaltensweisen, innere Spannungen, Konfliktpotenziale und Dissonanzen aufgebaut, die Lebensenergie kosten und zu inneren Blockaden führen. Spirituelle Einsichten und psychotherapeutische Heilungsprozesse, wie sie durch das Holotrope Atmen initiiert werden, helfen, diese Hindernisse, die auch als Egoblockaden bezeichnet werden können, aufzulösen, um offener, durchlässiger und flexibler zu werden.

Erst dann können die Präsenz des Göttlichen, die allesumfassende Qualität der Liebe und die Freiheit nondualer Bewusstseinszustände in ihrer ganzen Tragweite realisiert und im Alltag umgesetzt werden.

Dies ist oft ein intensiver Prozess, der sich bedrohlich anfühlt, da alte Identitäten und Bedingtheiten aufgelöst werden müssen:

„Ich verstehe plötzlich, dass ich alles Leben abschütteln und ‚zertanzen' muss. Ich muss tanzen, bis nichts mehr übrig bleibt! Mit aller Lebenslust reißen wir uns die Haut und das Fleisch von den Knochen und schleudern es weg. Eine makabre Szenerie, die sich aber in der Situation selbst eher witzig anfühlt. Lustvoll geht es dem Tod entgegen.

Irgendwann, als nur noch Knochen von mir übrig sind, lasse ich mich auf den weichen, moosigen Waldboden fallen. Ich schüttle mich wild, um noch die letzten Reste an Lebensenergie loszuwerden. Etwas drängt mich, mich aufzulösen, doch es geht nicht! Das frustriert mich! Ich sehe Skelette, die Trommeln schlagen. Ich muss meine Identität als ‚Elisabeth' hinter mir lassen. Das will ich nicht!"

Diese Prozesse werden häufig von einer starken Ambivalenz begleitet, denn die alte Identität verlieh bisher Sicherheit und Stabilität, wenngleich sie die Suchenden auch von neuen und wachstumsfördernden Erfahrungen fernhält. Diese inneren Widerstände entspringen einer Tendenz der Seele nach Balance. Sie möchte uns vor dem schützen, was früher bedrohlich war und bezieht nicht mit ein, dass wir uns inzwischen weiterentwickelt haben. Es ist wie ein Irrtum in der Zeit. Dieser Schutzpanzer, der durch Defizite, Bedrohung und Gefügigkeit über viele Jahre aufgebaut wurde, löst sich langsam auf, wenn achtsam, mitfühlend und wertschätzend vorgegangen wird.

Egoanteile finden sich auch in sogenannten Überidentifizierungen, in denen leidhafte Lebenserfahrungen dauerhaft in den Mittelpunkt rücken. Psychosomatische Störungen oder schwere Erkrankungen, also leibliche Zustände, die als destruktiv erlebt werden, werden oft fixiert, festgehalten und überbetont, da sie schicksalhaft ins Leben treten und sich der Eigenverantwortung entziehen. Dabei verengt sich der Erlebnishorizont immer mehr. Die Auflösung solcher chronischen Bedingtheiten führt zu einem Gefühl, zu sterben, da sich etwas auflöst, was eng mit der Persönlichkeit verwoben ist. „Erlösung" davon ist aber nur dann möglich, wenn man zuerst diese Anteile, im folgenden Bericht Krankheiten, liebevoll in sich annimmt:

„Meine schwarzen Socken, die ich mir ausziehen musste, weil mir heiß war, ließen mich in eine intensive Beziehung zu meinen Metastasen treten: Diese sitzen entlang der Skelettachse. Das konnte ich mit meinen Socken darstellen und die Metastasen so visualisieren. Ich habe mich mit ihnen fast angefreundet, ja, ich habe ihnen ins Auge geblickt und sie als Teil meines Wesens in mich aufgenommen und mich ausgesöhnt. Es war eine dunkle, zerrissene, schwarze, angsterfüllte Gegend, in die ich blickte, vor der ich aber plötzlich keine Angst mehr hatte, weil ich erkannte, dass ich diese Aufgabe überwinden kann und das Potenzial dazu besitze, meinem Körper diese Aufgabe zuzumuten! Was für eine Erlösung!

Nun geschah ein Wunder: Ich sah mich, von Engelsklängen begleitet, aufgebahrt in einer riesigen, leeren gotischen Kathedrale. Ich musste gestorben sein, lag auf dem Bauch auf einem riesigen Altar, und hatte meine beiden Kinder (die Polster) je unter einem Arm. Sie standen neben mir, trauerten auf eine unglaublich natürliche Weise: in dem Wissen, dass es der natürliche Lauf der Dinge ist und sein wird, was auch geschehen mag, ohne Angst vor dem Sterben haben zu müssen."

Das, was sterben muss, sind also alte, einschränkende Lebensmuster. Nur dann können wir wieder in den Kreislauf des Lebendigen zurückkehren.

Es ist wie eine tiefe Erfahrung des „Stirb und werde", wie sie in vielen esoterischen und spirituellen Kontexten beschrieben wird, eine Geburt zu einem neuen Leben:

„Bald kam die erste Schmerzwelle. Ich gestattete ihr ohne Widerstand durch meinen Körper zu fließen, während ich in meinem Laubbett oder besser: Laubgrab lag. Mit der Zeit veränderte sich der Schmerz. Irgendwann begriff ich, dass er sich in Geburtswehen gewandelt hatte. Ich gebar ein Kind: Nackt und feinhäutig legte ich es auf meinen Bauch. Wie wir beide so im Laubbett begraben liegen, roch es nach einem neugeborenen Menschenkind – und meine tiefe Seele wusste, dass ich mich selbst in den Armen wiegte. Noch jetzt, wenn ich diese Zeilen schreibe, rührt mich dieses Bild zu Tränen – diese kleine zärtliche Geburt meiner selbst auf meinem Totenbett im Laub. Lange, lange sind wir miteinander gelegen – mein Neugeborenes und mein In-Laub-gebettetes-Ich.

Immer wieder betrachte ich das Bild dieser Neugeburt – in meiner Lebensgeschichte repräsentiert sie einen Neubeginn, jenseits des Schmerzfeldes, in das ich hineingeboren wurde und das mich ein Leben lang identifikatorisch in Schach gehalten hat. Ich kann mich erstmals ‚beyond pain' erahnen. Es ist wirklich noch ein Erahnen – manchmal freudig, manchmal verstörend. Noch kann ich mich nicht fassen ohne diesen Bezugspunkt aus Schmerz. Die Schmerzen auf meiner linken Körperseite sind noch spürbar – aber sehr, sehr abgeschwächt. Bleibt die Frage, wie ich das Neugeborene in der Geburtshöhle so nähren kann, dass es in meinem Leben gedeihen kann.

Ich schreibe diese Zeilen in tiefer Dankbarkeit an alle Wesenheiten, Mensch und Natur, die es ermöglicht haben, meine Angst vor den

Dämonen der Vergangenheit durch das Anschließen an das Lebendige zu wandeln."

Durch diese innere Arbeit an den Egostrukturen wird es den Suchenden möglich, in den unterschiedlichen Lebenssituationen Egoanteile zu erkennen und sie bewusst in den Hintergrund treten zu lassen, um auch im Alltag den Raum für die göttliche Energie freizumachen.

So konnte jemand, der als Begleiter befürchtete, sich nicht vom Prozess führen lassen zu können, sich bewusst von seinen Egoanteilen lösen:

„Die Sitzung hat begonnen und in mir ist eine Art Mantra entstanden, das sich wie ganz von selbst wiederholt hat. Mein ‚Ego' hat sich in eine ruhige Ecke gesetzt und hat sich still verhalten. Ich bin gesessen, war präsent, habe versucht aufmerksam zu sein und da zu sein, wenn ich gebraucht werde. Das Mantra war: Ich bin der Wächter, ich bin das Mitgefühl, ich bin das Licht."

Wer Menschen begleitet, erkennt seine Egoanteile auch daran, wenn er sich zu sehr an dem, was er weiß, an diagnostische Kriterien, an traditionelle Handlungsanweisungen und an gegebene Heilsversprechen orientiert, anstatt dem Prozess zu vertrauen und sich von ihm führen zu lassen. Meiner Meinung nach wird das heutzutage auch durch Ausbildungsstrukturen, die ihren Fokus auf äußere Faktoren wie Effektivität, Rationalität und Operationalisierbarkeit legen, gefördert.

Die Herausforderung ist, neben Erfahrung und Kompetenz, durchlässig zu sein für das All-Eine, Mitgefühl zu praktizieren und ungewöhnlichen Phänomenen auch Raum zu geben. Dies gelingt umso mehr, je tiefer wir Einblicke in Seinszusammenhänge gewinnen und mit einer Wirklichkeitsebene des Bewusstseins vertraut werden, die auch als nondual oder als transzendental oder als metaphysisch bezeichnet wird. Solche Schritte in die tiefsten Schichten des Bewusstseins, in denen man sich an keinen gewohnten Strukturen orientieren kann, lösen zwar zunächst Ängste und Unsicherheiten aus, bringen aber auch eine neue Form von Sicherheit und Gelassenheit hervor.

Alles ist eins

Es ist ein sanfter und liebevoller Zustand, in den die Suchenden gleiten, wenn sich ein Zugang zum nondualen Bewusstsein anbahnt. Darin wird das Sein als Ganzes, in dem alles Seiende miteinander verbunden erscheint, gewahr:

„Ich verabschiede mich von der Erde und trete ein in die Seelenlandschaft. Hier ist nur Freude, Liebe und Tanzen; wie geleeartige, sich verformende Seifenblasen, die einander liebe- und freudvoll berühren. Das ist die allumfassende Liebe – sie tut mir so gut.

Die nächste Ebene wäre das allumfassende Bewusstsein; wenn ich genug Liebe und Freude erlebt habe, werde ich dort eintauchen – in dieses sich sanft wellenförmig bewegende Meer des reinen, klaren, kühlen Bewusstseins. Der eine Tropfen löst sich bald im Ganzen auf und wird Teil dieses nichts wollenden, nichts fühlenden, einfach seienden großen Ganzen.

Irgendwann löst sich wieder ein Tropfen und wiederholt den Kreislauf."

Wer diese Räume der Offenheit, Weite und Unendlichkeit betritt, wird davon überrascht sein, wie aufgehoben man sich darin fühlen kann. Die Schwankungen und Polaritäten des Lebens scheinen sich in diesen Momenten zu beruhigen und in den Hintergrund zu rücken. Die noch verbliebenen Inhalte des Bewusstseins werden schwächer, bis sie sich ganz auflösen. Das dabei aufkommende Erleben von Leere wird aber nicht als Defizit wahrgenommen, sondern als sich langsames Lösen von dem, was uns beschäftigt. Durch diesen neuen Zustand innerer Freiheit entsteht eine wohlig-neutrale existenzielle Grundstimmung, in der sich das Transzendente ausbreitet:

„Ich habe mich in der Leere des Herzens befunden, ohne das Herz zu sehen; aber die unendliche Leere war zu spüren. Diese Leere war sehr angenehm und ich habe mich seltsamerweise geborgen gefühlt, obwohl ich mich sonst eher in engeren und wärmeren Situationen geborgen fühle. In diesem Moment war es perfekt und ich wollte mit der unendlichen Leere verschmelzen. Ich wollte die Leere einnehmen und mich ausdehnen. Ich wollte immer mehr in diesem Moment verweilen und diesen leeren Raum mit der Energie spüren. Ich musste mich einige

Male bewegen, da diese Energie mich zum Schwingen gebracht hat, und ich hatte mehrfach ein Lächeln auf den Lippen und ein wunderbares Gefühl, das ich gerne permanent hätte."

In nondualen Bewusstseinszuständen sind aber auch die personalen Strukturen aufgehoben – aufgehoben in doppelter Hinsicht, nämlich geborgen und aufgelöst. Sogar das erlebende Subjekt wird nicht mehr als solches identifiziert, sondern fließt in das All-Eine ein. Dieses Gewahrsein kennt keine Trennungen, Hervorhebungen oder Unterscheidungen mehr. Es ist ein angenehmer, klarer und offener Seinszustand, der frei von Gegenständen, Inhalten, Eigenschaften, Bewertungen, Dualitäten und Polaritäten ist.

Es ist ein transzendentes Bewusstsein, das über das Konkrete hinausgeht und jenseits von allem ist, was wir gewöhnlich wahrnehmen. Es ist unbeschreiblich, unsagbar und unermesslich:

„Außerhalb des menschlichen Wahrnehmungsvermögens existiert etwas, das sich mit Worten nicht beschreiben lässt. Es hat keine Form, ist weder hell noch dunkel, weder groß noch klein und es hat keine Dimension in der Zeit. Es ist völlig unerfahrbar, da es das absolute Nichts ist. Weder innerhalb noch außerhalb dieses Nichts existiert irgendetwas. Es gibt absolut gar nichts Zweites, das in der Lage wäre, dieses Nichts zu erfahren. Es ist völlig unbewegt, in ewiger Ruhe, unveränderlich und vollkommen. Ich bezeichne dieses Nichts als die absolute Liebe – andere bezeichnen es als das Selbst, das Absolute, das Eine ohne Zweites oder als Gott. Dieses Nichts ist die einzig existierende Realität – alles andere ist nicht wirklich existent. Alles, was als Form oder Energie erscheint, ist nichts anderes als eine Wahrnehmung dieses Nichts von sich selbst."

In einem nachfolgenden Kommentar erkennt der Erfahrende, was in verschiedenen Darstellungen etwa bei Yoshihiro Nitta oder Ken Wilber[99] zu diesem Zustand geschrieben steht. Der Mensch ist im Tiefenbewusstsein, frei von jeglicher Egoverstrickung, angekommen:

„In der Erkenntnis, das Nichts zu sein, verschwindet das Verständnis von einer persönlichen, begrenzten und einer möglichen Vernichtung ausgesetzten eigenständigen Menschidentität. Das Ego, die Vorstellung des persönlichen ICH, löst sich auf. Begriffe von Schuld, Glück. Freiheit usw. verlieren auf der Ebene absoluten Seins ihre Bedeutung. Es existiert kein Richtig und kein Falsch mehr, da diese Beurteilungen einen Beurteiler benötigen – eine Funktion, die gewöhnlich durch das Ego vorgenommen wird. Der Mensch sagt: Dinge, Ereignisse, Umstände und Ansichten sind richtig oder falsch für MICH. Löst sich die persönliche ICH-Identität, das EGO, auf, so ist kein Beurteiler mehr vorhanden. Alles, was passiert, wird nur noch wahrgenommen, ohne durch die Instanz des EGO beurteilt zu werden. Gleichgültig, ob die Dinge schön, schrecklich, traurig oder erfreulich sind – sie bleiben immer nur die reine Erfahrung ohne Bewertung."

In einem klaren, tiefen, weiten und liebevollen Raum der Unendlichkeit erstreckt sich das Sein in seiner unermesslichen Schönheit. Dort, an der Wiege der Erleuchtung, ist alles so, wie es ist, frei von Begrenzungen, subjektiven Färbungen und Blockaden.

Es ist eine transzendente Wirklichkeitsebene, die sich offenbaren kann. Das bedeutet nicht, dass es das Leben mit seinen Unwägbarkeiten nicht mehr gibt, sondern nur, dass unser Bewusstsein in der Lage ist, sich zeitweilig davon zu befreien. Wer einmal dort eingetaucht ist, wird bemerken, dass auch der Alltag davon beseelt wird und den Menschen mehr dazu befähigt, sich innerhalb der Polaritäten und Bruchstellen des Lebens freier zu bewegen.

Das Leben mit seinen Krisen und Übergängen wird dann von einem sicheren überraumzeitlichen Wesensgrund getragen, aus dem heraus Sinnstiftung und Entwicklung möglich werden. So sind wir auch imstande, den Anruf jeden Augenblicks bewusst anzunehmen und dem, was geschieht, zu vertrauen.

4. Spirituelle Übungen

Die berührenden spirituellen Erfahrungen und mystischen Einsichten, die in der Arbeit mit veränderten Bewusstseinszuständen zugänglich werden, sollten auch integriert und stabilisiert werden. Die in den Seminaren angebotenen Aufarbeitungssitzungen, die Mini-Lectures, die morgendlichen Meditationen und vertiefenden Kontemplationsübungen zielen darauf ab. Wer sich noch tiefer auf diesen Prozess der geistigen Entwicklung und vertikaler Transzendenzerfahrungen[100] einlassen möchte, sollte durch eine regelmäßige Übungspraxis die inneren Strukturen dafür entsprechend vorbereiten.

Von einem spirituellen Weg kann man dann sprechen, wenn Suchende, durch regelmäßige Übungen und persönliche Erfahrungen, ihre Einstellung, Haltung und Lebensführung auf das allmähliche Einswerden mit einer ihn transzendierenden Wirklichkeit ausrichten.[101] Es ist ein lebenslanger Prozess der Selbstverwirklichung, der zu weiteren tiefen spirituellen und mystischen Einsichten führt, die dazu beitragen, offener, liebevoller und achtsamer mit sich selbst und der Welt umzugehen.

Die viel zitierte Inschrift am Apollotempel von Delphi „Erkenne dich selbst“ fasst in unnachahmlicher Kürze zusammen, wozu der Mensch aufgefordert ist. Um aber die wahre Natur des Seins, in dem sich das Göttliche, Heilige oder All-Eine widerspiegelt, erkunden zu können, muss man tiefer in sein Innerstes eindringen und über sich selbst hinauswachsen. Dann wird man auch dem Wert und Sinn des Lebens zweifelsfrei auf die Spur kommen.

Neben den Erfahrungen in Holotropen Atemsitzungen können spontane Öffnungen, die in tiefere Ebenen des Seins führen, auch in Gipfelerlebnissen, ekstatischen Zuständen, Krisen oder Schicksalsschlägen erfolgen. Nachhaltig erfahrbar wird diese metaphysische Wirklichkeit aber erst durch eine bewusste und regelmäßige spirituelle Praxis. Sie schafft die leiblichen, seelischen und geistigen Voraussetzungen dafür, die Erfassungskapazitäten zu erweitern und ein Leben zu führen, in dem die erworbenen Einsichten auch umgesetzt werden können. Die spirituellen Übungen unterstützen darin, durchlässiger zu werden, einengende Muster aufzulösen, das Spürbewusstsein zu verfeinern, egoistische Verhaltensweisen abzubauen sowie achtsam und mitfühlend zu leben.

Die je unterschiedlichen spirituellen Traditionen haben den Praktizierenden eine Menge von Übungen an die Hand gegeben, um diese Ziele zu erreichen. Eine herausragende und kulturübergreifende Bedeutung hat dabei die stille Sitzmeditation, weshalb auf sie hier ausführlicher eingegangen werden soll, ungeachtet der vielen Meditationsvarianten, wie etwa Achtsamkeitsmeditation, Gehmeditation, Bewegungsmeditation, dynamische Meditation oder bestimmte Formen des Yoga, Tai-Chi, Qigong etc.

Auch wenn die unterschiedlichen Meditationstechniken in unseren Breitengraden vorwiegend als kuratives Mittel angesehen werden, dient die Meditation vor allem dazu, das Bewusstsein so auszubilden, dass es die spirituellen Dimensionen des Seins aufnehmen kann.

Weisheit durch Meditation

Die je nach Kulturtraditionen unterschiedlichen spirituellen Wege sind sich in folgendem Punkt einig: Wenn wir erkennen wollen, wer wir wirklich sind, müssen wir beginnen, unsere Gedankenwelt ruhiger werden zu lassen, um tiefer nach innen spüren zu können.

Dafür ist es erforderlich, bestimmte Automatismen und Denkgewohnheiten abzubauen. Wenn man für einige Minuten beobachtet, was in unserem Geiste abläuft, wird man feststellen, dass unaufhörlich Gedanken, innere Bilder und Vorstellungen produziert werden, angeregt durch Sinnesreize und innere Zustände. Das Bewusstsein hat dabei die Tendenz, diese vielfältigen Impulse aufzunehmen, zu ergreifen, weiterzuverfolgen und sich damit zu identifizieren. In der Meditation geht es nun darum, diesen unwillkürlichen Gedankenfluss zu unterbrechen, dem Bewusstsein eine Auszeit zu gönnen und Freiräume der Stille zu schaffen.

Die Meditation ist die einfachste und von vielen Millionen Menschen praktizierte Übung. Sie ist von jeder Mode unabhängig, überkonfessionell und zeitlos. Die unterschiedlichen Weisheitsschulen haben ihre je eigenen Techniken, um durch Meditation offener, stiller und durchlässiger zu werden. Zwei Formen lassen sich grob unterscheiden: die Meditation mit Stütze und die stille Meditation.

Bei der *Meditation mit Stütze* konzentriert man sich auf einen Aspekt, um alle anderen Dinge, mit denen wir uns beschäftigen, fallen lassen zu können. Das kann etwa der ein- und ausströmende Atem sein, ein Mantra, ein bestimmtes Bild, das Licht einer Kerze, ein berührender Satz oder die Vorstellung einer schönen Landschaft. Die Augen sind dabei zumeist halb geöffnet und der Blick wird ungefähr einen halben Meter vor sich auf den Boden gerichtet, um sich zu stabilisieren. Durch die Konzentration auf diesen einen Aspekt kann alles andere in den Hintergrund rücken. Am Ende wird auch diese Stütze losgelassen. So wird das Bewusstsein mithilfe dieses einen Konzentrationspunktes frei von allen sonstigen Impressionen.

Darüber hinaus gibt es im breiten Angebotsspektrum noch eine Vielzahl von unterschiedlichen Techniken. Manche dienen bestimmten Zwecken, wie etwa der Entspannung, dem Aufbau von Resilienzen oder dem Umgang mit belastenden Erfahrungen. Auch affirmative Visualisierungen und die Betonung bestimmter Haltungen, wie sie etwa in der Herzens-, Mitgefühls-, Vertrauens- oder Furchtlosigkeitsmeditation vorkommen, gehören dazu. Die Achtsamkeitsmeditation, in der das bewertungsfreie Gewahrsein im Vordergrund steht, ist die Form, die in den westlichen Ländern am meisten bekannt ist und im Zusammenhang mit therapeutischen Effekten wie etwa Stressreduktion, Schmerzlinderung, Gefühlsregulation oder Suchtbehandlung vielfach untersucht wurde.

Bei der *stillen Meditation* wird das Bewusstsein schrittweise entleert, von Gedanken, Bildern, Empfindungen, emotionalen und leiblichen Repräsentationen. Bevor ich auf Sinn und Zweck der stillen Meditation näher eingehe, beschreibe ich im Folgenden zunächst, wie sie in ihren Kernelementen durchgeführt wird.

Richtig meditieren

Vorbereitungen

Die Meditationsvorbereitung beginnt mit der Suche nach einem dafür geeigneten ruhigen Ort in der Wohnung. Dieser Platz sollte ansprechend eingerichtet werden, ausgestattet mit einem stabilen Sitzkissen, einer Decke, einer Kerze, einem wohltuenden Bild oder auch Blumen.

Die Tageszeit kann, den eigenen Bedürfnissen und Möglichkeiten entsprechend, gewählt werden. Viele Meditierende wissen, dass ein Tag, der mit Meditation begonnen hat, ein gewonnener Tag ist, weil sich die Meditationsenergie und die ruhige Grundstimmung positiv auf das weitere Tagesgeschehen auswirken. Natürlich ist es genauso sinnvoll, abends zu meditieren, weil unbewusste Tagesreste dadurch besser integriert werden können, wodurch es zu einem erholsameren Schlaf kommt. Außerdem steuern die Abenderfahrungen die Lernprozesse, die in der Nacht ablaufen.

Die Meditation wird gewöhnlich in bequemer Kleidung und im Schneidersitz durchgeführt, kann aber auch, wenn die Knie schmerzen oder sonstige Beschwerden ein längeres angenehmes Sitzen in dieser Position verhindern, auf einem Stuhl praktiziert werden. Das Sitzkissen liegt auf einer Decke oder wohltuenden Unterlage und ist, von der Höhe her, so beschaffen, dass die gekreuzten Beine angenehm auf dem Boden aufliegen können. Im einschlägigen Handel gibt es viele unterschiedliche Angebote von Sitzgelegenheiten, bis hin zu den bekannten Meditationshockern. Probieren geht hier über Studieren, denn diese technischen Hilfsmittel dienen nur dazu, eine aufrechte, entspannte und würdevolle Position einnehmen zu können. Ein Sprichwort besagt: Nur in einem aufrechten Körper kann auch ein aufrechter Geist sein.

Sodann ist es vorteilhaft, die Dauer der Meditation im Vorhinein festzulegen. Die Zeitspanne sollte problemlos einzuhalten sein und mit den alltäglichen Pflichten harmonieren. Dabei ist gerade in der Anfangszeit davon auszugehen, dass eher weniger mehr sein kann. Man kann beispielsweise mit zehn Minuten beginnen und diese dann im Laufe der Zeit, vielleicht in drei Stufen, bis hin zu 30 bis 40 Minuten erhöhen. Wenn sich herausstellt, dass man sich durch die geplante Meditationszeit überfordert fühlt, ist es notwendig, etwas kürzer zu treten. Eine Meditationsuhr oder ein kleiner Kochwecker kann hilfreich sein, um zwischendurch nicht prüfen zu müssen, wie viel Zeit schon vergangen ist. Auch sollte die Temperatur im Meditationsraum weder zu kühl noch zu warm sein. Manchmal, wenn die Meditation sehr früh am Morgen beginnt, wird auch gerne eine Decke oder ein Überwurf um die Schultern gelegt.

Die Körperhaltung

Der nächste und zentrale Aspekt, auf den zu achten ist, ist die Position oder Haltung des Körpers. Sie sollte einerseits aufrecht und würdevoll sowie andererseits komfortabel und entspannt sein. Diese Balance ist nicht immer leicht zu finden. Folgende Instruktionen können dabei behilflich sein: Fest mit der Erde verbunden, zentriert sich die Wirbelsäule über dem Becken, der Kopf ist nach oben gerichtet, das Gesicht entspannt, die Arme und Hände sind locker, der Brustraum geweitet und die Mitte ist stabil. Die Hände liegen sanft im Schoß oder auf den Knien. Daumen und Zeigefinger können zusammengeführt werden, um die Energie im Leibraum zu halten. Ich kann mir auch vorstellen, vom Boden getragen zu sein, sodass ich mein ganzes Gewicht senkrecht loslassen kann oder dass man stabil und fest, wie ein Berg, gegründet ist und gleichzeitig am Scheitel leicht nach oben gezogen wird.

Um die beste persönliche Körperhaltung zu finden, kann man sich auch ein wenig nach hinten, nach vorne und zu den Seiten beugen, um dadurch besser die optimale Position einnehmen zu können. Der ästhetisch aufgerichtete Körper wird auch Königshaltung[102] genannt. Man erlebt sich dabei als würdevoll und achtsam, breit und offen, strahlend und wach, zentriert und durchlässig, kraftvoll und entspannt. Wenn zwischendurch Spannungen oder Belastungen auftreten, helfen manchmal minimale Bewegungen, um wieder in die entspannte Aufrichtung zu gelangen. Die Augen können geschlossen oder halb offen sein, gerade so, wie es angenehm ist.

Bewusst atmen und den Geist beruhigen

Nachdem man sich nun von der milden und liebevollen Energie, die durch die fein abgestimmten Leibräume strömt, berühren lässt, erlaubt man dem Atem, tiefer zu fließen. Es kann hilfreich sein, anfangs mehrere Male gründlich durchzuatmen, um oberflächliche Spannungen aufzulösen. Manchmal gelingt das besser, wenn dies noch von Lauten oder Bewegungen, die sich ausdrücken möchten, begleitet wird, bis man wieder in die Ruheposition zurückkehrt.

Nun wird der Atem in den Bauchraum gelenkt, bis er, ganz von selbst, frei und tief fließen kann. Wenn man bewusst wahrnimmt, wie er ein- und ausströmt, bemerkt man, wie man mit jedem Einatmen tiefer bei sich selbst ankommt und mit jedem Ausatmen noch mehr loslassen kann und durchlässiger wird. Wer in einem gleichmäßigen Rhythmus erfüllend ein- und ausatmet, weitet fast automatisch den Brustraum und kann leichter das Herz öffnen. Dabei kann man sich vorstellen, wie milde und angenehme Ströme des Mitgefühls und der Güte in den Innenraum strömen und man sanft davon berührt wird. Es ist auch günstig, sich selbst gegenüber eine mitfühlende, wertschätzende und wohlwollende Einstellung aufzubauen. Die aufrechte und angenehme Körperhaltung, der frei fließende Atem und die feinen Energieströme, die vom Herzen kommen, sind gute Voraussetzung für die Meditation.

Dann wendet man sich dem Bewusstsein zu und versucht zunächst, in die Gegenwärtigkeit zu kommen, indem man alles, was vergangen ist, hinter sich und das, was irgendwann sein wird, vor sich lässt. Man verankert sich also fest im Hier und Jetzt.

Nun registriert man, was gerade noch an Körperempfindungen und Gefühlen, Gedanken und inneren Bildern im Bewusstsein präsent ist. Alles darf da sein, ohne dass ich mich damit beschäftigen oder daran beteiligen muss. Das, was sich zeigt, einfach nur sein lassen, vielleicht sogar loslassen. Gedanken, Empfindungen, Spannungen oder innere Bilder werden demnach zwar bemerkt, aber nicht weiterverfolgt. Einfach nur sein lassen, was ist: Nichts damit tun, nichts festhalten oder ergreifen. Dann wird alles kommen und wieder gehen, so wie Wolken am Sommerhimmel vorüberziehen.

Man kann sich auch vorstellen, wie man einen halben Schritt von den Aktivitäten des Bewusstseins zurücktritt und eine neutrale Position dazu einnimmt. Daraus entsteht ein allumfassendes Gewahrsein, in dem nichts mehr von Bedeutung ist, denn alles darf da sein, ohne dass ihm Aufmerksamkeit gegeben wird. Gedanken kommen und gehen, tauchen auf und wieder ab, Empfindungen entstehen und vergehen, Bilder zeigen sich und verblassen wieder, nichts muss aufgenommen werden, nichts bleibt, nichts ist beständig. Die inhaltsleere Aufmerksamkeit oder das bewertungsfreie Gewahrsein wird gehalten und die Offenheit des Bewusstseins stabilisiert, das analytische Denken stillgelegt. Der Atem fließt tief und rund, an das Einatmen schließt sich das Ausatmen. Fest verankert in der Meditationshaltung, kann das, was auftaucht, auch locker wieder losgelassen werden. In diesem Zustand wird nichts zurückgewiesen, aber auch nichts festgehalten. So kann das Bewusstsein ruhig und still werden, konzentriert und aufmerksam, leer und frei, es ist wie ein achtsames Verweilen im Seinlassen, indem man bei nichts bleibt, nur noch des unberührten und fließenden Seins gewahr wird. Allmählich bemerkt man, wie sich die Stille ausbreitet und das ganze Wesen, das durch die Güte des Herzens weich und durchlässig geworden ist, erfasst.

Umgang mit Störungen und Ausklang

Sollten während der Meditationssitzung unauflösbare Störungen auftreten, kann man, wie weiter oben beschrieben, vorübergehend eine Stütze einbauen, indem man etwa die Aufmerksamkeit auf den Atem lenkt, innerlich ein Mantra wiederholt oder ein Gebet spricht. Die Konzentration auf ein Objekt hat den Sinn, den überschäumenden Gedankenfluss oder sonstige Spannungen wieder zu reduzieren. Ein indisches Sprichwort erklärt, warum beispielsweise die Verwendung eines Mantras in der Meditation hilfreich ist: Der beste Weg, einen Dorn aus dem Fuße zu holen, besteht darin, dafür einen anderen Dorn zu benutzen. Die ausschließliche Ausrichtung auf einen Gedanken kann also die Sammlung fördern. So kann man sich etwa mit dem Satz „Ich atme ein, ich atme aus“ ganz auf den Atem ausrichten. Wenn man sich auf das schlichte Ein- und Ausatmen konzentriert, wird das Tiefergehen wirkungsvoll unterstützt. Man kann aber auch die Inhalte, die im Bewusstseinsfeld auftauchen, benennen – zum Beispiel „Aha, jetzt denke ich an mein Projekt“ oder „Jetzt spüre ich ein Ziehen im Knie“ – und dann loslassen. Die Stütze in der Meditation bündelt die ablaufenden Assoziationen, sammelt und entleert allmählich das Bewusstsein.

Wenn die Zeit abgelaufen ist, kehrt man sanft zurück und lässt die Meditation, vielleicht mit einer Verneigung vor dem größeren Ganzen ausklingen. Falls man die eine oder andere Erfahrung noch aufschreiben möchte, kann das für den weiteren inneren Weg nützlich sein. Als hilfreich hat sich auch erwiesen, dass man manchmal die Meditationserfahrungen mit anderen Praktizierenden bespricht.

Hinweise zu einer förderlichen Grundhaltung

Aufgrund meiner langjährigen Erfahrungen mit der eigenen Meditationspraxis und in der Begleitung vieler Menschen auf ihrem spirituellen Weg erlaube ich mir, noch einige Hinweise zu geben. Die Aneignung der Meditation ist ein Prozess, der sich bis ans Lebensende weiterentwickelt. Das bedeutet, dass man viel Zeit dafür hat und langsam vorgehen kann. Sich in Geduld zu üben und keine großen Sprünge machen zu wollen, sind Grundtugenden, die dem Geist der Meditation entsprechen. Deshalb sollte man auch mögliche Ziele oder Wirkungen, die wir damit verbinden, mehr und mehr in den Hintergrund treten lassen. Natürlich ist das vielleicht sogar ein Widerspruch in sich, weil wir ja diese Übung aus bestimmten Gründen durchführen. Die Kunst ist aber, diese Motive, die auch die Energie für die notwendige Disziplin, regelmäßig zu praktizieren, bereitstellen, allmählich zur Seite zu legen, um in eine absichtslose Haltung, in der wir uns nicht mehr an möglichen Ergebnissen orientieren, zu gelangen.

Auch die Meditationssitzungen als gut oder schlecht, effektiv oder ineffektiv, zu beurteilen, würde ihrer Grundausrichtung zuwiderlaufen. Selbstverständlich ist es klar, dass diese Einstellung nicht immer abrufbar ist und häufig durch Tagesschwankungen beeinflusst wird. Gelingt es jedoch nicht, dies umzusetzen, sollte man gnädig und mitfühlend mit sich selbst umgehen. Die Erfahrung hat gezeigt, dass man im Laufe der Zeit weitgehend auf diese kommentierenden Dialoge verzichten kann. Ein Problem, das von einem Zu-viel-Wollen verursacht wird, ist auch der sogenannte Anfängerehrgeiz. Wer beispielsweise die Sitzungsdauer von 50 Minuten, wie sie in einem Retreat praktiziert wurde, zu Hause umsetzen möchte, erleidet meistens Schiffbruch und hört nach einigen Versuchen wieder auf. Deshalb ist es vielversprechender, mit weniger, vielleicht mit 20 Minuten, zu beginnen, die Meditationsübung aber dann regelmäßig durchzuführen. Auch täglich zehn Minuten zu meditieren kann für den Anfang sinnvoll sein. Damit ist auch schon zum Ausdruck gebracht, dass eine stabile Meditationspraxis am ehesten dann langfristig aufgebaut werden kann, wenn man regelmäßig übt. Die Meditation zeitigt keine Einmaleffekte. Sie bringt erst dann ihre Früchte hervor, wenn sie über einen längeren Zeitraum hin wiederholt wird. Meditation braucht also einen langen Atem, denn hier wird nicht in Tagen oder Monaten gerechnet, sondern in Jahren.

Kontraproduktiv ist es auch, die Meditationssitzungen mit anderen zu vergleichen. Das verstärkt nur den Ehrgeiz oder demotiviert, auftretende Hürden zu überwinden und den je eigenen Weg zu finden. Es gibt Menschen, die einige Jahre regelmäßig meditiert haben und dann, meistens in Lebenskrisen, wieder aufhören. Das ist nicht weiter schlimm, denn man kann jederzeit wieder neu beginnen. Die Meditation gleicht einer treuen Freundin, die geduldig darauf wartet, dass wir die Beziehung zu ihr wieder aufnehmen. Interessanterweise wird die Meditationspraxis oft dann unterbrochen, wenn wir sie am dringendsten brauchen. Deshalb sollte man sich nicht dafür abwerten, sondern klar die Hindernisse identifizieren und mitfühlend mit sich selbst umgehen. Denn wer einmal mit diesem Weg begonnen hat, wird bemerken, dass es wohl einen Eingang, aber keinen Ausgang mehr gibt. Wer einen Umweg geht, ist dennoch mit dieser Energie verbunden. Das bemerkt man, wenn man wieder neu beginnt. Dann kann man auf das, was man bisher investiert hat, durchaus aufbauen. Und das ist das Schöne dabei: Nach kurzer Zeit wird man bemerken, dass der frühere Rhythmus wieder zurückkehrt, vielleicht fühlt man sich sogar noch tiefer verbunden mit dieser Energie.

Zudem ist zu berücksichtigen, dass Fortschritte, die man in der Meditation erreicht hat, nicht konstant erhalten bleiben und es auch in einer kontinuierlichen Übungspraxis zu vermeintlichen Rückschritten kommen kann. Das führt zu dem nächsten bedeutsamen Punkt: Auch wenn die Meditation an sich entspannend wirkt, braucht man auf der anderen Seite eine gewisse Kraftanstrengung, um Widerstände zu überwinden und die dafür nötige Selbstkontrolle aufrechtzuerhalten. Diese Art von Disziplin, die hier erforderlich ist, ist nicht rigide oder unausgewogen, sondern im Gegenteil, sie ist befreiend und erhebend.

Meditation ist nicht in erster Linie ein Vergnügen, sondern auch eine Arbeit, in der der Geist geschult wird. Die evolutionäre Entwicklung des Bewusstseins hat es mit sich gebracht, dass der Geist beständig nach etwas greifen möchte. Diesem Drang zu widerstehen, erlebt man zunächst als unnatürlich, bis man sich daran gewöhnt hat und es fast von selbst geht. Alle diese Faktoren, wie etwa die richtige Position zu finden, ruhig und tief zu atmen, alles, was geschieht, bewertungsfrei zu akzeptieren, die inhaltsleere Aufmerksamkeit zu bewahren, im mitfühlenden Gewahrsein zu verweilen, Herz und Bewusstsein füreinander zu öffnen, wird sicherlich nicht von heute auf morgen verwirklicht werden können. Nur wer geduldig und ausdauernd seinen Weg geht, wird den Geist der Meditation verkörpern und ihre Essenz verwirklichen können.

Manchmal berichten Menschen, dass es ihnen leichter fällt, in

Gemeinschaft zu meditieren, weil sie dann die intensive Energie spüren, die von den anderen ausgeht. Das ist schon richtig, aber zu Hause kann man sich auch bildhaft vorstellen, dass gerade rund um den Erdball viele Millionen anderer Menschen meditieren, mit denen man verbunden ist.

Wirkungsweisen der Meditation

Die Meditation ist eine spirituelle Übung, die dazu verhilft, innezuhalten und still zu werden. Dadurch wird der Mensch offener, freier und transparenter, für sein wahres Wesen, die Sinnhaftigkeit des Lebens und seine Einbettung in das größere Ganze. Der menschliche Geist ist mit seinen Inhalten und Aktivitäten eng verwoben. Um das zu betonen, wird gerne die intentionale Struktur des Bewusstseins, also Bewusstsein als „Bewusstsein von etwas", hervorgehoben. Beim Meditieren geht es nun darum, das Bewusstsein von diesem „etwas" zu lösen und es so im Zaum zu halten, dass es nicht mehr danach greift. Dadurch wird es weit und frei sowie für das Dahinterliegende und Umgreifende durchlässiger.

Dass dies in Erkenntnisprozessen grundsätzlich vorteilhaft sein kann, hat schon die phänomenologische Methode, die von Edmund Husserl[103] begründet wurde, eindrucksvoll aufgezeigt. Das Kernproblem für diese philosophische Richtung spiegelte sich in der Frage wider: Wie kommen wir zu einer radikal vorurteilsfreien Erkenntnis oder wie können wir zu den „Sachen selbst"[104] gelangen? Ihre Antwort war: Wer einen Erkenntnisgegenstand von seinem Grunde her erfassen möchte, muss sich von all dem enthalten, was er von ihm weiß. Um tief in das Wesen des zu Erkennenden eindringen zu wollen, ist es also geboten, den Blick zu öffnen, indem man alles zur Seite legt, was durch die „natürliche Einstellung" vermittelt wird. Nur wer, so Wolfgang Metzger, „ohne Seitenblicke auf Bekanntes, früher Gelerntes, ‚Selbstverständliches', auf inhaltliches Wissen, Forderungen der Logik, Voreingenommenheiten des Sprachgebrauchs und Lücken des Wortschatzes"[105] den Dingen begegnet, wird tieferes Wissen über sie erlangen.

Die Meditation geht von einer ähnlichen Vorgangsweise aus. Ein voraussetzungsloses Gewahrwerden des Seins ist dann möglich, wenn das Bewusstsein im Gegenwärtigen verweilt, nicht mehr nach

Inhalten greift oder sein Verlangen, sich mit etwas zu identifizieren, aufgibt. Indem ich mich von einzelnen Inhalten des Bewusstseins löse und entidentifiziere, bin ich nicht mehr das oder jenes, dort oder da, sondern frei und gegenwärtig. Auch wenn es bestimmte Meditationstechniken gibt, ist Meditation in dem, was in ihr offenbart wird, zutiefst transzendental. Dennoch führt sie den Suchenden nicht vom realen Leben weg, sondern vertieft und erweitert sein Dasein.

Die Ausrichtung des Geistes in der stillen Meditation orientiert sich an drei Aspekten: Bewusstseinsentleerung, Gegenwärtigkeit und Gewahrsein. Wenn der Geist von seinen Inhalten befreit wird, die Zeitachsen transzendiert werden und das reine Gewahrsein eintritt, kann sich das wahre Sein offenbaren. Wer zu meditieren beginnt, wird jedoch in der Anfangszeit mit dem Bestreben, alles loszulassen, auf größere Schwierigkeiten stoßen. Das freischwebende Hineinhören in die Stille kann zu erhöhten körperlichen Spannungen wie zu einem verstärkten Gedankenfluss führen. Gerade dann, wenn wir ruhig werden wollen, wird es zunächst lauter. Das ist normal, denn wenn wir innehalten, beginnen wir erst zu hören, wie viele Geräusche in uns sind. Es ist aber auch ein gutes Zeichen, denn es bedeutet, dass die Sinne wach werden. Meditation führt generell zu mehr Wahrnehmungssensibilität, Klarheit und Verbundenheit.

Wenn man nun die inneren Abläufe weder kommentiert noch bewertet, sie also einfach nur sein lässt, kann sich der Geist sammeln und tief in das Innerste seines Wesens versenken. Es kommt zunächst also darauf an, das, was uns 24 Stunden am Tage beschäftigt, loszulassen. Was gar nicht so einfach ist, denn wer bin ich dann eigentlich noch, wenn ich all das, dem ich sonst Bedeutung beimesse, beiseitelasse? Eine scheinbar bedrohliche Leere tut sich auf. Doch durch das Zurücktreten des identifizierenden Bewusstseins bemerken wir sehr bald, wie Sorgen, Pläne oder Frustrationen, die uns sonst intensiv beschäftigen, in den Hintergrund rücken.

Somit entsteht in uns ein Ort der Stille, der frei ist von alltäglichen Konflikten, Bewertungen und Erwartungen. Durch die Praxis der Meditation treten wir einen halben Schritt von dem zurück, was uns den ganzen Tag in den Bann zieht. Man lässt in die Stille hinein los, womit man gewöhnlich beschäftigt ist.

Durch die Übung der Entidentifikation und Dekonditionierung des Geistes gelingt es im Leben auch leichter, starre Muster, unbewegliche Gewohnheiten und rigide Haltungen zu erkennen und dem Wesentlichen mehr Raum zu geben. Da durch die Meditation die inneren Räume durchlässiger und resonanzfähiger werden, nehmen intuitive Fähigkeiten zu, erweitern sich Wahrnehmungs- und Erfassungskapazitäten und verfeinern sich Sinnesempfindungen. Diese wachsende Sensibilität und Offenheit führen dazu, dass man unmittelbarer mit dem, was geschieht, in Kontakt tritt und den sich daraus ergebenden Prozessen tiefer vertrauen kann. Somit wird man gelassen und mutig seinem Weg folgen können.

Der Meditierende wird im Laufe der Zeit mehrere Phasen oder Transzendenzgrade, wie ich sie in meinem Buch „Vom Ego zum Selbst“[106] detailliert dargelegt habe, durchlaufen. In den ersten Monaten ist es, wie schon erwähnt, sicherlich etwas beschwerlich, denn der Praktizierende muss sich erst daran gewöhnen, still zu werden, den Körper für eine bestimmte Zeit in Position zu halten und den inneren Aktivitäten gleichgültig zu begegnen. So ist es auch verständlich, dass man sich unruhig fühlt, sich kaum konzentrieren kann und oft darauf wartet, bis die Zeit vorüber ist. Wer diese unangenehmen Zustände akzeptiert und mit sich selbst geduldig und mitfühlend umgeht, wird sich mehr und mehr davon lösen können. Der Atem wird mit der Zeit gleichmäßiger, das aktive Denken verringert sich und das Bewusstsein ändert seinen Modus vom Beteiligtsein in ein präsentes Gewahrsein, in dem ich nicht mehr festhalte, sondern nur noch bezeuge. Gleichzeitig bin ich aufmerksam und konzentriert, die Sinne sind wach und feinfühlig. Dadurch entsteht ein angenehmer Freiraum, durch den ich mich als offen, durchlässig und unbelastet empfinden kann. Das größere Ganze wird dann als durch mich verkörpert erlebt, begleitet von einer harmonischen Grundstimmung, die alles durchströmt und Restspannungen auflöst. Man empfindet sich dem Seinsganzen gegenüber transparent und geht dann gleichzeitig darin auf.

Dies erleben zu dürfen, ist erhebend und löst vielleicht sogar Wellen der Glückseligkeit aus, die dann aber auch in einer Demut dem All-Einen gegenüber münden. Man fühlt sich befreit und gelöst, unabhängig von Bewertungen, Normen und Erwartungen. Es ist, wie wenn man in ein tiefes Meer eintaucht. Je tiefer man kommt, desto ruhiger, gelassener und friedvoller wird der Zustand, auch wenn an der Oberfläche hohe Wellen schlagen. Der Träger der Erfahrung ist das Unendliche, und ich bin die Unendlichkeit. Das gewöhnliche Weltverständnis und die inneren Konstruktionen lösen sich zunehmend auf und damit auch die sie bedingenden Polaritäten. Nichts gehört mehr nur einer Seite an, sondern alles wird allein vom Ganzen her erlebt. Hermann Hesse ist es in seinem Buch „Siddhartha" ausgezeichnet gelungen, dies zu beschreiben. Siddharta fasst seine Erkenntnisse dort am Ende seines Lebens so zusammen: „Es gibt in der tiefen Meditation die Möglichkeit, die Zeit aufzuheben, alles gewesene und seiende und sein werdende Leben als gleichzeitig zu sehen, und da ist alles gut, alles ist vollkommen, alles ist Brahman. Darum scheint mir das, was ist, gut, es scheint mir Tod wie Leben, Sünde wie Heiligkeit, Klugheit wie Torheit, alles muss so sein, alles bedarf nur meiner Zustimmung, nur meiner Willigkeit, meines liebenden Einverständnisses, so ist es für mich gut, kann mich nur fördern, kann mir nie schaden."[107] Alles wird transzendiert, alles strömt und alles löst sich auf, sogar mein Ich ordnet sich der Totalität des All-Einen unter, bis es sich selbst nicht mehr benötigt. Der unsterbliche Geist erfährt im Seinsganzen seine letzte Verankerung, es fließt und strömt, ungeschieden, absolut, unbegrenzt, substanzlos und leer. In diesen Zuständen brechen alle Mauern zusammen, ist man mit allem eins, glücklich und mitfühlend, offen und hingebungsvoll und erkennt die wahre Natur des Seins.

Wir sollten uns aber davor hüten, allein diesen Zustand, der mit Begriffen wie *Satori, Samadhi* oder *Unio mystica* beschrieben wird, als Erleuchtung und letztes Ziel der Meditation hervorzuheben. Für Jack Kornfield ist das Meditieren „keine Methode, um zur Erleuchtung zu gelangen – es selbst ist die Erleuchtung."[108] Erleuchtung ist die Summe aller deiner Öffnungserfahrungen. Jeder kleine Schritt der Erkenntnis ist dabei wichtig und nicht allein die großen Durchbruchserlebnisse sind von Bedeutung.

Durch jede Frage, die beantwortet wird, jeden Sinnzusammenhang, jeden Schritt der Bewusstwerdung und jede Einsicht entsteht ein winziger Lichtpunkt in unserem Bewusstsein, der sich mit anderen verbindet. Es ist dieses einfache Aufleuchten, begleitet von einem angenehmen Körpergefühl, das sich sogar im Alltag einstellt, wenn wir etwa einen Konflikt bereinigt, eine Spaltung aufgehoben oder eine Dissonanz transformiert haben. Auch wenn wir achtsam und mitfühlend mit uns selbst und anderen umgehen, wenn wir weich werden, loslassen oder mit dem Innersten im Kontakt sind, können wir diesen angenehmen Zustand verspüren. Jeder Moment der Öffnung bringt erleuchtende Momente oder, nach Dürckheim[109], „kleine Seinsfühlungen" hervor.

Das kann sogar bewusst initiiert werden, wenn man in der Vorstellung Licht dorthin sendet, wo man sich dumpf, unerlöst oder abgespalten erlebt, Spannungen empfindet oder hartnäckige Widerstände wahrnimmt. Nichts mehr bleibt verborgen oder ausgegrenzt, alles darf sein, ob man sich lebendig, erotisch, mystisch, heilig, physisch oder geistig erlebt. Wenn alles sein darf und nichts mehr abgelehnt werden muss, kommt man der Selbstverwirklichung sehr nahe.

Die vielversprechenden Wirkungen der Meditation auf alle Bereiche des Menschseins spiegeln sich in unzähligen Erfahrungsberichten, umfassenden Medienberichterstattungen oder Krankenkassenempfehlungen wider. Aber auch eine Reihe von hirnphysiologischen Experimenten und wissenschaftlichen Arbeiten belegen ihre positiven Effekte, sodass sogar häufig atheistisch oder skeptisch eingestellte Menschen in Meditationskursen zu finden sind.[110] Insgesamt weisen die Forschungen darauf hin, dass Menschen mit längerer Meditationspraxis freier, offener, wacher, aufmerksamer und gelassener im Leben stehen und die Gefühle besser regulieren können. Ihre Hirnaktivitäten waren insbesondere im linken Frontallappen höher, einer Region, durch die negative Gedanken und Handlungen leichter kompensiert werden. Die Tatsache, dass sich ihre Gehirne nicht nur während der Meditation, sondern durchgehend von denen der Nicht-Meditierenden unterschieden, legt sogar den Schluss nahe, dass wir mittels Meditation grundlegende Persönlichkeitsveränderungen an uns und unserem Gehirn erreichen können.[111] Darüber hinaus werden viele physische Faktoren, wie Stoffwechselprozesse, Cortisolspiegel, Herz-Kreislaufaktivität und hormonelle günstig beeinflusst, wie Harald Walach112 ausführlich darlegt.

Da in der Meditation der Geist trainiert und das Bewusstsein geschult wird, ist es nicht nur evident, sondern empirisch belegt, dass die Neuroplastizität und die Kernfähigkeiten des Gehirns, wie etwa Konzentration, Aufmerksamkeit, Aufmerksamkeitsflexibilität, Denkgenauigkeit und Durchhaltevermögen gesteigert werden. Darüber hinaus nehmen die Lernfähigkeit und innere Sicherheit zu. So wurde festgestellt, dass sich die graue Substanz im Hippocampus, der für Gedächtnis und Lernen zuständig ist, aber auch neue Neuronen hervorbringt (Neuroneogenese), verdichtete und sie auf der anderen Seite in der Amygdala (Mandelkern), die für die Auslösung von Stress -und Angstreaktionen zuständig ist, reduzierte.[113]

Es kommt aber nicht nur zu positiven Effekten auf kognitive Leistungen, sondern auch das Gesamtsystem wird widerstandsfähiger und kräftiger, die Kohärenz zwischen Gehirn, Herz und Bauch vertieft sich. Meditation stärkt also das Immunsystem, senkt den Blutdruck, verbessert den Blutdurchfluss, wirkt antientzündlich, schmerzhemmend, verlangsamt Alterungsprozesse und aktiviert die Selbstheilungskräfte. Durch die innere Beruhigung (Aktivierung des Vagusnervs und Parasympathikus) wird auch das körperlich-seelische-geistige Gesamtsystem des Praktizierenden entspannt und von Stresssymptomen befreit. Dadurch wird die Stimmungslage angehoben und es können leichter dissonante Gefühle, wie Ärger, Wut und Trauer, reguliert und Angstgefühle vermindert werden. Freude, Mitgefühl, Güte und Liebe können dadurch intensiver erlebt werden.

Dies setzt neue Kräfte frei, unterstützt protektive-resiliente Faktoren, verfeinert das Spürbewusstsein und integriert physische, psychische und geistige Prozesse, im Sinne eines ganzheitlichen Identitätsgefühls. Die eigenen Bedürfnisse und Anliegen können so auch leichter mit der Mitwelt abgestimmt werden und man kann auch genauer unterscheiden, was man an sich heranlassen will und wovon man sich abgrenzen möchte. Die bessere Selbstwahrnehmung und Selbstregulation stärkt auch das Selbstwertgefühl, verbunden mit Bewusstseinsklarheit und emotionaler Tiefe. Gute Entscheidungen zu treffen und umzusetzen, gelingt darum leichter. Wenn man in der Meditation lernt, Gedanken, Emotionen und Körperempfindungen zu beobachten, also zu registrieren, ohne sich in sie zu vertiefen, erkennt man auch deutlicher starre Reaktions- und Handlungsabläufe. Destruktive Emotionen werden auch dadurch entschärft, dass sich der Referenzpunkt der Betrachtung verändert, also schon von vorneherein eine gewisse Distanzierung stattfindet. Man wird unabhängiger von Bewertungen, kann Drucksituationen besser bewältigen und leichter neue Zusammenhänge herstellen. Das Selbstwerterleben und das Gefühl authentischer Lebendigkeit wird stabilisiert, wodurch angstfrei Nähe erlebt werden kann.

Die Meditation fördert ebenfalls die Bereitschaft, der Mitwelt empathisch zu begegnen und sich solidarisch zu verhalten, wodurch man grundsätzlich beziehungsfähiger wird und von den Mitmenschen mehr Wertschätzung erfährt. Zusammenfassend ist mittlerweile klar geworden, dass nicht mehr die Frage ist, ob Meditation wirksam ist, sondern welche Effekte sie erzielt.[114]

Die spirituellen Vorzüge regelmäßiger Meditation sind jedoch, gemessen an ihren heilsamen Wirkungen, mindestens genauso hoch einzuschätzen. Die Übung der Entidentifizierung erleichtert Prozesse des „Stirb und Werde", der Egotransformation, des Loslassens und des über sich selbst Hinauswachsens. Durch die Einbettung in das größere Ganze, erlebt man sich als geschützt und geführt, sodass man dem Leben, mit all seinen Schwankungen und unvorhersehbaren Ereignissen, als sinngeleitetes Geschehen vertrauen kann. Wie oben beschrieben, sind bei langjährig Meditierenden auch inspirierend-erleuchtende Einsichten, transzendente Gipfelerfahrungen und erhebende Energiezustände zu beobachten ebenso wie auch kleine Wunder, in denen innere Erlebnisse und äußere Gegebenheiten sinnvoll miteinander kommunizieren (Synchronizitäten). Subtil ändern sich auch die Einstellungen dem Leben gegenüber, sodass selbst Routineaufgaben wie Putzen, administrative Erledigungen oder Autofahren von diesem Geiste erfüllt werden. Dann leuchtet das Licht im Alltag und jeder Moment des Lebens wird verzaubert.

Wie man weiß, können auch innere Bilder, Visionen und Einstellungen die Motivation, regelmäßig zu meditieren, fördern. Beispielsweise, wenn man sich Folgendes vorstellt: Wie werde ich leben, aussehen und mich fühlen, wenn ich zehn Jahre regelmäßig meditiert habe? Vielleicht sehen wir dann, wie unsere Augen glänzen, wir uns angstfreier, gelassener und lebendiger fühlen. Man nimmt sich dann als attraktiver wahr, auch als eine stärkere Persönlichkeit mit einer angenehmen Ausstrahlung. Darüber hinaus erlebt man sich geborgen und geführt. Der Geist erscheint wach und flexibel, die Seele fein und empfindsam, der Körper stark und würdevoll. Ist das nicht eine schöne Vorstellung, die tatsächlich Wirklichkeit werden kann?

Die Meditation ist eine so einfache Übung, dass sie jederzeit von allen Menschen mit den unterschiedlichsten Lebensumständen durchführbar ist, wenn man sanft einsteigt und langsam die Praxis in den Alltag einfließen lässt. Es gibt nur ganz wenige Situationen, die es ratsam erscheinen lassen, vorübergehend die Meditation auszusetzen. So beispielsweise in akuten psychotischen Zuständen, in denen die Unterscheidung von innerem Erleben und äußeren Situationen nur noch mangelhaft gelingt. In der Stille könnten dann die bedrohlichen Stimmen noch lauter werden und somit die Notlage verschärfen. Ähnlich bei schweren traumatischen Belastungsstörungen und massiven Angstzuständen, in denen, insbesondere bei geschlossenen Augen, frei flottierende Ängste, Panikattacken und dissoziative Abspaltungen noch verstärkt werden können. Menschen, die beispielsweise Übergriffe erlebt haben, Gewalterfahrungen ausgesetzt waren oder schwere familiäre Konflikte erleben mussten, können in der unstrukturierten Stille der Meditation plötzlich von heftigen Emotionen, intensiven körperlichen Spannungen und grausamen Bildern heimgesucht werden. Das ist ein untrügliches Zeichen, dass unverarbeitete innere Konflikte ins Bewusstsein drängen, die einer psychotherapeutischen Bearbeitung bedürfen.

Das Loslassen in der Meditation kann nur dann öffnend wirken, wenn wir das uns Bedrückende nicht abspalten, sondern zunächst registrieren und akzeptieren lernen. Negative Lebenseinstellungen, Minderwertigkeitskomplexe oder emotionale Fixierungen entspringen meistens belastenden Sozialisationserfahrungen. Wenn in solchen Fällen der Suchende seinen inneren Prozess mit emotionaler Arbeit unterstützt, können die spirituellen Übungen erst ihre ganze Wirkung entfalten.

Wenn Menschen unter psychischen Problemen leiden, ist herauszufinden, ob die ramponierte Innenwelt zunächst mit anderen Mitteln stabilisiert wird, bevor jemand mit der Meditation beginnt. Gemeinsame Spaziergänge in der Natur, Erdungs- und Zentrierungsübungen, wie etwa den Boden unter den Füßen spüren, bewusst den Atem wahrzunehmen und sich auf den Körperschwerpunkt zu konzentrieren, können stabilisierend wirken. Wenn mit den Meditationsübungen begonnen wird, sollten sie zunächst zeitlich eher kurzgehalten werden, die Augen noch geöffnet bleiben, bei gleichzeitiger Konzentration auf einen Fixpunkt, wie beispielsweise einem Blumenstrauß, einer Kerze oder eines anderen angenehmen Objekts. Wenn diese Kontraindikationen hinreichend beachtet werden, kann man davon ausgehen, dass die Übung der

Meditation, wie auch immer sie praktiziert wird, das schönste Geschenk der Weisheitslehren an die Menschheit ist.

Kontemplation der vier Essenzen

Da der Mensch ein Gewohnheitstier ist und sich nur schwer von eingefahrenen Verhaltensweisen trennen kann, müssen die Entwicklungsprozesse von vielen Seiten unterstützt werden.

Gleichwohl geht es immer wieder darum, die Schicht der gewöhnlichen Gedanken, Gefühle, inneren Bilder und körperlichen Empfindungen zur Seite zu legen, um tiefer nach innen spüren zu können. Dadurch kann man leichter, im Einklang mit der inneren Weisheit und dem größeren Ganzen, erkennen, worauf es im Leben wirklich ankommt und was für uns selbst und andere hilfreich ist.

Deshalb biete ich in meinen Seminaren auch Kontemplationen an, die öffnend und vertiefend wirken. Anders als in der stillen Meditation fließen dabei spirituelle Orientierungshilfen mit ein. So gesehen, könnte man vielleicht auch von einer geführten oder themenzentrierten Meditation sprechen. Der dabei aktivierte Bewusstseinszustand kann als erweitert oder vertieft bezeichnet werden. Er ist vergleichbar mit dem Alphazustand, der einerseits als entspannt und andererseits als wach beschrieben werden kann. Manche Sprachlernprogramme (Superlearning) nützen diesen subtilen Bewusstseinszustand, in dem man besonders aufnahmefähig ist. Das erleichtert Lern- und Veränderungsprozesse. Die in kontemplativen Übungen gesprochenen Inhalte, Affirmationen und vermittelten Bilder fließen unmittelbar ins Erleben ein. Man weiß, dass gezielte Visualisierungen und Affirmationen, die im meditativen Zustand herbeigeführt werden, eine große Wirkung entfalten können. Für das Gehirn ist es nämlich zweitrangig, ob man etwas wirklich erlebt hat oder es sich nur vorstellt.

Im Folgenden möchte ich nun die von mir entwickelte „Kontemplation der vier Essenzen“ vorstellen, die auch auf meiner Internetseite zu finden ist und zu Hause geübt werden kann. Darüber hinaus habe ich in meinem Buch „Die ganze Fülle deines Lebens“[115] eine Reihe von Übungen beschrieben, die in ähnlicher Weise die seelische und spirituelle Entwicklung unterstützen.

Diese Übung unterstützt die Suchenden darin, loszulassen und zu vertrauen, sich gegenwärtig, vital und lebendig zu erleben, die wohlwollende Energie des Herzens zu spüren, das Bewusstsein zu öffnen sowie sich im größeren Ganzen eingebettet wahrzunehmen. Die Erfahrungsdimensionen, die darin vermittelt werden, sind für einen ganzheitlichen Befreiungsweg von essenzieller Bedeutung. Die Teilnehmenden, die diese Übung in meinen Seminaren praktiziert haben, erlebten sich danach mehr im Einklang mit sich selbst, fühlten sich berührt, vital, lebendig und ruhig. Ähnlich der Meditation kann diese Übung regelmäßig wiederholt werden, um zu sich selbst zu kommen und den inneren Kompass wieder auf das, was wesentlich ist, auszurichten.

Sie ist sehr offen gestaltet und bezieht sich auf folgende evidente und zweifelsfreie Erlebniszustände und Erfahrungstatsachen, jenseits von Glaubenssätzen oder weltanschaulichen Botschaften:

1. Der Boden, der trägt
2. Der Atem, der fließt
3. Das Herz, das sich öffnet
4. Das Bewusstsein, das frei und weit sein kann

Bevor ich die eigentliche Übungsanweisung skizziere, möchte ich noch darauf hinweisen, dass man sich, wie bei allen spirituellen Übungen, einen schönen Ort dafür vorbereiten und auch genügend Zeit einplanen sollte. Die Übung wird in einem leicht abgedunkelten Raum und in einer angenehmen Liegeposition durchgeführt, unterstützt durch eine beruhigende instrumentale Hintergrundmusik. Von der inneren Einstellung her, sollte man wieder absichtslos in diese Übung eintreten, denn unabhängig vom unmittelbaren Befinden oder Ergebnis führt dieser Prozess zu einem größeren Bewusstsein des Selbst und einer tieferen Verbundenheit mit dem Selbst. Nach der Übung können auch die Impressionen aufgeschrieben oder durch freies intuitives Malen eines Bildes symbolisiert werden.

Übungsanleitung

Sich bequem auf einer angenehmen Unterlage auf den Rücken legen. Sich entspannen und sich noch ein wenig hin- und herbewegen, um eine komfortable und offene Liegeposition einnehmen zu können.

Nach einer kurzen Vorbereitung, in der auf den Wert der Übung hingewiesen wird, wird man sorgsam angeleitet, den Körper noch weiter zu lockern und zu entspannen, denn nur wer sich wohlfühlt, wird sich öffnen und in tiefere Dimensionen vorwagen können. Danach wird die *erste Essenz,* mit folgenden Worten, eingeführt:

„Spüre, wie du getragen bist, vom Boden und vom Fundament des Hauses und von der Erde. Getrost kannst du nachgeben und weiter loslassen. Die Muskeln lösen sich von ganz allein, denn du brauchst dich nicht zu halten oder anzuspannen, da du getragen bist. Die Aufgabe des Bodens ist es, dich zu tragen, deine Aufgabe ist es, loszulassen, nachzugeben und weich zu werden. Der Boden gibt dir Sicherheit. Getrost kannst du ganz nachgeben und weich werden. Spüre, wie sich die Muskeln lösen und weiter nachgeben. Jede Zelle deines Körpers kann sich öffnen und entspannen, denn du bist vom Boden getragen."

Diese Sätze werden in unterschiedlichen Variationen, mit bedächtiger, fester und ruhiger Stimme, gesprochen.

In einem nächsten Schritt wird die Aufmerksamkeit auf die *zweite Essenz,* den Fluss des Atems gelenkt.

„Nimm wahr, wie durch den entspannten Körper dein Atem jetzt schon tiefer und freier fließen kann. Indem du deinen Atem bewusst wahrnimmst, öffnen sich die inneren Räume noch mehr und du spürst, wie jeder neue Atemzug neues Leben in dir erweckt. Schon von Anbeginn deines Lebens begleitet dich der Atem als treuer Freund. Ich atme, ich bin. Spüre die Kraft, die von deinem Atem, der dich ganz selbstverständlich durchströmt, ausgeht. Atme bewusst tief ein und aus, tief und rund. An jedes Einatmen schließt sich ein Ausatmen. Mein Atem, die zweite Essenz des Lebens. Der Atem berührt mich in meinem Inneren, weitet die Räume, macht mich durchlässiger und offener. Je tiefer ich atme, desto tiefer kann ich mich selbst spüren und desto mehr komme ich bei mir selbst an. Ich fühle mich vom Atem beseelt, lebendig und berührt. Gleichzeitig spüre ich nach wie vor, wie mich der Boden trägt und ich mich der Unterlage anvertrauen kann.

Wenn man bewusst und tief atmet, kann man auch das Herz leichter öffnen.

Nun erlauben wir uns, die dritte Essenz, die Güte des Herzens, aufmerksam wahrzunehmen."

Mit den letzten Worten ist schon der nächste Schritt, die *dritte Essenz* angeklungen. Wichtig ist in diesem Zusammenhang, dass man immer wieder auch die anderen Essenzen, die bisher angesprochen wurden, vergegenwärtigt.

„Lenke nun deine Aufmerksam auf dein Herz. Spüre, wie es ganz für dich schlägt und dich, wie der Atem, schon dein ganzes Leben lang begleitet. Der Herzschlag ist vital und rhythmisch und lässt deinen Brustraum schwingen und leicht vibrieren. Stelle dir nun vor, wie sich das Herz weiter öffnet und weicher wird und du mit ihm verbunden bist.

Das Herz ist für viele Kulturen auch der Ort von Liebe, Mitgefühl und Güte. In diesem Sinne kann man sich vorstellen, wie wohltuende Energien von ihm ausgehen und in deinen Innenraum strömen und ihn sanft berühren. Du fühlst, wie sich das angenehm anfühlt und du die Liebe, die in dich einströmt, aufnehmen kannst. Ich fühle mich von der Energie meines Herzens geachtet, berührt und geliebt. Vom Boden getragen, durch den Atem beseelt und von der Energie meines Herzens geliebt. Erlaube dir, das tief wahrzunehmen und zu spüren. Es strömt und fließt, ich bin getragen, ich atme, ich bin offen und geliebt."

Bei den Praktizierenden entwickelt sich immer mehr eine wertschätzende, angenehme und intensive Atmosphäre. Ich selbst bin, wenn ich die Anleitung spreche, davon tief berührt. Demensprechend ändern sich auch der Klang meiner Stimme und die Ausdrucksweise des Gesprochenen, die immer mehr mit den Teilnehmenden in eine Kohärenzschwingung kommt.

Schließlich wird die Aufmerksamkeit auf die *vierte Essenz* gelenkt:

„Nach dem Getragensein durch den Boden, der Leben spendenden Kraft des Atems und der Güte des Herzens gehen wir nun zu unserer vierten Essenz des Lebens, dem Bewusstsein. Das Bewusstsein ist der Raum unserer Gedanken, Empfindungen, Bilder und Einsichten. Es ist ein wichtiger und treuer Begleiter des Menschen. Mithilfe des Bewusstseins können wir mit uns selbst kommunizieren, unterschiedliche Aspekte des Lebens betrachten, den Sinn und Zweck unseres Lebens ergründen und vieles mehr. Es initiiert Impulse, arbeitet für uns, unterstützt und führt uns auf unserem Weg der Bewusstheit. Erlauben wir uns für einen Moment dieses Geschenk zu achten und zu würdigen. Das Bewusstsein, die vierte Essenz des Lebens, neben dem Boden, der uns trägt, dem Atem, der uns beseelt und dem Herzen, durch das wir uns geliebt fühlen. Wir können dem Bewusstsein in seiner Tiefe und Weite begegnen und es gewahren, wenn wir alles fallen lassen, was in ihm vorgeht, alle Gedanken und Bilder oder was sonst noch erlebbar ist.

Registriere einfach, was gerade in deinem Bewusstsein präsent ist und stelle dir vor, wie du es wieder loslässt, fallen lässt. Manches will vielleicht länger bleiben, dennoch greifen wir es jetzt nicht auf und verfolgen es nicht weiter, sondern legen es zur Seite. Einfach loslassen, fallen lassen und sein lassen. Alles, was auftaucht, wieder loslassen. Alles, was sich zeigt, einfach nur sein lassen, mich im Sein lassen. Frei und weit, leicht und transparent wird das Bewusstsein, wenn es sich von seinen Inhalten löst und nichts mehr denkt, fühlt oder empfindet. Du spürst die Grenzenlosigkeit des Seins, die Offenheit deines Wesens und die Freiheit deines Geistes. Du bist getragen, lebendig, geliebt und frei. Erlaube dir, in diesem Zustand zu verweilen. Ein Zustand, in dem nichts mehr kommentiert, bewertet oder analysiert wird. Alles ist, wie es ist, darf sein, wie es sich zeigt. Ich bin getragen, lebendig, geliebt und frei. Ich bin ruhig, offen und weit, ganz im Hier und Jetzt, eingebettet in die Unendlichkeit des Seins. Sollten zwischenzeitlich Spannungen oder bestimmte Gedanken oder Gefühle in den Vordergrund treten, einfach wieder nur sein lassen, um sich selbst im Sein lassen zu können. Nichts wird gebraucht, alles ist da, ich bin gut, wie ich bin. Ich bin getragen vom Boden, belebt vom Atem, geliebt durch die milden Energien des Herzens und frei durch die Leere des Bewusstseins. Einfach nur da sein, fließen lassen, frei sei, offen sein und liebevoll sein. Im Sein sein."

Es werden dann die Kernsätze immer wieder ausgesprochen, aber auch Freiräume der Stille gelassen. Die Menschen, die sich auf diese Übung eingelassen haben, sprechen danach davon, dass sie sich dem Boden anvertrauen, die Kraft des Atems spüren und eine intensive Liebe im Herzen fühlen konnten. Darüber hinaus bemerkten sie, wie wohltuend es sein kann, das Bewusstsein in einen Ruhezustand zu versetzen und von seinen Aktivitäten zu lösen. Dadurch gewahrten sie, wie weit und tief es sein kann und wie es im All-Einen aufgeht. – Nach dieser Übung wird Zeit gegeben, um etwas aufzuschreiben, zu malen oder einfach noch in der Stille die Erfahrung zu genießen.

5. Glücklich und zufrieden leben

Dem Menschen wohnt eine natürliche Tendenz zur Selbstverwirklichung inne. Diese kann durch genetische Bedingungen, belastende Sozialisationserfahrungen und eigene selbstzerstörerische Verhaltensweisen irritiert oder entscheidend behindert werden.

Verschiedene Therapieansätze helfen, pathogene Muster und hemmende Verstrickungen aufzulösen, um sich wieder dem Fluss des Lebens anvertrauen zu können. Besonders wirksam sind dabei Methoden, die die Ressourcen und Potenziale erweiterter Bewusstseinszustände nutzen, wie etwa das Holotrope Atmen. Dadurch gelingt es leichter, ganzheitliche Heilungs- und Wachstumsprozesse, in denen leibliche, seelische, archetypische, kollektive und spirituelle Themen wachgerufen, bearbeitet und integriert werden, anzustoßen.

Um die transformativen Erlebnisse, die in Erfahrungen mit veränderten Bewusstseinszuständen zugänglich werden, auch im Alltag umzusetzen, ist ein hohes Maß an Geduld, Ausdauer und Veränderungsbereitschaft erforderlich. Es ist eine lebenslange Aufgabe, chronisch gewordene destruktive Muster aufzugeben und aus den dadurch freiwerdenden Energien und Spielräumen ein neues Leben, in dem ich mich glücklich und zufrieden fühle, zu entwickeln. Reifungsprozesse finden, wie wir heute wissen, bis ins hohe Alter und sogar noch im Sterbeprozess[116] statt.

Aber nicht nur Heilverfahren, sondern auch spirituelle Übungen, die eine offene, durchlässige und achtsame Lebensführung fördern, sind zu empfehlen, da sie besonders in schwierigen Situationen oder Krisen dazu beitragen, in der Spur zu bleiben und nicht vom Weg abzukommen.

Wer sich auf den Prozess der inneren Entwicklung und Bewusstwerdung einlässt, wird bald bemerken, dass ein glücklicher und zufriedener Grundton in den Alltag einkehrt. Das bedeutet jedoch nicht, dass Brüche oder schmerzhafte Zustände gänzlich verschwinden. Es bildet sich aber eine höhere Grundstabilität und Widerstandskraft aus, durch die man besser über seine Potenziale verfügen und sich freier und gelassener bewegen kann. Auf Dauer glücklich und zufrieden leben zu können, geschieht nicht zufällig und wird auch nicht durch besonders angenehme Lebensereignisse verursacht, sondern beruht auf einer ganz bestimmten Haltung, die es einzuüben gilt.

Im Mittelpunkt stehen also nicht, Bedürfnisse zu befriedigen oder „Highlights" zu erleben, sondern wie man dem Leben und der Mitwelt begegnet. Es ist bekannt, dass Menschen, die schwere Schicksalsschläge erleiden müssen oder einen hohen Lottogewinn einstreichen, sich irgendwann wieder in ähnlicher Weise erleben wie vor diesem Ereignis. Nur wenn ich mich bemühe, mich zu verändern und mein wahres Selbst zu entfalten, wird der verheißungsvolle Weg der Selbstverwirklichung Früchte tragen.

Der erste Schritt ist, sich so zu akzeptieren, wie man ist, sich erreichbare Ziele zu setzen und auch damit einverstanden zu sein, wenn sich notgedrungen Rückschritte einstellen. Denn Selbstverwirklichung kann nur dann gelingen, wenn die angeborene Unvollkommenheit des Menschen als solche anerkannt wird. So sind etwa unsere Wahrnehmungs- und Erkenntniskapazität begrenzt, bruchstückhaft, unzulänglich und subjektiv sowie durch die Filter bisheriger Erfahrungen und gesellschaftlich-kultureller Rahmenbedingungen geprägt. Nur wenige Menschen berücksichtigen dieses existenzielle Manko in ihren Meinungen und Urteilen zureichend.

Die Sehnsucht nach einer perfekten und rundum optimierten Persönlichkeit, wie sie auch durch den Zeitgeist propagiert wird, verhindert, dass man die eigenen Schwachstellen akzeptiert und sich dennoch als Person anerkennt und wertschätzt. Natürlicherweise auftretende Bruchstellen und Defizite werden negiert und es fällt schwer, diese störenden Umstände liebevoll anzunehmen. Erst dann lernt man nämlich, echte oder essenzielle Bedürfnisse von fehlgeleiteten Begehrlichkeiten oder kompensatorischen Bedürfnissen, die durch Verschiebungen, Symptombildungen oder Verstrickungen zustande kommen, zu unterscheiden.

Wer sich und andere unverstellt wahrnehmen und spüren kann, dem gelingt es auch leichter, zu unterscheiden, was ihn voranbringt und was nicht. Die Prinzipien der Achtsamkeit, wie sie in verschiedenen Traditionen gelehrt werden, zielen darauf ab, einen Segen spendenden Lebensstil zu entwickeln, indem man mit sich selbst und der Welt wahrhaftig, offen und mitfühlend umgeht.

In diesem Veränderungsprozess fällt auf, dass man oft den Blick zu sehr auf sich selbst richtet und weniger auf das größere Ganze. Egoistische Denk- und Verhaltensweisen zu erkennen und zu transformieren, ist demzufolge enorm wichtig, gerade in der zweiten Lebenshälfte. Wenn das Zentrum des Bewusstseins nicht mehr vom Ego besetzt wird, kann das Selbst mehr Raum gewinnen und somit leichter die weiteren Entwicklungsprozesse steuern. Das entlastet das innere System eminent, weil das Ego nun nicht mehr alles an sich ziehen oder kotrollieren muss und man freier den inspirierenden und kreativen Impulsen folgen kann.

Die Regie des Lebens verlagert sich somit auf eine tiefere Wirklichkeitsebene, aus der die innere Weisheit oder das universale (höhere) Selbst hervorgeht. Dabei steht nicht mehr die eigene Person im Mittelpunkt, sondern ein ganzheitlicher Entwicklungsprozess, in dem stets auch der Mitmensch und die Welt einbezogen sind. Das individuelle Ich ist dann nicht mehr vom universalen Wir separiert, alle und alles erscheint miteinander verbunden.

Wenn es gelingt, sich von dieser höheren Ordnung leiten zu lassen, entfalten sich auch neue Formen der Liebe und des Mitgefühls, die weit über die Familie und den Freundeskreis hinausreichen. Diese spirituelle Liebe wird von Almaas[117] als heilige Liebe und von Fromm[118] als Liebe zum Sein, die nichts mehr ausschließt, sondern alles miteinbezieht, bezeichnet. Es ist eine Liebe, die nicht mehr an Bedingungen und Erwartungen gebunden ist. Sie überwindet die Polarität von Angezogensein und Abgestoßenwerden. Aus dieser allumfassenden Liebe entspringt das gnadenspendende Mitgefühl, eine empathische Grundhaltung, die alle Lebewesen und die Welt zum Erblühen bringt, sowie Glück, Freude und Leidbefreiung in der Welt vermehrt.

Wenn wir nicht mehr auf uns allein gestellt sind, sondern in der inneren Verbindung zu anderen und zur Welt liebevoll leben, kann auch das, was geschieht, leichter bejaht werden. Unangenehme Situationen oder schicksalhafte Widerfahrnisse werden dann nicht mehr als feindlich betrachtet, sondern als Chancen, zu lernen und sich zu transformieren. Wenn man also Situationen, die uns begegnen, nicht mehr zurückweist, sondern den ihnen innewohnenden Hinweiszeichen vertraut, wird das Leben, mit all seinen Facetten, einen aufregenden, lebendigen und würdevollen Verlauf nehmen – geführt und gesegnet vom Göttlichen, das alles und jeden durchdringt. Wenn Menschen bewusst und mitfühlend leben, motivieren sie ihre Mitmenschen, sich ähnlich zu verhalten.

Ich bin gut so, wie ich bin

Sich so, wie man ist, zu akzeptieren, also anzuerkennen, dass man nicht anders sein kann, als man ist, darin sind sich Psychotherapie und viele spirituelle Weisheitslehren einig, ist ein wichtiger Baustein zu einem segensreichen Leben. In der Achtsamkeitstheorie, auf die ich etwas später genauer eingehe, bedeutet Akzeptanz: Die Dinge nicht anders haben wollen, als sie sind.

Wer sich selbst abwertet, ablehnt oder gar verachtet, verhält sich sich selbst gegenüber feindselig und aggressiv, sabotiert sich somit selbst. Das hat zwangsläufig zur Folge, dass massive Abwehrreaktionen ausgelöst werden, dass man sich also vor sich selbst schützen muss. Dadurch entsteht ein inneres Konfliktpotenzial, durch das man sich unangenehm angespannt und gleichzeitig blockiert oder handlungsunfähig fühlt. Meine Energie richtet sich gegen mich selbst und ich muss mich vor mir selbst schützen. Dadurch bilden sich Verhärtungen der Seele, die sogar in körperlichen Spannungsfeldern sichtbar werden.

So erlebte jemand in einer Holotropen Atemsitzung, wie er sich massakrierte und ein Messer in das Herz rammte. Daraufhin bemerkte er plötzlich, wie sich um den Brust- und mittleren Rückenbereich ein Metallpanzer bildete. Erst nach intensiver Körperarbeit, durch die er die Aggressionen, die eigentlich seinem Vater, der ihn in der Kindheit immer wieder schlug, galten, ausdrücken konnte, öffnete sich diese schwere Rüstung. Danach fühlte er sich freier und weinte bitterlich darüber, dass er das Werk seines Vaters fortsetzte, indem er sich selbst Schaden zufügte. Seine zitternden Hände berührten dann sanft den Brustbereich und er flüsterte: „Nie mehr verletze ich mich selbst." Sein Oberkörper entspannte sich, er richtete sich auf und stellte sich vor, wie er sich selbst in den Arm nahm. Viele Tränen der Berührung flossen. Danach konnte er sich selbst annehmen und sogar anerkennen, dass diese früheren schrecklichen Erfahrungen zu seiner Biografie gehören.

Auch wenn in dem geschilderten Fall sicher extreme selbstzerstörerische Neigungen offenkundig wurden, ist es wichtig, sich immer wieder bewusst zu machen, wie oft man sich selbst entwürdigt, abwertet, verachtet oder hasst. Dazu könnte ich zahlreiche Beispiele anführen, denn diese selbstschädigenden Strategien können sich auf viele Bereiche des Lebens und auf die eigene Lebensgeschichte beziehen. Manche wünschten sich etwa, andere Eltern gehabt zu haben, weil sie sich in ihrer Ursprungsfamilie nicht willkommen geheißen fühlten. Wenn jemand keinen Lebenspartner findet, führt das in der Regel dazu, dass sich die Betroffenen als minderwertig, nicht attraktiv oder liebenswert genug betrachten. Wenn ein Kinderwunsch unerfüllt bleibt, fühlen sich oft Frauen ebenso wie Männer schuldig und defizitär. Wer die gesteckten beruflichen Ziele nicht erreicht, Prüfungen nicht besteht oder an bestimmten Aufgaben scheitert, erniedrigt sich häufig noch selbst.

Besonders schlimm wird es, wenn jemand psychisch erkrankt, dem Leben nicht gewachsen ist oder in eine Abhängigkeit rutscht. In den Siebzigerjahren, als ich zu arbeiten begann, waren psychische Probleme sogar noch sozial geächtet, sodass es Leuten peinlich war, eine psychotherapeutische Praxis aufzusuchen. Man durfte nicht zeigen, dass man schwach und hilflos ist. So wollte ein bekannter Schauspieler die Sitzungen in die Abendzeit verlegen, um nicht von anderen gesehen zu werden. In der Behandlung stellte sich heraus, dass er sich dafür schämte, ängstlich zu sein und wenig Selbstvertrauen zu besitzen. Nach außen hin musste er sich immer stark zeigen und souverän auftreten. Eine Führungskraft, die in Düsseldorf lebte und zur Therapie zu mir nach Oberstdorf reiste, beendete diese sofort wieder, als es ans Eingemachte ging, weil sie sich nicht erlauben durfte, zu weinen oder sich als entscheidungsunsicher zu erleben. Allein, dass sie jemanden um Hilfe bitten musste, war für sie eine enorme Kränkung. Diese Menschen bilden oft zwei Seiten aus, ein geheimes inneres Wesen und eine äußere Fassade. Wenn wesentliche Anteile der Seele verborgen werden müssen, entsteht ein großer Druck, so sein zu müssen, wie man eigentlich gar nicht ist. Diese Spaltung der Persönlichkeit hat einen hohen Preis, denn sie verstärkt die innere Not, erhöht die Tendenz zur Selbstabwertung, führt zu Energieschwäche, Lustlosigkeit, psychosomatischen Störungen und Abhängigkeiten.

In der Behandlung von Suchtkranken ist der alles entscheidende Faktor, sich die Abhängigkeit einzugestehen, um den Leidensweg zu beenden. Viele Leidtragende brauchen sehr lange, bis sie dazu stehen können, alkoholkrank, spielsüchtig, arbeitssüchtig oder esssüchtig zu sein. Das hängt damit zusammen, dass sich die Betroffenen für ihre „Charakterschwäche" schämen und insgeheim hoffen, dass ihr soziales Umfeld nichts davon bemerkt. In der Regel fällt eine große Belastung ab, wenn sie sich dazu bekennen und ihre Krankheit akzeptieren. Der erste Schritt des Zwölf-Schritte-Programms der Anonymen Alkoholiker lautet darum: „Wir gaben zu, dass wir dem Alkohol gegenüber machtlos sind – und unser Leben nicht mehr meistern konnten."[119] Diese konsequente Offenheit und Kapitulation ist die unbedingte Voraussetzung zum ersten Schritt eines erfolgreichen Genesungsweges.

Sich so anzunehmen, wie man ist, ist aber nicht nur für Erkrankte eine Herausforderung, sondern fällt den meisten Menschen außerordentlich schwer. Es bedeutet nämlich, von den eigenen Idealen abrücken zu müssen, Schwächen, Schattenaspekte und Krisen zu akzeptieren und anzunehmen. Das ist in der heutigen Zeit, in der Selbstoptimierung, Hochglanz-Schönheitsideale und effektive Selbstwirksamkeit angesagt sind, heikel, da man an sich immer wieder etwas entdeckt, das dem Zeitgeist nicht entspricht. Diese auch durch Geschäftsinteressen getriebenen Fehlentwicklungen, wie sie an der stetig steigenden Anzahl von ästhetischen Operationen, sexuellen Versagensängsten oder künstlichen Anti-Aging-Programmen abzulesen sind, setzen sich in der Seele als Defizite oder Makel fest, für die man sich schämt. Das betrifft aber nicht nur junge Erwachsene, sondern auch Menschen im höheren Alter, die sich unbedingt als fit, agil und reiselustig zeigen möchten. Die schwindenden Kräfte, kognitiven Einbußen und körperlichen Gebrechen werden dann nicht mehr als natürlicher Alterungsprozess angesehen, sondern führen oft genug zu negativen Selbstbewertungen. Auch ist der Jammer oft groß, wenn man zurückblickt und dabei feststellt, dass die Jugend verblasst ist, früher vieles eleganter von der Hand ging und man am liebsten das Rad der Zeit zurückdrehen möchte.

Auch schreckliche Ereignisse der Lebensgeschichte, die Wunden gerissen haben, würden am liebsten ausradiert werden. Eine Person berichtete mir, wie sie von ihrer Mutter, die sie nächtelang allein ließ, vernachlässigt wurde und nicht schreien oder weinen durfte. Man muss sich das vorstellen, was dabei mit dem inneren Wesen eines kleinen Kindes geschieht. Sie hat davon geträumt, wie sie ihre Mutter dafür umbringt. Manche würden gerne ihre Herkunft verleugnen. Es ist nicht verwunderlich, dass sich Menschen sträuben, diese biografischen Bruchstellen anzuerkennen und nicht zu verdrängen.

Aber auch dissonante Gefühle, wie etwa Neid, Unsicherheiten, Ängste oder Begierden werden abgespalten. Menschen werten sich auch ab, wenn sie sich in gesellschaftlichen Situationen blamiert haben und es am liebsten ungeschehen machen möchten. Wenn Beziehungen scheitern, jemand von seinem Partner verlassen wird, sich scheiden lässt oder die Kinder den Erwartungen nicht entsprechen, führt das ebenso zu intrapsychischen Verurteilungen, auch wenn man die Schuld dafür zunächst bei den anderen sucht. Der Pfeil, der nach außen gerichtet wird, wendet sich gegen einen selbst. Wie oft teilen mir Eltern mit, was sie in der Erziehung falsch gemacht haben, wie unzulänglich sie auf ihre Kinder eingegangen sind und wie sie sie in ihrer Entwicklung behindert haben. Auch wenn jemand den beruflichen Ansprüchen nicht gerecht wird, einen Unfall baut oder durch Ungeschicklichkeiten brenzlige Situationen heraufbeschwört, kann er sich das meistens nur schwer verzeihen. Ich könnte noch eine Reihe solcher Dinge aufzählen – allen gemeinsam ist, dass man sich nur ungern Schwächen, Defizite, Probleme, Krisen oder nicht eingehaltene Vorsätze eingesteht.

Das betrifft selbstverständlich auch Menschen, die einen spirituellen Weg gehen, wenn sie ihre Übungen unterbrechen, die Meditationen als unzureichend beurteilen oder sich nicht mitfühlend verhalten. Aber auch Verstöße gegen die Richtlinien einer spirituellen Gemeinschaft oder Versündigungsideen führen zu selbstabwertenden Einstellungen. So träumte eine Suchende von außergewöhnlichen sexuellen Praktiken, die sie mit einem spirituellen Lehrer vollzog. Nach dem Aufwachen fühlte sie sich schlecht und verzweifelte an ihren sexuellen Bedürfnissen. Sie sprach von sündhaften Begierden, die ihren spirituellen Weg behindern würden. Ein anderer hatte in einem Ashram, in dem eine friedfertige und achtsame Lebenseinstellung praktiziert wird, einen spontanen Wutanfall. Schmerzerfüllt und voller Gewissensbisse berichtete er von diesem unverzeihlichen Fehltritt.

Neben extremen Formen des pathologischen Selbsthasses, wie er bei Borderline-Störungen oder bei narzisstischen Persönlichkeiten vorkommt, hängt die Selbstabwertung meistens mit überhöhten Selbstidealen oder unangemessenen Erwartungen an sich selbst zusammen. Karen Horney spricht von einer „Tyrannei des Sollens“[120]. Für C.G. Jung ist es der Schatten, worunter er „die Summe der versteckten, unvorteilhaften Eigenschaften, der mangelhaft entwickelten Funktionen und der Inhalte des persönlichen Unbewussten“[121] versteht. Es sind also die ins Abseits gedrängten dunklen Seiten des Menschen – minderwertige, irrende, triebhafte und leidende, die zu verstehen und zu integrieren sind, wenn man, im Sinne der Personalisation, zu einer vollständigen Persönlichkeit reifen möchte.[122]

Wenn man sich mit anderen vergleicht, kann das zu ähnlichen destruktiven Wirkungen führen. Natürlich sollen damit nicht die positiven Effekte, die von nachahmenswerten Biografien ausgehen können, geschmälert werden. Vorbilder können dazu anregen, ihnen nachzueifern oder etwas zu realisieren, was ich mir vielleicht vorher nicht zugetraut habe. Wer jedoch den Erfolg oder die Fähigkeiten anderer dazu gebraucht, sich selbst die eigene Unfähigkeit zu bescheinigen, wird in eine Sackgasse geraten. Ähnliches gilt, wenn ich mich im Alter mit dem vergleiche, wozu ich in jungen Jahren fähig war. Odo Marquard[123] rät uns in dem Büchlein „Endlichkeitsphilosophisches“, nicht einem senilen Ehrgeiz anheimzufallen, sondern allmählich dem „Das ist so“ gegenüber dem „So sollte es sein“ einen Vorrang einzuräumen. Wenn wir diesen Einschränkungen mit einer Portion Humor begegnen, können wir uns getrost der Wirklichkeit stellen und uns gleichzeitig erlauben, uns selbst unterbieten zu dürfen. Dies bewahrt uns auch vor Überforderungsstress, der aus der Fehleinschätzung des eigenen Leistungsvermögens und illusionären Zukunftserwartungen resultiert.

Anthropologisch betrachtet, ist einzuräumen und festzuhalten, dass wir, neben vielen Tugenden und rechtschaffenen Bemühungen, auch launenhaft, triebgesteuert, machtgetrieben, neidisch und unempfindsam sind. Wir sind aber auch verletzlich, sterblich, altersschwach und unattraktiv.

Der menschliche Geist, also Wahrnehmen, Denken und Urteilen, unterliegt naturgemäß vielen verzerrenden Einflüssen. Nicht nur unser Erkennen ist vorläufig, bruchstückhaft und subjektiv, wir Menschen haben auch die Neigung, Informationen so auszuwählen, dass sie die eigenen Erwartungen bestätigen (Bestätigungsfehler). Wenn wir uns selbst einschätzen, sehen wir uns gern durch eine rosarote Brille. Auch finden wir immer Begründungen, die zu unseren Vorstellungen, Normen und Bedürfnissen passen. Wie wir die Mitwelt wahrnehmen, entspricht weitgehend nicht der Wirklichkeit, sondern vielmehr unseren inneren Konstruktionen, die durch den Modus des Brauchens und Wollens bestimmt sind. Das gehört, abgesehen von graduellen interpersonellen Differenzen, zur Verfasstheit des Menschen und kann nicht einfach ausgeblendet werden.

Ebenso ist es wichtig, sich bewusstzumachen, dass wir nun einmal ins Leben „geworfen wurden" und man weder die Eltern noch die Erfahrung in der frühen Kindheit, mit ihren genetischen, kulturellen, kollektiven und familiären Rahmenbedingungen, selbst zu verantworten hat. Indem man diese Grundbedingungen des Seins bekämpft, kann man sie nicht ungeschehen machen. Daraus ergibt sich aber nicht, dass man Konflikte, die dadurch verursacht werden, vermeiden oder verdrängen sollte. Es geht nur darum, das Faktische zu bejahen.

In dem Moment, in dem wir Tatsachen bejahen, werden wir sofort eine große Erleichterung verspüren. Wenn man zu sich selbst, in Bezug auf eine unangenehme Wesenseigenschaft, folgende Sätze spricht „Nein, das bin ich nicht" oder „Ja, das bin ich auch" bzw. „Diese Eigenschaft habe ich auch", wird man eher beim zweiten als beim ersten Leitspruch entspannen können. Wichtig ist dabei das Wörtchen *auch,* denn ich bin natürlich nicht nur das, sondern ich bin es lediglich auch.

Mit einem kurzen Selbstexperiment können diese Effekte unmittelbar nachempfunden werden: Man rufe sich vor dem geistigen Auge ein authentisches Bild von sich auf, also ganz so, wie man sich sieht und wie man ist. Dann sagt man zu sich selbst „Ja, die oder der bin ich", öffnet das Herz und atmet tief ein und wieder aus. Dann sagt man sich leise den Satz vor: „Ich bin okay"[124] oder „Es ist okay so, wie ich bin" oder „Es ist okay so, wie es ist". Danach wird man prompt bemerken, wie wohltuend und erleichternd das sein kann. In solchen Momenten, in denen wir den Krieg gegen uns selbst beenden, also die selbstzerstörerischen Waffen niederlegen und Frieden schaffen, wird deutlich werden, wie viel neue Lebenskraft, die zuvor in dem Kampf gegen sich selbst gebunden war, frei wird. Diese wiedergewonnene Energie kann jeder

Suchende für die Hindernisse, die zu bewältigen sind, gut gebrauchen.

Wer diese Erfahrung noch etwas intensiver und umfassender durchführen möchte, kann sich auch auf folgende Übung einlassen: Nimm dir ein wenig Zeit und kontempliere darüber, welche Verhaltensweisen oder Persönlichkeitseigenschaften du an dir nicht magst, ablehnst oder für die du dich schämst. Es können auch peinliche Situationen sein, in die du geraten bist und die dich belasten. Schreibe für dich auf, was dir dazu einfällt und markiere das Wichtigste. Danach gehst du folgendermaßen vor:

- Nimm zwei Stühle und stelle sie einander gegenüber, in einem für dich adäquaten Abstand.
- Auf den einen Stuhl legst du, stellvertretend für deine abgelehnten Anteile, das Geschriebene, auf dem anderen setzt du dich hin.
- Nimm eine würdevolle Position ein, entspanne dich und atme tief.
- Registriere, wie es dir mit deinem Schattengegenüber gerade jetzt geht.
- Lass alle Bewertungen und Beurteilungen fallen.
- Frage die abgelehnten Anteile, wofür sie stehen und was sie von dir brauchen.
- Höre, was sie zu sagen haben.
- Erlaube dir dann, sie mit deinem Mitgefühl zu berühren und einzuhüllen.
- Wenn du magst, kannst du ihnen mitteilen: Du gehörst auch zu mir!
- Nimm wahr, was sich in dir ändert.

Wer mit sich selbst Frieden schließt, wird seinen Weg mit mehr Energie gehen können. Die praktizierte Selbstakzeptanz, die in der Selbstliebe ihr höchstes Niveau erreicht, ist somit eine nicht zu unterschätzende Ressource auf dem inneren Weg zur Ganzheit.

Achtsam leben

Es gibt sowohl in den spirituellen Traditionen wie mittlerweile auch in modernen Ansätzen der Psychotherapie einen Qualitätsbegriff, der für ein gutes Leben steht: Achtsamkeit.[125] Auch wenn dieser

Begriff im Buddhismus seine Wurzeln hat, finden sich auch in vielen anderen Geistesrichtungen ähnliche Anweisungen zu einer erfüllenden und essenziellen Lebenseinstellung.

Im Wesentlichen lassen sich fünf Hauptmerkmale der Achtsamkeit zusammenfassen: Präsenz, Offenheit, Akzeptanz, Bedachtsamkeit und absichtsloses Tun. In diesen Begriffen, die auf den ersten Blick eher harmlos klingen mögen, steckt ein hohes Innovationspotenzial. Die damit verbundenen praktischen Anweisungen sind nur schwer zu verwirklichen. Wer sie aber umsetzt, wird einen stabilen Kontakt zur inneren Weisheit aufbauen, sein eigenes wahres Wesen verwirklichen und sich seiner Mitwelt gegenüber mitfühlend verhalten. Es sind spirituelle Übungen, die es in sich haben, denn sie widerstreben den gewöhnlichen Strukturen unseres Geistes und automatischen Handlungsabläufen. Aus diesem Grund erfordert es eine langfristige Übung, um diese Grundprinzipien der Achtsamkeit, wie sie im Nachfolgenden erläutert werden, fest zu verankern.

Präsenz

Wer mit allen Sinnen wahrnimmt, auf das Gegenwärtige fokussiert ist und das, was zu tun ist, auch wirklich tut, wird unmittelbarer und direkter mit dem was geschieht, verbunden sein.

Der Mensch wurde mit einer Reihe von Sinnesorganen, die synergetisch zusammenwirken, ausgestattet, um sich und der Mitwelt möglichst ganzheitlich und verbunden begegnen zu können. Wenn wir etwa im Wald spazieren gehen, die angenehm kühle Luft einatmen, den vollen Duft der Pflanzen riechen, das samtene Moos unter den Füßen spüren und die Vögel lieblich zwitschern hören, erleben wir uns im Einklang mit uns selbst und der Natur.

Durch den digitalen Overkill in der heutigen Zeit, besteht die Gefahr, dass die Wahrnehmungssensibilitäten allmählich verkümmern. Wer etwa den Englischen Garten in München besucht, wird schnell bemerken, wie viele Menschen, die von einer nahestehenden Person begleitet werden, kaum mit ihr im Kontakt sind und abwesend wirken, weil sie gerade mit anderen chatten, ihre E-Mails checken oder in den sozialen Medien aktiv sind. Sogar im Straßenverkehr, ob als Radfahrer oder Autofahrerin, vermindert oftmals der Blick auf das Handy die situative Aufmerksamkeit so stark, dass dadurch nicht selten eine gefährliche Situation heraufbeschworen wird.

Wie Muskeln die Spannkraft verlieren, wenn sie nicht benützt werden, so schwächen sich auch die Wahrnehmungsorgane ab, wenn wir sie nicht gebrauchen. Mit allen Sinnen wahrzunehmen, wirklich dort zu sein, wo ich gerade bin und mit dem in Kontakt zu sein, was mir begegnet, verankert die Aufmerksamkeit im gegenwärtigen Erfahrungsraum und im Fluss des Lebendigen. Dadurch werde ich durchlässiger, das Herz öffnet sich und milde Ströme von Empathie und Wertschätzung werden frei. Indem ich mich selbst achte, achte ich auch meine Mitwelt.

Um solche wunderbaren Erfahrungen zu ermöglichen, biete ich in meinen Seminaren Übungen an, wie etwa einen behutsamen Spaziergang in der Natur. Die Teilnehmenden versammeln sich in der Nähe eines Sees und werden angeregt, langsam und bewusst zu gehen und alle Sinneseindrücke aufzunehmen, zu sehen, zu hören, zu riechen, zu tasten und dabei die leiblichen Resonanzen zu gewahren. Es ist immer wieder erstaunlich, wie aufschlussreich diese schlichten Experimente für die Einzelnen sind. Eine Aussage wie etwa: „Ich habe mit dieser Linde geatmet, habe sie als beschützend und kraftvoll erlebt", besagt nicht nur, wie viel Lebendigkeit und Geborgenheit der Baum ausstrahlte, sondern auch, dass dieses Erlebnis erhebende und stabilisierende Stimmungen in der Seele hinterließ: „So, wie ich dem Baum begegnete, fühlte ich mich gelassen, verbunden und glücklich."

Natürlich können auch Begegnungen mit anderen Menschen oder Gruppen ähnliche Atmosphären vermitteln. Manchmal sind es wertschätzende Gesten, liebevolle Blicke oder vertrauensvolle Stimmlagen, die die Seele beglücken und wohltuende Körperzustände auslösen. Der leibliche Spürsinn, mein Resonanzleib, vermittelt wichtige, manchmal sogar entscheidende Botschaften. Es ist aufregend, die physischen Empfindungen, Schwingungen und Resonanzen mitzuberücksichtigen, wie sich etwa das Herz weitet, sich der Bauch warm durchströmt anfühlt, der Atem als fließend erlebt wird oder der Oberkörper sich aufrichtet. Wenn ich dort, wo ich bin, auch wirklich bin, werde ich mich auch mehr auf das, was mir begegnet, einstellen können.

Dadurch wird auch das, was ich tue und wie ich handle, von der Energie der Achtsamkeit berührt. In der spirituellen Weisheit wird diese aufmerksame Durchführung von Tätigkeiten in einem schlichten Satz ausgedrückt: Wenn du sauber machst, dann mache sauber, wenn du Kartoffeln schälst, schäle Kartoffeln, wenn du Auto fährst, fahre Auto, wenn du Urlaub machst, mache Urlaub … Aufmerksam, konzentriert und ganz bei der Sache zu sein, reichert die Handlung mit spiritueller Energie an. Dadurch wird das Tun befriedigender, inspirierender und zielgerichteter. Wenn ich als Gruppenleiter offen, wach und mit allen Sinnen auf die Situation konzentriert bin, werde ich freier, empathischer und prozessorientierter intervenieren können. Ich kann auch ungeliebte Aufgaben wie Buchhaltungsarbeiten effizienter und präziser erledigen, indem ich sie akzeptiere, mich mit ihnen arrangiere und sie vollständig in den Fokus meiner Aufmerksamkeit rücke.

Interessanterweise können dann auch langweilige oder nervende Pflichten eleganter erfüllt werden. Durch das Ja zu dem, was ich tue, wird das Handeln zu einer spirituellen Übung, in der mein Innerstes mit dem größeren Ganzen schwingt. Komplexe und anspruchsvolle Aufgaben müssen dann auch nicht mehr nur von mir allein geschultert werden, sondern ich fühle mich auch getragen und geführt.

Offenheit

Um diese innere Führung überhaupt zu spüren, ist es wichtig, offen und durchlässig zu sein. Eine weitere wichtige Variable der Achtsamkeit tritt somit in den Vordergrund.

Evolutionär bedingt, handelt und urteilt der Mensch oft ohne langes Zögern. Das ist für viele Alltagssituationen und Routineaufgaben vorteilhaft und effektiv. Affektive Zustände, schematische Regelkreisläufe und gewohnte Handlungsmuster steuern dabei das Geschehen. Je komplexer und vielschichtiger allerdings die Prozesse sind, desto offener sollte der Geist sein, um die Dinge richtig einordnen und gute Lösungen entwickeln zu können, denn ein von Scheuklappen befreiter Geist kann mehr erkennen, tiefer blicken und adäquatere Entscheidungen treffen.

Es ist jedoch nicht einfach, dem Leben ohne Vorurteile und mit Offenheit zu begegnen. Man muss zunächst die Neigung überwinden, vergangene Erfahrungen auf das Neue zu übertragen und bestehende Ansichten bestätigen zu wollen. Besonders in politischen Diskussionsrunden ist es häufig zu beobachten, dass nur die Argumente und Standpunkte unreflektiert präsentiert werden, die mit den eigenen Weltanschauungen und bisherigen Urteilen übereinstimmen. In der Corona-Pandemie sind viele Beziehungen an dieser uneinsichtigen und polarisierenden Diskussionskultur gescheitert. Häufig wurden Beiträge, die den eigenen Ansichten widersprachen, nicht einmal in Betracht gezogen, sondern stattdessen mitunter sogar moralisch brüsk abgewiesen. Diese einengenden Schemata müssen aufgebrochen werden, um mit einem offenen und klaren Geist die richtigen Schlüsse ziehen zu können. Als ich in der Psychiatrie eine therapeutische Station leitete, führten wir ein erkenntnisreiches Experiment mit sogenannten Drehtürpatienten, also Patient:innen, die schon mehrmals eingeliefert wurden, durch. Gewöhnlich ist es so, dass aufnehmende Ärzt:innen, bevor sie die Kranken sehen, die vorliegende Akte studieren und dann, nach dem Gespräch, relativ schnell eine entsprechende Diagnose stellen. Wie unschwer zu erahnen ist, beeinflussen die alten Informationen signifikant die Befunderstellung. So ist es auch verständlich, dass sich die Patient:innen oft darüber beschwerten, dass die Ärzt:innen ihnen kaum zugehört hätten und die alten Aussagen wiederholten. Die Diagnose, die Prognose und die Handlungsanweisungen mögen deswegen nicht unbedingt falsch sein. Dennoch werden dabei oft ein einfühlsames Verhalten und ein offener Geist in der gegenwärtigen Beziehung behindert. Dies führt manchmal auch dazu, dass wichtige Details oder Nuancen übersehen werden. Vor diesem Hintergrund schlug ich vor, dass die aufnehmenden Ärzt:innen den eintreffenden Patient:innen so begegnen sollten, als würden sie diese das erste Mal sehen, also unbefangen und offen. Die früher angefertigten Krankengeschichten sollten zunächst im Aktenschrank bleiben. Eine Ärztin, die schon viele Patient:innen jahrelang begleitete, schilderte mir bewegt, wie fruchtbar das experimentelle Gespräch verlief und welche anderen Aspekte ihr an einem Patienten plötzlich auffielen. Ganz begeistert war sie auch von der tiefen Begegnung, die sich zwischen ihr und dem Patienten ereignete. Beide fühlten sich danach beseelt und zufrieden. Mit einer prägnanten Aussage brachte sie ihre Erfahrung auf den Punkt: „Normalerweise hätte ich den Klienten medikamentös behandelt, jetzt bekommt er aber zunächst keine Medikamente und wird einer Psychotherapie zugeführt."

In ähnlicher Weise läuft es in Beziehungen ab. Wenn der eine Partner etwas mitteilen möchte, fällt ihm oft, schon am Beginn des Satzes, der andere ins Wort, um in gewohnter Weise darauf zu entgegnen, obwohl der andere vielleicht gar nicht das sagen wollte, worauf sich der Antwortende bezog.

Diese eingeschliffenen Bahnen des Erkennens und Wahrnehmens sind umso gravierender, je schneller reagiert wird. Aber auch wenn Gesprächspartner unbekannt sind, können nonverbale Wahrnehmungen wie ein Stirnrunzeln oder ein rauer Ton in der Stimme zu schnellen Urteilen und Reaktionen führen, die durch unbewusste Mechanismen und die dazugehörigen physiologischen Systeme gesteuert werden.

Angesichts der Tatsache, dass der menschliche Geist fortlaufend neue Erfahrungen mit vergangenen abgleicht und diese damit maßgeblich beeinflusst, ist es notwendig, bewusst vorzugehen, um neuen Informationen Raum zu geben. Genau dem möchte die Phänomenologie, eine Teildisziplin der Erkenntnistheorie, entsprechen. Will man einen Erkenntnisgegenstand in seinem inneren Antlitz verstehen, muss man erst einmal alles zur Seite legen, was man bisher von ihm weiß. Nur im Modus des Staunens oder des beständigen Anfangs[126] kann man „der Sache selbst"[127] näherkommen. Das bedeutet nicht, dass die erworbenen Wissensbereiche obsolet sind, sondern nur, dass es, im Hinblick auf die Tiefe des Erkenntnisprozesses zielführend sein kann, sich zeitweilig vom bisherigen Wissen zu lösen. Edmund Husserl[128], der Begründer der Phänomenologie, empfiehlt, die „natürliche Einstellung" einzuklammern *(Epoché)*.

Jon Kabat-Zinn[129] zeigte eindrucksvoll, wie viele neue Informationen durch einen offenen Geist zugänglich werden. Um dies zu demonstrieren, regte er an, eine Rosine einmal so zu betrachten und wahrzunehmen, als sähe man sie zum ersten Mal. Diese unscheinbare Rosine, sonst kaum eines Blickes wert, vermag auf einmal intensive sinnliche Empfindungen auszulösen – ihre Farbe, ihr Geruch, die samt-weiche Oberfläche, die Vorstellung eines bestimmten Geschmacks ... Es zeigte sich eine ungewöhnliche Vielfalt der Impressionen, in denen auch eine zugeneigte und liebevolle Atmosphäre anklingt – selbst bei Teilnehmenden, die eigentlich keine Rosinen mögen. Wenn der Geist sich öffnet, strömt auch die Herzensenergie. Jetzt stelle man sich vor, wenn man auf alle Menschen, Gegenstände und Situationen so offen und frei zugehen würde, wie viel mehr wir vom Leben erfahren und kosten könnten.

Der geistige und intime Raum des Erkennens, der durch diese Distanzierung vom Altbekannten entsteht, bietet die Gewähr, den

Phänomenen möglichst vorurteilsfrei zu begegnen. Durch diese offene und liebevolle Einstellung gelingt es auch leichter, den Dingen, so wie sie sind, ins Auge zu blicken und Tatsachen anzuerkennen. Dadurch befreit sich der Mensch von einer schweren Last.

Akzeptanz

Ein weiterer Aspekt, auf den ich schon weiter oben eingegangen bin, ist die Anerkennung des Faktischen. Damit ist gemeint, dass man Ja zu dem sagt, was ist, also Geschehnisse und Tatsachen nicht anders haben zu wollen, als sie sind. Das befähigt, auch auf schwierige Situationen gute Antworten zu finden.

Eine Prüfung, die ich vergeigt habe, eine Radarkontrolle, die meine zu hohe Geschwindigkeit aufgezeichnet hat, ein Unfall, der mir widerfuhr oder eine Bewerbung, die zurückgewiesen wurde, kann ich nicht mehr rückgängig machen. Wie oft geht man im Geiste solche unumkehrbaren Situationen nochmals durch, ärgert sich darüber oder blendet sie aus. Wenn dieser ablehnende Umgang mit Widrigkeiten des Lebens über einen zu langen Zeitraum aufrechterhalten wird, zieht sich etwas in uns zusammen und es bilden sich Verhärtungen. Wer aber diese problematische Situation, so wie sie ist, bejaht, wird hingegen weich werden, lebendig bleiben und initiiert zudem tiefer gehende Transformations- und Lernprozesse.

Man denke hier an das bekannte und weise Gelassenheitsgebet von Reinhold Niebuhr: „Gott gebe mir die Gelassenheit, Dinge hinzunehmen, die ich nicht ändern kann, den Mut, Dinge zu ändern, die ich ändern kann, und die Weisheit, das eine vom anderen zu unterscheiden."[130] Etwas, das ich nicht ändern kann, auch sein lassen zu können und meine Energie auf das zu richten, was modifiziert werden kann, fördert nicht nur die persönliche Entwicklung, sondern führt auch zu mehr Lebendigkeit und setzt neue Potenziale frei. Um etwaigen Missverständnissen vorzubeugen: Dieses Akzeptanzgebot fordert nicht zu einer passiven Schicksalsergebenheit auf, sondern es hilft, über die eigene Energie effektiv und nachhaltig zu verfügen.

Um zu dem, was ist, Ja sagen zu können, muss es möglichst bewertungsfrei betrachtet werden, auch wenn damit viele dissonanten Gefühle wie Schmerz, Ärger oder Trauer, verbunden sind. Um diese nicht zu verdrängen oder wegzuschieben, sind auch sie anzunehmen und zu akzeptieren. Manchmal ist es sogar notwendig, ihnen freien Lauf zu geben oder sie auszudrücken. Dabei sollte darauf geachtet werden, zentriert zu bleiben und tief zu atmen, sodass sich die dazugehörigen Spannungen lösen können.

Durch diese wahrhaftige Auseinandersetzung bin ich dem Vorkommnis nicht mehr vollkommen ausgeliefert und daher weniger damit identifiziert. Die gewöhnliche Opfer-Täter Polarisierung kann dann in den Hintergrund treten, zugunsten einer nuancierten und differenzierten Bewusstwerdung und Weiterentwicklung. Durch einen in dieser Weise geprägten achtsamen Umgang mit sich selbst gelingt es auch leichter, sich weniger als Leidtragende schwieriger Umstände zu sehen, und sich mehr als Lernende anzunehmen, was positive Energien mobilisiert, die motivierend für den Weg der Befreiung wirken.

Bedachtsamkeit

Diese tiefgehenden Integrationsprozesse verlaufen langsam und verlangen dem Suchenden viel an Ausdauer, Zeit und Geduld ab. Darum ist die Bedachtsamkeit ein weiterer Baustein der Achtsamkeit, der darauf hinweist, dass nichts, was gut werden soll, schnell geht.

Wenn ein Gemälde, eine Skulptur oder eine handwerkliche Aufgabe möglichst gut bzw. fehlerfrei vollendet werden soll, ist es nicht nur wichtig, an diesem Werk hingebungsvoll und konzentriert zu arbeiten, sondern auch umsichtig vorzugehen und sich genügend Zeit zu lassen. Wenn ich Artikel oder Bücher schreibe, braucht es für manche Passagen viel mehr Zeit als für andere. Dabei nicht ungeduldig zu werden, sondern sich konstant weiter zu bemühen, sollte eine goldene Regel sein. Erst wenn etwas wirklich vollendet ist, kann die innwohnende Ästhetik durchscheinen. Gerade auf den letzten Metern entwickelt sich oft eine Dynamik, das Vorhaben hinter sich bringen zu wollen. Genau dann ist es zwingend notwendig, sich bewusst zu entschleunigen, um nicht noch unnötige Fehler einzustreuen.

In der Psychotherapieausbildung achte ich immer darauf, dass Studierende, gerade in schwierigen Situationen, nicht zu hastig agieren. Innehalten, wahrnehmen, sich zeigen lassen, was sich meldet, spüren, wie es sich anfühlt und voreilige Annahmen über Bord werfen. Dann erleben die Klient:innen, dass es in der Therapie um ihren Prozess geht und nicht um meine Absichten und Vorstellungen. Ruhe und Gelassenheit allein sind schon heilsame Variablen. Langsam vorzugehen, in kleinen Schritten, entlang der Phänomene, die sich zeigen, ist geboten, um heilende Energien zu evozieren. Und wie heißt es so schön: In der Ruhe liegt die Kraft.

Absichtsloses Tun

Handeln, ohne Erwartung von Ergebnissen, stellt auf dem Weg zur Bewusstheit eine immense Herausforderung dar. Vielleicht mutet es wie ein Widerspruch in sich an, absichtslos zu handeln. Ist es nicht so, dass menschliches Verhalten grundsätzlich etwas bewirken will, und wenn die erwarteten Ergebnisse nicht eintreffen, hat man etwas falsch gemacht?

Ja, das stimmt schon, aber nicht ganz. Für eine Künstlerin, die an einem größeren Werk arbeitet, wäre es äußerst hemmend, wenn sie sich immer wieder damit beschäftigt, wie es beim Publikum ankommen wird oder ob es wohl gut verkauft werden würde. Wer zu sehr an diesen Vorstellungen und Wünschen klebt, wird von der augenblicklichen Aufgabe abgelenkt, verliert Motivation und Energie. Wer sich große Vorhaben nicht in kleine Wegstrecken unterteilt, wird bei auftretenden Hindernissen eher scheitern als sie überwinden. Wenn ich nur jeweils die eine Seite oder das eine Kapitel eines zu schreibenden Buches im Blick habe, werde ich mich jeden Tag über einen gelungenen Schritt freuen können. Dennoch können manchmal Visionen über ein erfolgreiches Ergebnis, wenn ich mir etwa das fertige Buch vorstelle, neuen Schwung verleihen und mich mit der darin enthaltenen Vollendungskraft verbinden, wenn ich darüber nicht den Kontakt zur gegenwärtigen Aufgabe verliere.

Besonders sichtbar wird der Wert absichtslosen Handelns, wenn wir anderen Menschen etwas schenken oder ihnen mitfühlend begegnen. Eine Gegenleistung dabei zu erwarten, würde den anderen sofort unter Druck setzen und die hilfreiche Geste verderben. In jeder Phase einer Aufgabe sich auf das zu konzentrieren, was gerade ansteht, bündelt die Kräfte, wirkt motivierend und inspirierend. Wenn der Weg zu einem Werk gewürdigt wird, verleiht das dem gesamten Projekt einen Zauber. Wer dies nicht angemessen berücksichtigt, wird bemerken, dass es auch später nicht mehr gelingt, das vollendete Werk zu zelebrieren. Im schlimmsten Fall fällt man danach in ein Loch, empfindet innere Leere und nur noch Erschöpfung. Ohne Erwartung von Ergebnissen zu handeln, macht auch unabhängig vom Applaus, stärkt das Selbstbewusstsein und vertieft die Beziehung zu dem, was ich tue.

In der Absichtslosigkeit ist noch ein Aspekt repräsentiert: *Ich bin vollkommen und unvollkommen.* Ein anschauliches Beispiel: Um die Begrenztheit der menschlichen Sinne verständlich zu machen, spricht Gerhard Vollmer[131] von einem Sichtfenster (im Bereich von 380–760 nm Wellenlänge) und von einem akustischen Fenster (zwischen 16 und 16000 Hertz) und führt weiter aus: „Genauso haben wir ein Geschmacksfenster, ein Riechfenster usw. Verglichen mit den zehn Oktaven, die unser akustisches Fenster umfasst, und mit dem breiten Angebot an elektromagnetischen Wellen, aus dem wir weniger als eine Oktave herauslesen, sind wir fast blind."[132]

Auch wenn die Alltagsthese, dass das menschliche Gehirn nur zu zehn Prozent seiner Kapazität genützt werde, ein Mythos sein sollte, ist es dennoch evident, dass die meisten Menschen ihr Potenzial bei Weitem nicht ausschöpfen. Auch die Selbstwahrnehmung kann nur einen Bruchteil dessen erfassen, was im Menschen präsent und wirksam ist. Der Mensch ist also mehr als das, was er gewöhnlich von sich wahrnehmen, spüren, erkennen oder erfassen kann.

Auch ist es unumstritten, dass der Mensch unfertig auf die Welt kommt. Der Schweizer Zoologe Adolf Portmann[133] sieht ihn als eine physiologische Frühgeburt an, im Unterschied zu Nestflüchtern, vor allem neugeborenen Vögeln, die sich am Wasser aufhalten und schon weitgehend laufen, fliegen oder sich ernähren können. Wenngleich der Mensch in seinen ersten Lebensjahren, biologisch betrachtet, diese Reifungsschritte nachholt, bleibt er, die psychospirituelle Entwicklung betreffend, ein Leben lang unfertig. Dennoch, anthropologisch gesehen, ist der Mensch in jedem Stadium seines Lebens auch vollkommen. Wenn man sich beispielsweise einen Fötus im fünften Monat vorstellt, dann ist er als Fötus perfekt, weil er gar nicht anders sein kann, als er ist. Die Wirklichkeit, die in ihm verkörpert ist, trägt zwar weitere Potenziale in sich, wie später etwa die Entwicklung der Sprache oder der aufrechte Gang. Da aber zu diesem Zeitpunkt die Bedingungen dafür noch nicht vorhanden sind, ist es nicht nur unwirklich, sondern auch unmöglich, einen Embryo als defizitär einzustufen. Die Wirklichkeit, die sich im jeweiligen Lebensabschnitt realisiert, ist als vollständig anzuerkennen und nicht als unzureichende Existenzform zu diskriminieren. Die Frage, wann ein Mensch ein Mensch ist, ist nicht mehr zu stellen, denn die Tatsache seiner Existenz ist nicht vom Entwicklungsfortschritt abhängig.

Spirituelle Lehrer:innen der buddhistischen Traditionen vermitteln oft ihre Botschaften durch widersprüchliche Aussagen (Koans), um den Geist der Suchenden über die gewöhnlichen Begrenzungen zu führen, beispielsweise: „Klatsche mit einer Hand" oder „Du bist schon dort, wo du hinmöchtest".

Der zweite Satz soll den Suchenden klarmachen, dass ihre wahre Natur vom Göttlichen durchdrungen ist, also eine Buddha-Natur verkörpert, unabhängig von jeglicher Praxis. Es ist in uns, um uns und durch uns. Eine Existenz ohne „Es" ist schlichtweg nicht denkbar. Das „Es" ist die Manifestation des Vollkommenen, das nicht hintergangen, geschmälert oder abgeschaltet werden kann. Dies kognitiv zu erfassen, ist unmöglich, weil auch der Geist und die einzelnen Gedanken darin eingebettet sind. Es käme dem Versuch gleich, mit der rechten Hand die rechte Hand ergreifen zu wollen.

Dennoch gibt es eine Fühlungnahme, einen Geschmack oder ein Gewahrsein des Göttlichen. Die spirituellen Übungen verfeinern die Sensibilität und erweitern das Spürbewusstsein, um für dieses Es transparenter zu werden. In jedem Moment des Lebens ist dieser Geschmack zu finden. Dies ist der Sinn des alten Mottos *carpe diem* – genieße den Augenblick oder pflücke den Tag, sodass er der Schönste deines Lebens wird. Sich in der Gegenwärtigkeit versenken, bewusst ein wenig tiefer atmen und mit dem größeren Ganzen in Resonanz sein, ist in jedem Augenblick des Lebens möglich. Wo auch immer ich bin und unabhängig von den aktuellen Umständen, Es ist immer da, um in mir sichtbar zu werden. Meister Eckhart[134] findet dafür folgende vortrefflichen Worte: „Du brauchst ihn [Gott] weder hier noch dort zu suchen, er ist nicht weiter als vor der Tür des Herzens; dort steht er und harrt und wartet, wen er bereitfinde, dass er ihm auftue und ihn einlasse. Du brauchst ihn nicht von weither zu rufen; er kann es kaum erwarten, dass du (ihm) auftust. Ihn drängt es tausendmal heftiger nach dir als dich nach ihm: das Auftun und das Eingehen, das ist nichts als *ein* Zeitpunkt."

Manchmal wird gefragt, ob Erleuchtung oder Selbstverwirklichung für „normale Menschen" erreichbar sei. Die Frage beinhaltet ein Missverständnis: Es ist nicht ein konkretes Ziel oder das Ergebnis, das angestrebt werden sollte, sondern das „Gehen des Weges" ist das Ziel. Das Göttliche ist immer präsent. Jeder Augenblick des Lebens ist voll davon. Es möchte in ihm gesehen, bejaht und gelebt werden. Es geht also nicht darum, bestimmte Ziele, Erwartungen und Wünsche zu realisieren, sondern in Bewegung zu bleiben und den Weg zu gehen. In diesem Kontext ist auch noch zu berücksichtigen, dass ich, in jeder Phase des Lebens, ganz unabhängig, wie lange ich schon auf dem spirituellen Pfad bin, in das Absolute oder Göttliche eintauchen kann.

Achtsamkeit als spirituelle Übung

Ein achtsames Leben zu führen, fordert auf, sich im Hier und Jetzt zu verankern, zentriert zu sein, mit allen Sinnen wahrzunehmen, sich radikal zu öffnen, nicht anzuhaften und das Handeln in den Dienst des größeren Ganzen stellen. Der Nutzen dieses transformativen und innovativen Lebensstiles wird aber erst dann sichtbar, wenn er zur täglichen Praxis geworden ist. Deshalb müssen diese Anregungen aufgenommen und eingeübt werden. Dabei sollte regelmäßig überprüft werden, wann und wo die Umsetzung gelungen ist und in welchen Situationen eher nicht. Dies kann dann auch in einem Begleitheft dokumentiert werden. Auf einfache Fragen, wie etwa „Was hat mich daran gehindert, offen zu sein?“, „Wodurch ist es mir gelungen, eine schwierige Situation zu akzeptieren?“, „Welche Sinne habe ich in dieser oder jener Situation ausgeblendet?“, und vieles mehr kann dabei eingegangen werden. Diese Niederschriften sollten das Wesentliche beinhalten, aber kurz und bündig sein. Wenn einmal die Übungen vernachlässigt werden, ist liebevoll zu registrieren, welchen Hindernissen sie zum Opfer gefallen sind. Dann einen neuen Versuch starten und wieder sanft in die Übungspraxis einsteigen. Manchmal ist es auch zielführend, zunächst nur auf einen Aspekt, wie etwa die Akzeptanz oder die Offenheit, zu fokussieren.

Achtsam zu leben heißt auch, moderat zu leben, also in allen Identitätsbereichen, wie im Umgang mit dem Körper, mit Sexualität, mit Genuss, mit Arbeit, mit Familie, mit sozialen Kontakten oder den eigenen Gefühlen oder Erwartungen, eine gute Balance zu finden. Immer dann, wenn klar wird, dass längerfristig in dem einen oder anderen Bereich hohe Ausschläge eine Unwucht im Leben verursachen, ist es angezeigt, wieder in die Mitte zurückzukehren. Das rechte Maß kann auch leichter gefunden werden, wenn zwischen wahren und falschen oder essenziellen oder kompensatorischen Bedürfnissen unterschieden werden kann. Wenn ich beispielsweise nach mehreren Seminaren auf der Rückreise bin, verspüre ich manchmal den Drang, einzukehren und Kaffee und Kuchen zu bestellen, obwohl ich noch im Seminarhaus genügend davon verzehrt habe. Wenn ich aber in mich gehe, kann ich schnell feststellen, dass es mir guttäte, eine Ruhepause einzulegen, vielleicht eine Runde spazieren zu gehen und ein Mineralwasser für die Fahrt mitzunehmen. Dieses Vorgehen wirkt stressabbauend und ist für mich und meinen Körper wohltuend, während ich viel unruhiger werde, wenn ich dem ersten Drang nachgebe. Wer in Gesellschaft bemerkt, zu viel zu reden und den anderen nicht mehr zuzuhören, kann davon ausgehen, dass es indirekt darum geht, anerkannt zu werden. Wenn ich mich aber etwas zurücknehme und nur dann spreche, wenn es etwas zu sagen gibt, dann werde ich eher geachtet und wertgeschätzt.

Für das rechte Sprechen gibt es die weise Regel von den drei Sieben, die, in eine kleine Geschichte verpackt, gern Sokrates zugeschrieben wird:[135]

„Aufgeregt kam jemand zu Sokrates: ‚Höre, Sokrates, das muss ich dir erzählen, wie dein Freund …' ‚Halt ein!', unterbrach ihn Sokrates, ‚hast du das, was du mir sagen willst, schon durch die drei Siebe geschüttelt?'

‚Drei Siebe?', fragte dieser verwundert. ‚Mein Freund, drei Siebe! Lass sehen, ob das, was du mir erzählen willst, durch die drei Siebe hindurchgeht. Das erste Sieb ist das der Wahrheit. Hast du geprüft, ob das, was du mir erzählen möchtest, wahr ist?' ‚Nein, ich hörte es erzählen, und …'

‚So, so. Aber sicher hast du es mit dem zweiten Sieb geprüft, es ist das Sieb der Güte. Ist das, was du mir erzählen willst, wenn schon nicht als wahr erwiesen, wenigstens gütig?'

Zögernd sagte der andere: ‚Nein, das nicht, im Gegenteil …' ‚Dann', unterbrach ihn Sokrates, ‚lass uns auch noch das dritte Sieb anwenden und lass uns fragen, ob es notwendig und wesentlich ist, mir das zu erzählen, was dich so erregt.' ‚Notwendig nun nicht gerade …' ‚Also', lächelte Sokrates, ‚wenn das, was du mir erzählen willst, weder wahr noch gut noch notwendig ist, so lasse es begraben sein und belaste dich und mich nicht damit.'"

Das rechte Sprechen sollte wahr, gut und notwendig sein. Diese Grundsätze zu beherzigen bedeutet keineswegs, den Small Talk oder die Feierlaune damit vermiesen zu wollen. Wenn aber immer wieder darauf geachtet wird, in welcher Weise ich mich einbringe oder wie ich mich verhalte, wird eine moderate Lebensweise gefördert. Manchmal wird eingewendet, dass eine Notlüge, wenn der andere den eigentlichen Grund einer Entscheidung nicht verstehen kann, durchaus konstruktiv sein kann. Selbstverständlich gibt es Nuancen, die manchmal zu berücksichtigen sind, aber grundsätzlich ist die Wahrheit das beste Argument. Ich habe in den letzten Jahren damit experimentiert, im Zweifelsfall das mitzuteilen, was ich als wahrhaftig empfand. Die Einsicht, dass die Wahrheit letzten Endes auch für andere zu stimmigen Ergebnissen führt, hat viele schöne Erfahrungen mit sich gebracht.

Um die essenziellen Bedürfnisse, also das, was ich wirklich brauche, zu erspüren, muss ich dem ersten Drang einer automatischen Wunscherfüllung widerstehen und mir etwas Zeit nehmen und nach innen spüren, was mein wirklich wahres Bedürfnis ist. Ein moderates Leben kann ich dann leichter führen, wenn ich immer wieder innehalte und nach innen spüre, ob das, was ich spreche, entscheide oder wie ich mich verhalte oder handle, im Einklang mit meinem Innersten ist. Den Körperspürsinn, wie etwa Empfindungen im Herz- oder Bauchbereich, mit einzubeziehen, kann gerade in ambivalenten Zuständen den Weg weisen.

Durch ein achtsames und moderates Leben glückt es auch müheloser, das Ego im Zaum zu halten. Das Ego abzubauen gehört wohl zu einer der größten spirituellen Herausforderungen.

Das Ego transformieren und Mitgefühl praktizieren

Unterschiedliche Ausgangspunkte und Definitionen haben in der Auseinandersetzung von Psychotherapeut:innen und spirituellen Lehrer:innen zu vielen verwirrenden Diskussionen über die Begriffe Ich und Ego geführt. Da ich in meinen Veröffentlichungen[136] detailliert Phänomenologie und Struktur des Ego, insbesondere in seinen Unterschieden und Ähnlichkeiten zum psychologischen Ichbegriff, herausgearbeitet habe, beschränke ich mich hier auf die wichtigsten Aspekte.

Umgangssprachlich würden wir einem Menschen ein starkes Ich dann zuschreiben, wenn er weiß, was er will, sich seine Meinung zu sagen traut und tatkräftig für seine Ziele eintritt. Auch Toleranz und Dialogfähigkeit sind Ausdruck eines eigenständigen Ich. Ein Mensch mit einem funktionierenden Ich hat Persönlichkeit, Charme und einen gesunden Menschenverstand und kann Krisen konstruktiv bewältigen, ist in Beziehungen verlässlich, empathisch und konfliktfähig. Das Ich ist ein wichtiger Garant der menschlichen Entwicklung. Ichverlust ist immer gleichzusetzen mit fehlender Anpassung.

Freud[137] führte 1923 den Begriff des Ichs in seine Strukturhypothese ein. Für ihn besteht das Ich aus jenen Funktionen, die mit der Beziehung des Individuums zu seiner Umwelt (und zu sich selbst) zu tun haben. Es hat die Aufgabe, zwischen Es und Über-Ich so zu vermitteln, dass eine gesunde Integration der Persönlichkeit stattfinden kann. In der Nachfolge Freuds wurde das Ich zu einem zentralen Begriff, um den sich eine ganze Psychologie entwickelte – die Ichpsychologie.[138] Zusammengefasst steht das Ich für den Organisierungsprozess lebensnotwendiger psychischer Funktionen: für die Realitätsprüfung, also die Unterscheidung zwischen inneren und äußeren Vorgängen, die Abwehr von übermäßigen Reizen, die Objektivierung und Distanzierung, die Antizipation des Handeln und Denkens und die Fähigkeit, zum Zwecke eines höheren Zieles momentane Befriedigungen aufzuschieben. Wahrnehmungen und Gefühle zu differenzieren, zu regulieren und zu integrieren sind ebenfalls wichtige Aufgaben des Ichs. Wie daraus leicht zu erkennen ist, kann sich erst über ein gut funktionierendes Ich ein spiritueller Übungsweg entwickeln. Menschen mit ausgeprägter Ichschwäche haben in der Regel Schwierigkeiten mit der dazu erforderlichen Übungsdisziplin.

Das starke Ich wird jedoch zum Ego, wenn es seine Ziele gegen die berechtigten Ansprüche anderer durchsetzt, die Grenzen nicht respektiert, kontrolliert und manipuliert, um für sich selbst das Beste herauszuholen. Es sind also vor allem jene Gedanken, Gefühle und Handlungen, die in Beziehungen eine unangenehme Atmosphäre hervorrufen und durch die wir anderen, aber auch uns selbst schaden. Wer etwa andere Menschen abwertet, sich selbst aber als großartig darstellt oder sich immer in den Mittelpunkt rückt, andere dominieren möchte und ausnützt, seine Vorgesetztenrolle missbraucht, steht unter dem Einfluss des Egos.

Abzugrenzen vom Ego, so wie wir es hier verstehen, sind schwere narzisstische Erkrankungen, die eine intensive psychotherapeutische Behandlung erfordern. Mitunter mag man, wenn man an manche antisozialen Persönlichkeiten denkt, die offenbar weder Schuld- noch Verantwortungsgefühle empfinden können, gar zu dem Urteil kommen, dass hier Heilung kaum mehr möglich ist. Auch das gibt es immer wieder: Menschen, die gänzlich abgebrüht im Gerichtssaal sitzen und von dem Leid, das sie anderen zugefügt haben, überhaupt nicht berührt zu werden scheinen. Mehrfach habe ich in meiner klinischen Praxis auch erlebt, dass Menschen, die anderen Gewalt angetan haben, sich gar nicht vorstellen konnten, dass sie die Betroffenen geschädigt haben. Gerade wenn es um sexuelle Gewalt geht, hört man von manchen Tätern die abstrusesten Rechtfertigungen für ihre Übergriffe. Natürlich werden solche seelischen Defekte, in denen Hass, Selbstzerstörung und die Unfähigkeit, Empathie zu empfinden, lebensbestimmend sind, oft durch massive Gewalterfahrungen verursacht. Beim Blick auf die Lebensgeschichte dieser Menschen zeigt sich häufig, dass sie selbst in ihrer Kindheit wiederum Gewalt, Gefühlskälte und Missbrauch ausgesetzt waren. Gewalt sät Gewalt. Deshalb ist es von entscheidender Bedeutung, schon den Anfängen der Gewalt zu wehren. Auch normale Menschen, die weit davon entfernt sind, Gräueltaten zu verüben, agieren im Alltag immer wieder destruktiv.

Das Ego mit seinen vielfältigen Erscheinungsformen spielt dabei eine große Rolle, weshalb sozialer Friede und spirituelle Liebe erst dann verwirklicht werden können, wenn destruktives Verhalten allmählich aufgelöst und transformiert wird. Auf die Spur unseres Egos und unserer Egoverstrickung gelangen wir schon durch wenige und sehr einfache Fragen, wie zum Beispiel: Löst der Erfolg eines anderen in mir Neid aus? Erhöhen schlechte Nachrichten über andere mein Selbstwertgefühl? Manipuliere und kontrolliere ich Beziehungen, um Bestätigung zu erlangen? Reagiere ich gekränkt oder beleidigt, wenn mich jemand sachlich kritisiert? Lehne ich andere ab, wenn sie nicht so sind, wie ich sie gerne hätte?

In Situationen, in denen wir vom Ego dominiert werden, erleben wir uns als verbissen, gierig, eifersüchtig, unversöhnlich, hart und abwertend. Wir hören nicht zu, halten gerne an unseren Vorurteilen fest und beziehen unsere Sicherheit eher aus materiellen Werten und äußerem Ansehen. Das Ego deckt die innere Empfindsamkeit zu und lässt den natürlichen Strom anteilnehmender Gefühle versiegen. Die Folgen sind soziale Kälte, mangelnde Mitmenschlichkeit und fragmentierte Beziehungswelten, in denen keine verlässlichen und langfristigen Bindungen entstehen können. Das Ego blockiert unsere kreativen Kräfte und macht uns taub für Intuitionen. Vor allem aber zeigt es sich im tiefen Misstrauen gegen alles, was einfach passiert. Das hat zur Folge, dass wir uns einer kreativen Auseinandersetzung mit Lebensumständen, die uns voranbringen könnten, verweigern.

So sind wir denn einer weiteren wichtigen Begleiterscheinung des Egos ausgeliefert, nämlich dem „Gefühl der Getrenntheit". Mithilfe des Ichs lernt man zunächst notwendigerweise, sich als Person von anderen zu unterscheiden. Erst über die Fähigkeit zur Separation kann sich nämlich Individualität und das, was wir Persönlichkeit nennen, ausbilden. Dadurch werden unsere Talente, Fähigkeiten und Kompetenzen in die Welt gebracht. Gelingt das nicht, ziehen wir uns von der Welt zurück. Depressive Verstimmungen weisen häufig auf ein nicht ins Sein gebrachtes Leben hin. Es gehört zu den grundlegenden Lebensaufgaben, das schlummernde Potenzial wachzurufen und es nicht zu schmälern.

Sehe ich jedoch das „Ich bin, ich kann, ich habe" als einzige Wirklichkeit meines Lebens, so werden sich um dieses Ich zwangsläufig Ego-Schalen bilden. Die Überbetonung der Ich-Persönlichkeit führt zum Gefühl der Ausschließlichkeit des Existierens in Bezug auf die eigene Person. Daher rührt auch die Abneigung gegen alles, was sie gefährden könnte, und ebenso das Hingezogen sein zu allem, was sie erfreut oder beruhigt.

Das Fragwürdigwerden der überhöhten Konzentration auf diese Persönlichkeitstendenzen, etwa in der Krise der Lebensmitte, ist oft Ausgangspunkt des spirituellen Suchens. Folgende Fragen werden dann meistens radikal gestellt: Wer bin ich wirklich? Wie lebe ich und was macht mich wirklich glücklich? Genügt es, sich sicher zu fühlen und von anderen anerkannt zu werden? Wir ahnen, dass das, was wir gewöhnlich wahrnehmen, nicht alles sein kann und erkennen, dass wir dann, wenn wir so denken, falsche Vorstellungen vom Leben haben.

Die Überbetonung des „Ich kann", „Ich bin" und „Ich habe" führt früher oder später in eine Sackgasse. Dabei offenbart sich, dass vieles, was bisher wichtig war, wie etwa Prestige oder äußerliche Werte, auf Dauer nicht wirklich zufrieden macht und wir beginnen, die Schieflage unserer Vorstellungen vom Leben zu erkennen. Das ist das, was spirituelle Richtungen des Ostens als Maya, als Täuschung bezeichnen, die die Notwendigkeit der Enttäuschung herausfordert.

Dabei wirkt das Ego oft als Barriere auf dem Weg zur Selbstfindung. Ähnlich wie bei der Arbeit an Widerständen in der Psychotherapie ist aber zu berücksichtigen, dass das Ego nur derjenige abbauen kann, der sich gerade auch sich selbst gegenüber mitfühlend und wertschätzend verhalten kann. Deshalb konzentrieren wir uns in den Seminaren zuerst darauf, Selbstmitgefühl zu praktizieren, um einen sicheren Boden für die Ego-Inventur zu schaffen, die auf folgende Fragen eingeht:

- In welchen Verhaltensweisen, Denkmustern oder Strategien zeigt sich mein Ego?
- Unter welchen Umständen oder in welchen Situationen treten diese Ego-Aspekte besonders in den Vordergrund?
- Wie fühle ich mich danach und welche Spuren hinterlassen sie?

Diese Analyse kann man in regelmäßigen Abständen durchführen, denn allein der aufmerksame Blick auf die Belastungen des Lebens durch das Ego öffnet die inneren Räume für seine Transformation.

Wenn wir bereit sind, am Ego zu arbeiten, beginnt ein Prozess des Loslassens und Entdeckens, die innere Wahrnehmung wird intensiver, Fassaden beginnen sich aufzulösen. Wir erfahren uns zunehmend lebendiger und wahrhaftiger. Aus transformierten Egoanteilen entstehen neue Ich-Qualitäten. Das Ich existiert dann in uns als Zeuge ohne Anhaftung, heftet sich nicht mehr an emotional aufgeladene Themen und Situationen, sondern begleitet sie, kann flexibler mit neuen Situationen umgehen und lässt sich von der inneren Weisheit führen. Diesem neuen Ich gelingt es zunehmend leichter, innere Konstruktionen oder Konzepte zu durchschauen und wieder loszulassen. Indem die Balance zwischen identifizierender Fokussierung und Loslassen gehalten werden kann, bildet sich ein krisenfestes Fundament für den spirituellen Weg aus. Man kann sich beispielsweise intensiv einer Arbeit widmen, aber diese danach wieder komplett hinter sich lassen oder sich konzentriert auf ein Thema einlassen und dennoch einen Schritt zurücktreten und es in Relation zum größeren Ganzen angemessen beurteilen.

Wenn das Ich neue Spielräume gewinnt, beginnt aber dennoch auch eine Zeit, in der das bisherige Leben in seinen Begrenzungen als zunehmend leidvoll erfahren wird. Zum einen kann es sehr qualvoll sein, wahrnehmen zu müssen, dass man vielleicht lange am Leben vorbeigelebt oder die falschen Prioritäten gesetzt hat. Zum anderen stemmt sich das Ego mit seiner ganzen Kraft gegen diesen Transformationsprozess, um nicht an Einfluss zu verlieren. Dadurch kann es zu stürmischen Umbrüchen, radikalen Zweifeln und heftigen Krisen kommen, die manchmal mit Visionen von Vernichtungserfahrungen am eigenen Leib einhergehen können, wie etwa Zerstückelt- oder Verbranntwerden. Sie erweisen sich als szenische Vergegenwärtigungen der stattfindenden Egotransformation bis hin zum sogenannten Ego-Tod, ähnlich dem christlichen Mysterium des Kreuzestodes, wo das Sterben als Durchgang zum neuen Leben erfahren wird. Das kann sich zwar für die Suchenden in diesem Augenblick äußerst bedrohlich anfühlen, eröffnet jedoch die einmalige Chance, alte, überkommene Persönlichkeitsstrukturen aufzulösen und eine neue, stabilere innere Basis entstehen zu lassen.

Ein solcher Perspektivwechsel öffnet den Übergang zu einer umfassenderen Sichtweise und Neuausrichtung des Lebens. Dadurch wird nämlich auch ein Prozess in Gang gebracht, den die mystische Literatur als Entfalten der Liebe Gottes in unserem Inneren beschreibt. Die Angst vor dem Tod, die Angst vor dem Nichtsein sitzt tief in uns. Das, was aber wirklich sterben muss, ist die Identifikation mit dem Ego und seiner Isolation. Der Todesschrecken wird damit zum Übergang in eine völlig neue Sphäre inneren Friedens. Chidvilasananda Gurumayi[139], eine geistige Lehrmeisterin unserer Tage, schildert in ihren Erinnerungen diese Zustandsänderung sehr eindrucksvoll: „Das Haus meines Ichs ging in Flammen auf. Alles, was ich besaß, wurde verbrannt. Ich wollte mein Haus retten. Aber ich konnte nicht entkommen. Auch die Tür meines Hauses stand in Flammen. Ich weiß nicht mehr, was dann geschah [...] Und alles verstummte in der endlosen Stille der Liebe.“ In diesem Moment gehen Erkenntnis und Liebe, Leere und Fülle ineinander über. Der erfahrene Zusammenbruch des Egos macht erst den Weg frei für eine neue und höchst intensive Form der Seinswahrnehmung und jenen Zustand umfassender Allverbundenheit, in der sich der Wahrnehmende als Sein in allem Seienden erfährt.

Durch die erlebte Aufhebung der Dualität, aller Fixierungen und festen Strukturen erfahren wir den Wesensgrund der Wirklichkeit, als das, was wir selbst sind. Ein zu seiner spirituellen Identität erwachter Mensch strahlt eine natürliche Art von Autorität aus und fühlt sich animiert, ja verpflichtet, das erlangte Geschenk seiner inneren Erfahrung weiterzugeben. Die intensive Erfahrung des gemeinsamen Lebensgrundes lässt Leid und Freude des anderen als eigenes Leid und eigene Freude erfahren. Die segensreiche Wirkung des Mitgefühls strahlt dann auf uns selbst zurück, da wir im Nächsten jenen spirituellen Grund würdigen, aus dem heraus wir selbst existieren. Im Metta-Sutta[140], auch Lehrrede von der Liebenden Güte genannt, einem zentralen Text des Theravada-Buddhismus, verheißt dieses voraussetzungslose Mitgefühl das „Weilen im Heiligen" und verbindet es mit der Erfahrung frühkindlicher Geborgenheit: „Wie eine Mutter mit ihrem Leben ihr einzig Kind beschützt und behütet, so möge man für alle Wesen und die ganze Welt ein unbegrenzt gütiges Gemüt entwickeln, ohne Hass, ohne Feindschaft, ohne Beschränkung nach oben, nach unten und nach allen Seiten."

Niemand kann eine angemessene Beziehung zu seinem spirituellen Wesensgrund entwickeln, wenn darin nicht auch das Verhältnis zum Mitmenschen miteinbezogen ist. Erich Fromm[141] hat diesen umfassenden Anspruch von Liebesfähigkeit vor dem Hintergrund der schrecklichen historischen Erfahrungen des 20. Jahrhunderts formuliert: „Nächstenliebe ist Liebe zu allen menschlichen Wesen; charakteristisch für sie ist das Fehlen der Ausschließlichkeit. Wenn ich die Fähigkeit des Liebens entwickelt habe, kann ich nicht umhin, meinen Nächsten zu lieben. In der Nächstenliebe liegt das Erlebnis der Vereinigung mit allen Menschen, das Erlebnis der menschlichen Solidarität und der menschlichen Einheit."

Zwischen Ich und Du wird die Wesenseinheit zur erfahrbaren Wirklichkeit. Es ist die Einsicht in die Wesensidentität, durch die wir alle miteinander verbunden und vernetzt sind auf die Weise, dass nichts mehr für sich allein Bestand haben kann. Liebe in dieser umfassenden Sichtweise zielt auf die Vereinigung von Individualität und Universalität. Darin eben besteht die spirituelle Qualität der Liebe, dass sie sich nicht ausschließend, sondern jeden Menschen, jedes Lebewesen, ja den Kosmos im Ganzen einbeziehend versteht. Aus dieser Perspektive heraus ist dieses spirituelle Mitgefühl zu verstehen, das sich auf alle Menschen, aber auch auf uns selbst bezieht. Alle Lebewesen sollen frei und glücklich leben können, im Einklang mit der Welt und dem Universum. Diese universale mitfühlende Haltung ist nicht von vorneherein gegeben, sondern muss geübt und praktiziert werden.

Besonders im Buddhismus spielt das Konzept des Mitgefühls eine zentrale Rolle. Die buddhistische Sichtweise des Mitgefühls wird durch Matthias Ennenbach[142] überzeugend wiedergegeben: „Mitgefühl ist eine Geisteshaltung, die aus dem Verständnis der Verbundenheit aller uns umgebenden Dinge hervorgeht. Wir sind darin kein davon getrenntes und isoliertes Wesen, sondern ein integrierter, unlösbarer Bestandteil einer unendlich vernetzten Welt. Jede unserer Handlungen hat immens viele Auswirkungen auf alle anderen und entsprechend dieser Logik auch auf uns selbst. Unter anderem deshalb besteht darin aus buddhistischer Sicht eine direkte Aufforderung zum Handeln."

Wenn das Herz verschlossen ist, kann es bewusst geöffnet werden, begleitet von der Vorstellung, damit im anderen oder in der Welt das in ihm Leuchtende zu würdigen. Genauso segensreich ist es, sich selbst miteinzubeziehen. Denn nur wer mitfühlend sich selbst gegenüber sein kann, wird dieses auch nach außen verkörpern können. Da die verbindende Kraft der Liebe und des Mitgefühls grundsätzlich nicht infrage gestellt wird, soll noch kurz auf die Praxis des Selbstmitgefühls oder der Selbstfürsorge, die in der psychospirituellen Wegbegleitung von großer Tragweite sind, eingegangen werden.

In den letzten fünfzig Jahren habe ich einige Tausend Menschen begleitet, um bedrohliche existenzielle Zustände und schwere Krisen zu bewältigen, seelische Konflikte und persönliche Probleme aufzulösen, nach dem Sinn des Lebens zu suchen und einen spirituellen Weg zu gehen. Dazu gehörte auch, Erfahrungen in veränderten oder erweiterten Bewusstseinszuständen zuzulassen und zu verstehen und darüber hinaus als Lehrer für Psychotherapie in der klinischen Ausbildung zu unterstützen sowie Teams in Krankenhäusern und Führungskräfte in ihren Tätigkeitsfeldern zu begleiten und zu verbessern. Einige grundlegende Einsichten habe ich dabei gewonnen. Viele Konflikte und Störungen sind, abgesehen von möglichen genetischen Beeinträchtigungen oder unerwarteten Schicksalsschlägen, auf große Defizite im Erleben von Liebe, Wertschätzung und Würde zurückzuführen. Um das Fehlen dieser seelischen Grundnahrungsmittel zu kompensieren, werden oft Krankheitssymptome ausgebildet, die das innere System provisorisch stabilisieren und dafür sorgen, wenigstens noch das Notdürftigste zu bekommen. Dieses unsichere innere Milieu wird darüber hinaus noch durch selbstzerstörerische Aktionen und Selbstabwertungen, die fortführen, was erlebt wurde, permanent attackiert, so als würde man auf das kranke innere Kind noch einschlagen. Deshalb sind Selbstfürsorge, wie es in der Psychotherapie heißt, und Selbstmitgefühl, wovon die spirituellen Traditionen sprechen, die Mittel der Wahl, um diesen Teufelskreis zu durchbrechen. Jeder Tag, in dem ich mir etwas Gutes tue, wird ein guter Tag!

Indem ich beginne, mir selbst gegenüber eine liebevolle und wertschätzende Einstellung aufzubauen, werde ich weicher und durchlässiger. Somit kann ich auch besser wahrnehmen, wozu ich Nein und wozu ich Ja sage, was für mich wohltuend und was eher schädlich ist, was meine Entwicklung fördert und was sie behindert. Bedenken sollte man allerdings, dass das, was sich über Jahre aufgebaut hat, nicht mit einigen wenigen Übungen überwunden werden kann. Es ist ein langer Weg, auf dem zunächst bewusst werden sollte, unter welchen Dynamiken die Persönlichkeit steht, welche mögliche Ursachen und Auslöser dafür verantwortlich sind, auf welche positive Erfahrungen und Ressourcen zurückgegriffen werden kann und welcher Art von Übungen mir am ehesten zusagen und für mich am besten wirken.

Folgende Übung, die ich gerne in Seminaren durchführe, kann beispielsweise jederzeit und überall praktiziert werden:

„Nehmen Sie eine entspannte und stabile Position ein, so ähnlich wie in der Meditation. Dann schließen Sie die Augen. Sie können Ihr Gewicht ganz loslassen, denn der Boden, auf dem der Stuhl steht, trägt sie. Der Boden wird vom Fundament des Hauses getragen und das Haus von der Erde. Getrost kann ich mich dem anvertrauen.

Dann nehmen Sie bewusst Kontakt mit Ihrem Atem auf. Erlauben Sie sich, den Atem tiefer zu spüren. Dabei können Sie vielleicht bemerken, wie Sie mit dem Ausatmen nachgeben und weich werden und mit dem Einatmen sich tiefer spüren können. Meinen Atem bewusst wahrnehmen, bedeutet auch, meine Lebendigkeit zuzulassen. Jeder Atemzug erweckt neues Leben in unserem Inneren. Ich atme, ich bin.

Wenn wir tief atmen, kommen wir auch leichter mit unserem Herzen in Kontakt. Konzentrieren Sie sich nun bewusst auf Ihr Herz. Sanft schlägt es ganz für Sie, schon ein Leben lang. Erlauben Sie Ihrem Herzen, sich ganz zu öffnen.

Das Herz ist in vielen Traditionen und Kulturen der Ort der Liebe und des Mitgefühls. Stellen Sie sich vor, wie aus Ihrem Herzen milde Ströme des Lichts, der Wärme und der Liebe in Ihren inneren Raum einfließen. Diese angenehme Energie des Herzens breitet sich überall in Ihrem Inneren aus. Es fließt und strömt, es öffnet und lässt Hartes weich werden.

Der Boden trägt mich und gibt mir Sicherheit, der Atem lässt mich tiefer bei mir ankommen und erweckt Leben in mir. Die Energie meines Herzens berührt liebevoll meine inneren Räume.

In diesem Zustand der Offenheit, des Vertrauens und der Liebe schaue ich auf mich selbst und mein Leben. Vor meinem inneren Auge lasse ich ein Bild von mir auftauchen. So wie ich mich heute sehe. So wie ich heute bin, in meiner Familie, in meinem Beruf, mit meinen Freunden. So bin ich geworden, im Laufe meines Lebens. Viele Wege bin ich gegangen, verkörpert in meiner unverwechselbaren Natur. Immer wieder habe ich mich darum bemüht, mir meiner selbst bewusst zu werden und herauszufinden, wie ich gut leben kann. Neben glücklichen Momenten oder schönen Erfahrungen bin ich auch Herausforderungen und Widrigkeiten begegnet, denen ich mich stellen musste, habe Krisen zu durchleiden gehabt. Vielleicht auch gerade in diesen Tagen.

Nun erlauben Sie sich, für einige Augenblicke alles zu achten und zu würdigen, was Ihr Leben ausmacht, was Ihnen begegnet ist, Sie geformt hat, in guten und in schlechten Tagen. Mit Respekt schaue ich auf mein Leben und meinen ganz besonderen Weg.

Nun nehmen Sie sich in Ihrer Vorstellung für einen Moment in Ihre Arme und gönnen Sie sich, Liebe und Mitgefühl zu sich selbst zu empfinden.

Lassen Sie alle Bedenken und Bewertungen fallen, lassen Sie für einige Augenblicke auch alle Wünsche und Erwartungen an sich selbst, wie Sie vielleicht anders sein möchten oder was noch zu erledigen wäre, los.

Für einige Augenblicke darf alles gut sein, so wie es ist. Der Boden trägt mich, der Atem fließt und aus meinem Herzen strömen Energien des Mitgefühls und der Liebe. Einfach alles gut sein lassen, so wie es ist und so wie ich bin, mich im Sein lassen.

Nun kehren Sie mit Ihrer Aufmerksamkeit wieder zurück. Nehmen Sie sich ein bisschen Zeit, hier wieder ganz anzukommen. Vielleicht etwas strecken und dehnen und allmählich auch die Augen wieder öffnen."

Immer wieder können Sie diese Übungen durchführen, um wieder zu sich selbst zu finden, sich in schwierigen Zeiten zu reorganisieren oder sich Ihrer Wesensnatur bewusst zu werden.

Wer bereit ist, das Ego abzubauen, wird dem Leben offener und freier begegnen, da nun auch im Du das Göttliche und Liebenswerte erkannt wird. Das verbindet den Menschen mit den Menschen, sodass mehr das Gesamtwohl und weniger der individuelle Nutzen vorrangig ist. Der existenzielle Grund, der die Welt und die Menschheit trägt, ist das größere Ganze oder das Göttliche, von dem alles ausgeht und zu dem alles hinführt. Es ist der kleinste und der größte Nenner zugleich. Spirituelle Liebe, umfassendes Mitgefühl und bedingungslose Wertschätzung fließen davon über und verkörpern sich auch in jedem Einzelnen. Wenn das Ego zurücktritt, das Herz sich öffnet, kann die innere Weisheit die Führung übernehmen. Dem Leben, so wie es sich vollzieht, kann dann uneingeschränkt vertraut werden.

6. Sich führen lassen und vertrauen

Einmal wurde ich in einem Interview gefragt, was meine zwei wichtigsten Erkenntnisse sind, die ich aus der langjährigen Arbeit mit veränderten Bewusstseinszuständen gewinnen durfte. Meine Antworten lauteten: Zum einen: Wir können dem Leben, so wie es sich vollzieht, vertrauen. Die innere Weisheit führt und unterstützt uns auf dem Wege zur Selbstverwirklichung und zu einem bewussten Leben, wenn wir uns dafür öffnen. Zum anderen: Das menschliche Leben und die Welt sind voller Geheimnisse und Wunder.

Grundbedingungen des Daseins

Da wir noch weit davon entfernt sind, den Code des Lebens oder die Weltformel entschlüsselt zu haben, sollen zunächst einige wichtige Grundlinien des hier vertretenen Menschenbildes skizziert werden, um den Hintergrund meiner Aussagen besser verstehen zu können.

Den Menschen gibt es und die Welt gibt es: Auch wenn in manchen spirituellen oder philosophischen Richtungen diese faktisch erfahrbare Existenz als Konzept oder Illusion gesehen wird, wird sie hier, unabhängig von möglichen Wahrnehmungsverzerrungen, nicht infrage gestellt, um sich nicht auf zu komplizierte und nicht mehr nachvollziehbare Hypothesen stützen zu müssen.

Die Welt als Mitwelt: Der Mensch ist nicht nur auf die Welt bezogen, im Sinne eines permanenten gegenseitigen Austauschs, sondern unauflöslich mit ihr verbunden. Nach Piaget[143] wird dieses sich durchdringende und ergänzende Verhältnis von akkommodativen Prozessen (Veränderung der Welt) und assimilativen Prozessen (Aneignung der Welt) begleitet.

Tendenz zur Entwicklung und Balance: Dem Menschen wohnt eine natürliche Tendenz zur Entwicklung, zur Differenzierung und Integration inne, die durch den eigenen Willen und eigenes Bemühen unterstützt, aber auch durch gegenteiliges Verhalten sabotiert werden kann.

Bewusstsein: Der Mensch ist mit Bewusstsein ausgestattet, kann sich selbst und die Welt wahrnehmen, erforschen und verändern sowie bedeutungsvolle und sinnhafte Bezüge erkennen und herstellen. Es ist möglich, dass die gewöhnlichen Begrenzungen von Raum, Zeit und Ort des Bewusstseins transzendiert werden.

Verletzlichkeit, Sterblichkeit und Unvollkommenheit: Menschliches Leben, so wie es allgemein wahrgenommen wird, entsteht und vergeht, ist sterblich, unvollkommen und verletzlich. Erfahrungen in veränderten Bewusstseinszuständen deuten darauf hin, dass sich Informationen über Leben, Kultur und Natur, explizit und implizit, über morphogenetische Felder[144] verbreiten, erhalten bleiben und zugänglich sind.

Das Leben verläuft unbeständig: Der Lebensweg eines Menschen ist Schwankungen ausgesetzt und verläuft in der Regel nicht geradlinig und harmonisch, sondern brüchig, dissonant und konfliktbehaftet.

Phasen des Werdens: Die Entwicklung eines Menschen verläuft in Phasen, von der Zeugung bis zum physischen Tod. Bestimmte Entwicklungsaufgaben, wie etwa die Welterkundung im Kindesalter, die Geschlechtsreifung in der Pubertät, die Identitätsverankerung in der Erwachsenenphase oder das allmähliche Loslassen im Alter sind zu durchlaufen und werden durch äußere Einflüsse gefördert, umgeleitet oder verhindert. In die laufend sich verändernde Identitätsbildung fließen vielschichtige und breit gefächerte Erfahrungen ein, wie etwa mit Familie, sozialem Umfeld, Beziehungen, Leistung, Arbeit, Reisen, Religion, Spiritualität, Bewusstseinsprozesse, Krisen, Suchbewegungen oder Selbst- und Fremdbilder.

Verbundenheit und größeres Ganzes: Alles Seiende ist miteinander verbunden und aufeinander angewiesen, eingebettet und durchdrungen vom größeren Ganzen. Das größere Ganze (Es) umfasst alles, alles Seiende und Nichtseiende, alles Denkbare und Undenkbare, alles Menschliche und Nichtmenschliche, alles Kleine und alles Große. Der Mensch ist im Es und Es ist im Menschen präsent und kann erspürt werden.

Transparent für das größere Ganze: Wenn man für das All-Eine durchlässig ist, kann es den Menschen inspirieren, schützen und führen, auf dem Wege zur Bewusstheit. Im Verlaufe dieses lebenslangen Prozesses werden geistige Blockaden gelockert, psychische Konflikte beigelegt, innere Begrenzungen überwunden, Spaltungen aufgelöst und egozentrisches Verhalten abgebaut. Wer sich mehr und mehr öffnet, meditiert, achtsam lebt, anderen mitfühlend begegnet, liebevoll mit sich umgeht, seine Potenziale lebt und sich verantwortungsvoll in die Welt einbringt, wird, verankert im All-Einen, sicher, gelassen und zufrieden leben können.

Von Sinnfragen begleitet: Sobald die ersten Fragen nach dem Wie und Warum in der frühen Kindheit einsetzen, beginnen erste Suchbewegungen nach Sinn, Zweck und Bedeutung von alltäglichen Gegenständen, Situationen und Handlungsweisen, womit fortan der geistige Horizont auf unterschiedlichen Ebenen erweitert wird. Eigentliche Fragen nach dem Sinn des Lebens und dementsprechende Reifungsprozesse beginnen im frühen Jugendalter und setzen sich dann bis ins hohe Alter fort. Sogar der Sterbeprozesse kann von intensiven Transformationen begleitet werden.

Heilung, Öffnung und Selbstfindung: Auf dem Wege zur Ganzheit werden traumatische Erlebnisse geheilt, verborgene Potenziale erschlossen, Identitäten erweitert und die Türen zu einer transzendenten Wirklichkeit geöffnet. Das Potenzial des Bewusstseins befähigt den Menschen, herauszufinden, wer er wirklich ist, was Leben bedeutet und wie ein segensreiches Leben zu führen ist.

Führung durch die innere Weisheit: Wer sich entscheidet, einen Weg der Bewusstheit zu gehen, wird von der inneren Weisheit geführt. Diese inspirierende Quelle wirkt aber nicht nur im Inneren, sondern ist auch mit dem größeren Ganzen, also mit allem, was geschieht, synergetisch verbunden. Aus diesem unendlichen Feld des Seienden emergieren Heilungs- und Wachstumsimpulse, die sich als innere oder äußere Anregungen manifestieren können.

Innen und außen sind willkürliche Grenzen: Die Verortung von Erleben und Situationen, als inneres und äußeres Geschehen, verliert sich auf einer höheren Wirklichkeitsebene, denn in dieser sind diese willkürlichen Grenzen aufgehoben, ähnlich wie sich die Wellen eines Meeres in der Tiefe abbauen und ins Ganze hinein auflösen.

Alte Muster und automatisierte Handlungsabläufe

Nach diesen allgemeinen anthropologischen Sichtweisen sollen nun auch relevante Dynamiken und Strukturen, die menschliches Erleben und Verhalten bestimmen, dargelegt werden. Dabei wird von einem gewöhnlichen erwachsenen Menschen, der sich selbst erforschen möchte, ausgegangen. Die hier vermittelten Einsichten entstammen den langjährigen Erfahrungen in der Begleitung von Menschen, in psychotherapeutischen Sitzungen und in der Arbeit mit veränderten Bewusstseinszuständen.

Wer sich selbst erforscht, möchte sich öffnen, verändern und selbst verwirklichen. Dieser Prozess stößt gewöhnlich auf innere Widerstände, die durch tief verankerte, automatisch ablaufende Muster, die das Denken, Erleben und Handeln einschränken, hervorgerufen werden. Sie wurden durch vergangene Erfahrungen aufgebaut und verfestigt. Sie dienen dazu, das seelische Gleichgewicht aufrechtzuerhalten, zu regulieren, Ängste abzuwehren, frühere unangenehme Situationen zu vermeiden, das Überleben zu sichern und Schutz zu geben.

Es ist wie ein Irrtum in der Zeit, der verhindert, dass die Gegenwart uneingeschränkt erlebt werden kann, wenngleich die Informationen und Impulse, die unser Organismus im Zusammenspiel mit der Umwelt hervorbringt, einen Zustand bestmöglichen inneren Gleichgewichts herbeiführen möchten. Die Muster wirken nämlich auch, wenn die Gefahr längst vorüber ist. Sie sind zäh, langlebig und stereotyp, verhindern Authentizität und Spontaneität und sind tief bis in die leiblichen Strukturen eingraviert.

Diesen psychosomatischen Vorgang hat bereits Wilhelm Reich[145] mit dem Begriff Panzerung oder Verpanzerung beschrieben. Er versteht darunter die erfahrungsabhängige Entwicklung einer schützenden Hülle von Muskelspannung, die über die Zeit als Reaktion auf Bedrohung gewachsen ist. Diese Kompensation geht jedoch auf Kosten des inneren Empfindungsraumes, denn die Betroffenen spüren sich dadurch immer weniger und erleben ihr Inneres als diffus und unvertraut.

Um die Verpanzerungen aufzulösen, muss die Seele in kleinen Schritten davon überzeugt werden, dass die frühere Bedrohung vorüber ist. Dann können verdrängte Gefühle, Szenen, Impulse und Körperreaktionen leichter vergegenwärtigt werden. Erfahrungen sind somit auch im Leibgedächtnis gespeichert. So kann es passieren, dass jemand zusammenzuckt, wenn ich ihn am Rücken berühre, weil der Vater dort auf ihn eingedroschen hat. Umgekehrt erlebt jemand in diesem Bereich ein angenehmes Gefühl, wenn etwa diese Person von der Großmutter am Rücken gestreichelt wurde.

Wie stark alte Muster wirken, kann man beispielsweise daran erkennen, wenn jemand sexuell missbraucht worden ist. Obwohl eine Klientin in einer wertschätzenden Beziehung lebt, fällt es ihr schwer, eine entspannte Sexualität zu genießen, denn bei der ersten Berührung stellt das ganze System auf Angst um, entsprechend früheren schädigenden Erfahrungen. Ein anderer Klient wurde zeitlebens von seiner Mutter abgewertet, wodurch er immer wieder intensive Ängste hat, sich zu zeigen oder auf andere einzulassen, sogar ihm äußerst liebevoll begegnenden Gruppenteilnehmer:innen gegenüber. Oder, um noch ein Beispiel aus einem ganz anderen Kontext zu bringen: Ein Berufskraftfahrer hatte einen schweren Unfall und noch Jahre danach traute er sich nicht, in eine viel befahrene Kreuzung einzubiegen.

Da diese Muster schon durch kaum bemerkbare Signale, Gesten oder beiläufige Sätze unvermittelt ausgelöst werden können, haben die Betroffenen oft keine Chance, steuernd einzugreifen. Erst eine langjährige Aufarbeitung der belastenden Erfahrungen, die auch in den Leibarchiven gespeichert wurden, kann zur Veränderung führen. Dabei geht es um die Transformation von Persönlichkeitsmerkmalen und Lebensstilen, die auch im Gehirn durch entsprechende Bahnungen verankert sind. Wie tief hier vorgegangen werden muss, zeigen deshalb neuere Ergebnisse der Hirnforschung, die besagen, dass emotionales Lernen subkortikal im limbischen System stattfindet. Dieses ist etwas schwerfälliger, als die assoziativen und kognitiven Bahnungen in der Großhirnrinde. Deshalb bedürfe es, wie der Hirnforscher Gerhard Roth festhielt, zur Veränderung der emotionalen Gebundenheit eines psychotherapeutisch gezielt erzeugten „emotionalen Aufruhrs“, der geeignet sei, die limbischen Zentren zu verändern.“[146]

Gerade die Diskussion über Willensfreiheit[147] hat gezeigt, dass automatisierte Abläufe vielleicht gestoppt, aber nicht ganz ausgeschaltet werden können. In diesem Bereich kann es hilfreich sein, ergänzend zur Psychotherapie, auch zu meditieren, denn Meditation stärkt das Gewahrsein, unterbricht die gewöhnlichen Gedankenbewegungen und schafft Freiräume für den Willen. Im Zusammenwirken mit kathartischer Entladung, szenischer Konfrontation, emotional korrigierenden Erfahrungen und kognitiven Einsichten können spirituelle Übungen die Suchenden unterstützen, sich von diesen Mustern zu befreien. Zudem ist wichtig, zu lernen, die inneren Stimmen, die aus Mustern kommen, von inspirierenden Stimmen, die Bewusstheit fördern, zu unterscheiden.

Wir sind frei, wenn auch nicht ganz

Die Psychotherapie hat die kulturelle Evolution entscheidend vorangebracht. Sie hat uns tiefe Einsichten in die dynamischen und strukturellen Bedingungen unseres Seelenlebens aufgezeigt, um die Fäden, die sich verknotet haben, zu finden und zu lösen. Wir nehmen wahr, fühlen und handeln vielfach nicht selbstbestimmt, sondern werden von früheren Erfahrungen, Ängsten, Defiziten, Konflikten und Traumata beeinflusst. Nachdem verdrängte Inhalte, Bilder und Gefühle in psychotherapeutischen Sitzungen oder während holotroper Atemsitzungen ausreichend bearbeitet wurden, ist es notwendig, die Identifikation mit dem Gewesenen allmählich aufzugeben und die Fesseln der Vergangenheit zu lösen, um Raum für neues Leben zu schaffen.

Gleichwohl ist es für den Weg der Bewusstheit unverzichtbar, das bisherige Leben zu verstehen und anzuerkennen, wenn wir nach vorne leben möchten. Frei sein, so sagt es der Existenzialismus[148], bedeutet, verantwortlich zu wählen. Durch das, was wir wählen, wählen wir, wie wir sein möchten. Vor allem über sein Handeln offenbart sich der Mensch. Manchmal ist es leichter, sich als Opfer der Umstände zu sehen, als die Last der Freiheit auf sich zu nehmen.

Unbewusste Entscheidungen und Handlungsabläufe geben einen engen Rahmen vor, in dem der freie Wille aktiv werden kann. Wie schmal der Grat ist, auf dem wir uns bewegen, belegen eindrucksvoll die Libet-Experimente[149]. Dabei wurde festgestellt, dass das Bereitschaftspotenzial im Gehirn schon vor dem bewussten Handlungswunsch in Bezug auf die Muskelaktivierung gemessen werden konnte: „Der Gehirnprozess der Vorbereitung dieses Willensaktes begann etwa 400 ms deutlich vor dem Auftreten des bewussten Handlungswillens.“[150]

Dennoch kann man daraus nicht ableiten, wie die Ergebnisse fälschlicherweise interpretiert wurden, dass wir keinen freien Willen haben. Sogar Libet betont ausdrücklich: „Eine grundsätzliche Möglichkeit für die Bewusstseinsfunktion besteht darin, das Fortschreiten des Willensprozesses zur schließlichen Bewegung aufzuhalten oder zu verhindern, sodass keine wirkliche Muskelbewegung erfolgt. *Der bewusste Wille beeinflusst also das Ergebnis* des Willensprozesses, auch wenn letzterer durch unbewusste Gehirnprozesse eingeleitet wurde.“[151]

Die Meditation kann, durch Einübung der Entidentifikation, Entwicklung des aufmerksamen Gewahrseins und Verfeinerung des Spürbewusstseins, entscheidend daran mitwirken, diese Spielräume zu erweitern. Meditation und spirituelle Übungen helfen nicht nur dabei, sich von der Opferrolle zu befreien, sondern auch, neue Freiräume für unsere eigenen Bemühungen zu schaffen und das Heft des Lebens wieder in die Hand zu nehmen. Das bedeutet wiederum aber nicht, dass der Kopf, mit seinen Vorstellungen und Konzepten, darüber bestimmt, welche Entwicklungsfäden aufgenommen werden. Es sind tiefere Instanzen und höhere Ordnungen, die dabei wirksam werden.

Die zur Ganzheit reifende Person ist sich dessen bewusst, dass sie in ein größeres Netzwerk, in dem selbstregulative Prozesse ablaufen, eingebunden ist. Deshalb können wir von zwei Perspektiven, die ineinandergreifen und unsere Entwicklung fördern, ausgehen: einerseits die Botschaften der inneren Weisheit und andererseits die Lebensereignisse, die, wenn wir genau hinhören, auch zu uns sprechen.

In jeder Lebenserfahrung, ob sie nun angenehm oder unangenehm ist, lassen sich Hinweise, die unser Leben bereichern können, finden. Gerade in Brüchen und Krisen, in denen unser Leben auf dem Prüfstand steht, Oberflächlichkeiten abgebaut und Prioritäten neu geordnet werden, können häufig wertvolle Anregungen gefunden werden, auch wenn, gerade in überwältigenden Notlagen, diese zunächst nicht erkannt werden können. Das hat damit zu tun, dass erst wieder Sicherheit geschaffen werden muss, bevor eine innere Erweiterung stattfinden kann.

Auch wenn wir durch mannigfaltige Einflüsse, physiologische, genetische, kulturelle und viele andere, begrenzt werden, können wir frei entscheiden und verantwortungsvoll handeln.

Wissen wollen, wer ich wirklich bin

Auch wenn es genetisch angelegt ist, sich seiner bewusst zu werden, sich zu entfalten und auszudifferenzieren, taucht, zumeist im späteren Erwachsenenalter, die Frage „Wer bin ich wirklich?“ oder „Wie kann ich zufrieden und glücklich leben?“ auf. Neben Heilserwartungen stellt sich ein gesteigertes Interesse an Selbsterforschung oder spiritueller Sinnsuche ein. Wenn dann die ersten Schritte getan sind, bahnt sich, manchmal wie von selbst, der weitere Weg, der dann auch nicht mehr aufzuhalten ist. Wer einmal damit begonnen hat, sich selbst zu erforschen und nach dem Sinn des Lebens zu suchen, wird auch nicht mehr damit aufhören. Es gibt einen Eingang, so sagt man, aber keinen Ausgang mehr, denn wer sich einmal für das größere Ganze geöffnet hat oder das All-Eine geschmeckt hat, wird davon nicht mehr loskommen.

Gerade in den ersten Phasen eines spirituellen Weges kommt es häufig zu überwältigenden Öffnungserlebnissen, zu sogenannten Einladungserfahrungen. Manchmal wird das Göttliche auch unverhofft wahrgenommen und als außergewöhnlicher Gnadenakt empfunden, wie etwa in schweren Krisen, in Todesnähe, in ekstatischen Zuständen oder in Gipfelerlebnissen. Durch eine stetige spirituelle Praxis kann sich der Mensch aber auch langsam diesen Zuständen annähern.

Kulturübergreifend können folgende Merkmale bei Durchbruchserfahrungen beobachtet werden: Entgrenzung des Bewusstseins, tiefes Gefühl der Verbundenheit mit allem Seienden, überströmende Liebesgefühle und ein Empfinden, in der All-Einheit aufzugehen. Nach Rudolf Ottos Ausführungen über „Das Heilige“[152] erleben wir uns in solchen Momenten von einer übermächtigen Wirklichkeit berührt, von einer erhebenden Energie erfüllt und von einer geheimnisvollen Lebenswahrheit getragen. Wir fühlen uns davon fasziniert und erweitert, gleichzeitig demütig und erzitternd. Wir gehen auf in dieser unendlichen Größe des All-Einen und sie geht dennoch weit über uns hinaus. So ähnlich, wie wenn man mit dem Sternenhimmel eins ist und sich dennoch als winziges Samenkorn im Universum empfindet. Wer solche intensiven spirituellen Erfahrungen erlebt, läuft auch manchmal Gefahr, diese sich selbst zuzuschreiben, sich zu erhöhen und alles, was gut läuft, allein seinen eigenen Fähigkeiten zuzuschreiben. Chögyam

Trungpa[153] spricht von einem spirituellen Materialismus oder Narzissmus, der zu durchschneiden ist.

Auch wenn solche spirituellen Durchbrüche faszinierend sind und angestrebt werden, sollte ein Weg der Bewusstheit nicht davon motiviert sein, sie zu erzielen. Erleuchtung und Gotteserfahrungen sind große Begriffe, die manchmal als Hindernis wirken. Ein Mann, der schon über fünfzehn Jahre regelmäßig meditiert, teilte mir eines Tages mit, dass er mittlerweile davon enttäuscht ist, nicht erleben zu können, was in vielen Büchern geschrieben steht. Genau das ist aber sein Weg: In kleinen Schritten den Alltag durch geistige Übungen zu vertiefen und zu verfeinern. Jedes kleine Licht, das in ihm aufscheint, indem er etwas erkennt, ist von Bedeutung, und irgendwann werden sich alle diese kleinen Lichtfunken zu einem großen Licht vereinen.

Es muss immer wieder darauf hingewiesen werden, dass diese Wege anspruchsvoll und herausfordernd sind, viel Ausdauer und Disziplin abverlangen und die Suchenden beständig auffordern, ihre Erwartungen loszulassen. Neben erhebenden Erlebnissen, in denen der menschliche Geist in eine mystische und fast magische Welt eintaucht, sich alles stimmig und rund anfühlt, gibt es natürlich auch Momente, in denen sich die Suchenden eng, verlassen und leer fühlen. Die Schwankungen des Lebens, die Hochs und Tiefs, die Freude und Niedergeschlagenheit, werden auch durch eine langjährige psychospirituelle Praxis nicht verschwinden, auch wenn die Suchenden damit besser umzugehen lernen. Auch die zwischendurch auftretenden psychischen Verfassungen sind vielfältig. Man kann sich mutig, aber auch ängstlich, zielstrebig, aber auch perspektivlos, hoffnungslos oder dysphorisch, aber auch euphorisch und optimistisch fühlen.

Wenn manchmal von verschiedenen spirituellen Richtungen ein zufriedenes und glückliches Leben versprochen wird, entspricht das nicht ganz der inneren Wirklichkeit. Auch die Idee, wie sie vor allem Ken Wilber[154], ein glänzender Theoretiker der Transpersonalen Psychologie, vertritt, dass es eine konsistente Stufenentwicklung hin zu einem selbstverwirklichten Menschen gäbe, deckt sich nicht mit den praktischen Erfahrungen. Bewusstseinsstufenkonzepte sind einer Landkarte ähnlich, die uns Orientierung gibt, aber nicht sagen kann, welche konkreten Reiseerfahrungen uns dort erwarten.

Es gibt auf dem spirituellen Weg auch Rückschritte, Abbrüche,

Umwege und krisenhafte Zustände, vor allem wenn schicksalhafte Ereignisse ins Leben treten, wie etwa die unerwartete Trennung von einem Partner, der Tod eines nahen Angehörigen, zerstörerisches Mobbing an der Arbeitsstelle oder wenn seelische Konflikte verstärkt auftreten. Dann kann es passieren, dass die vorher mühsam aufgebauten psychospirituellen Strukturen dem nicht mehr standhalten oder ganz zusammenbrechen und die Suchenden eine regressive Phase durchleben. Manchmal kann man genau erkennen, wenn man sich auf einer schiefen Bahn befindet, dennoch gelingt es nicht, die Dynamik zu unterbrechen. Meistens können wir dann auch nicht herausfinden, was in diesen Momenten das Richtige ist, da auch der Spürsinn sich selbst gegenüber blockiert erscheint.

Die gute Botschaft ist, dass unsere bisherigen Investitionen dadurch nicht zunichtegemacht werden, sondern wieder verfügbar sind, wenn der Faden erneut aufgegriffen werden kann. Jemand äußerte beispielsweise, dass in dem Moment, als sich seine Frau von ihm trennte, alles, was er bisher an sich gearbeitet hatte, zusammengebrochen sei. Er rastete aus, schlug sie und wurde danach von heftigen Schuldgefühlen geplagt. Er konnte auch dem größeren Ganzen, von dem er sich immer geführt fühlte, nichts mehr abgewinnen, im Gegenteil, er fühlte sich weit davon entfernt. Er glaubte auch nicht mehr daran, dass es so etwas wie eine innere Weisheit überhaupt geben könnte. Als er dann die Wut, die in ihm aufstieg, ausdrückte und bearbeitete, konnte er sich allmählich beruhigen und erlebte wieder eine große Sehnsucht nach seinem inneren Weg. Als ich ihm sagte, dass wir uns nur nach etwas sehnen können, was wir auch in uns erahnen, hielt er inne, fühlte sich wieder mit seiner Mitte verbunden und konnte die Trennung von seiner Lebensgefährtin leichter verschmerzen. Vielleicht, so erwähnte er später, liege darin sogar eine Chance, denn wenn er es genau betrachtete, war er selbst auch in der Beziehung nicht mehr wirklich glücklich. „Auch wenn meine Freundin mir diesen Schritt wie aus heiterem Himmel zumutete, stimmt die Trennung jetzt auch für mich", so sein Resümee.

Das Scheitern gehört zum menschlichen Dasein. Wir können daraus nachdenklicher, aber auch offener oder weiser hervorgehen und lernen darüber hinaus, loslassen zu können. Menschen, die ihren spirituellen Weg abbrechen, nachdem sie über einen längeren Zeitraum spirituelle Übungen praktiziert haben, erinnern sich später immer wieder wehmütig daran, wie innig sie sich mit dem

Leben verbunden und im größeren Ganzen beheimatet und aufgehoben fühlten. Wenn jemand daran intensiv leidet, eröffnen sich manchmal spontan wieder Zugänge. Sollte dann, in kleinen Schritten, die Praxis wieder aufgenommen werden, werden die Suchenden auch auf das zurückgreifen können, was sie schon einmal investiert haben, wie Sporttreibende, die sich eine Zeit lang nicht mehr körperlich betätigt haben und ihre sportlichen Aktivitäten wieder aufnehmen.

Wer sich für einen inneren Weg entscheidet, sollte davon ausgehen, dass es immer wieder krisenhafte Phasen geben wird, die es wohlwollend, neugierig und geduldig anzunehmen gilt. In Zeiten, in denen es steinig und abschüssig wird, bekommen wir auch Rückmeldung darüber, wo wir stehen und was zu tun ist.

Eine Quintessenz psychospiritueller Selbsterforschung lautet: Alles, was geschieht, hat eine Bedeutung und kann die Persönlichkeit transformieren, also wandeln, umformen und umgestalten. Dabei geht es vor allem um folgende Prozesse:

- Innere Barrieren beseitigen und Spaltungen aufheben, um für das größere Ganze transparenter zu werden.
- Der inneren Weisheit und der Stimme des Göttlichen mehr Raum geben.
- Egozentrische Denk- und Verhaltensweisen abbauen.
- Achtsame, mitfühlende und wertschätzende Einstellungen etablieren.
- Spirituelle Liebesfähigkeit entwickeln.

Alles kann sich zum Besten wandeln

In vielen spirituellen Traditionen wird angenommen, dass allem und jedem ein göttliches Licht einwohnt und der Mensch dazu aufgerufen ist, nach diesem Lichtfunken zu streben, diesen Lichtfunken zu erkennen, gerade auch dann, wenn das Leben schwierig und beängstigend ist. Dies impliziert ebenfalls, dass man sich nicht von belastenden Umständen entmutigen lassen sollte, sondern vielmehr geduldig nach den verborgenen Potenzialen und Botschaften in ihnen suchen sollte. Wenn dies gelingt, wird man bald feststellen, dass sich eine Tür zu einer faszinierenden und lebendigen Welt öffnet. In diesem Prozess werden Zusammenhänge deutlicher, Sinnzusammenhänge werden klarer und bereichernde Momente der Gnade treten ins Leben.

Inmitten des Lebens kommt es manchmal zu schicksalhaften Ereignissen. Jemand, der in Eile ist, fährt unkonzentriert mit dem Auto und verursacht einen schweren Unfall. Plötzlich findet er sich in einem Krankenhausbett wieder. Die ganze Nacht liegt er vor Schmerzen wach, tief in Gedanken über sein Leben versunken. Dabei wird ihm klar, dass er sich in seinem Leben keine Ruhezeiten gönnt und mit sich selbst nachlässig umgeht. Darunter leidet nicht nur sein Beruf, da er seinen Aufgaben nicht aufmerksam genug nachkommen kann, sondern auch sein Privatleben und seine Familie. Durch seinen labilen Zustand, nach seinem Unfall, sind seine Kontrollmechanismen und Abwehrreaktionen geschwächt, sodass plötzlich ein grauenhaftes Bild vor seinem inneren Auge erscheint, in dem er sich schwach, unterernährt und hilflos fühlt. In diesem Moment wird ihm sonnenklar, dass er mit sich selbst in Zukunft fürsorglicher umgehen sollte. Er beginnt damit schon während seines Krankenhausaufenthaltes. Er hätte mehrere Möglichkeiten gehabt, dieser lebenswichtigen Einsicht auszuweichen, indem er beispielsweise den Nachtdienst gerufen und um Schlaftabletten gebeten hätte.

Nun ist es nicht immer so, dass wir diese Fingerzeige aufnehmen können, denn gerade in bedrohlichen Situationen werden regressive Muster aktiviert, die verhindern, dass man die wertvollen Hinweise, die uns in widrigen Umständen begegnen, überhaupt aufnehmen kann.

Dem Licht, das in allem leuchtet, kann man selbstverständlich auch begegnen, wenn das Leben gut verläuft und uns wohlgesinnte Menschen begegnen. Viele Menschen haben Vertraute und gute Freunde, die ihnen mit Rat und Tat zur Seite stehen, sie schützen, unterstützen und in Notfällen selbstlos helfen. Aber natürlich kommen im sozialen Umfeld auch bösartige, unzuverlässige, betrügerische oder ausbeuterische Menschen vor, die das Leben erschweren können. Angenommen, wir betrachten alles und jeden als Träger des Göttlichen, dann kann es mitunter schwierig sein, das göttliche Licht auch in diesen Menschen oder den von ihnen verursachten Störungen zu erkennen. Wie etwa bei einer Frau, die sich zeitlebens für ihre Familie aufgeopfert hat: Sie sollte die Geschäftsführung der Firma, die ihr Vater vor seinem Tod seiner jüngeren Schwester übertragen hatte, übernehmen. Die ganze Familie zeigte sich damit einverstanden und die Übergabe wurde zügig vorbereitet. Sie hatte auch noch in jungen Jahren schon in der Firma ausgeholfen und wichtige Fragen mitentschieden, ohne je Ansprüche geltend zu machen, dort eine wichtige Position einzunehmen. Auch im Privatleben hat sie sich mehr als ihre Geschwister um die Familie gekümmert. Sie hat die Eltern im Alter selbstlos versorgt, sie zu Arztbesuchen begleitet, die Wohnung behindertengerecht umgebaut und vieles mehr getan. Zusätzlich übernahm sie eine Vormundschaft für eine Familienangehörige, obwohl diese Verantwortung sie an den Rand eines Burnouts brachte, da sie auswärts wohnte und viele Fahrten auf sich nehmen musste. Keines der Geschwister, die in der Nähe wohnten, war dazu bereit. Sie unterstützte die Familie uneigennützig, ohne im Geringsten daran zu denken, dass sie selbst einmal für eine Leitungsposition in der Firma infrage kommen könnte. Dennoch erfüllte es sie mit Freude und Stolz, als sie für diese Aufgabe ausgewählt wurde. Sie hatte sich immer stark mit dem familiären Unternehmen identifiziert und genoss einen ausgezeichneten Ruf in der Gemeinde, in der sich der Firmenstandort befand. Doch plötzlich platzte eine Bombe. Ein Schwager, dem sie interessanterweise immer sehr zugetan war und dessen Integration in die Familie sie unterstützt hatte, intrigierte und versuchte mit aller Macht, dieses Votum zu kippen. So wurde sie in der Öffentlichkeit verleumdet, um den geplanten Notartermin zu verhindern. Andere Familienmitglieder schwenkten plötzlich um und verhielten sich meiner Klientin gegenüber abwehrend. Dies verunsicherte ihre Tante als bisherige Geschäftsführerin und sie widerrief ihre Entscheidung. Die Klientin blieb seelisch schwer verletzt zurück, da sie auch von ihrer noch lebenden Mutter keinerlei Unterstützung erfuhr, obwohl sie persönlich immer bekundete, dass sie es begrüßen würde, wenn ihre Tochter die Firma übernehmen würde. Sie brach den Kontakt zur Familie ab und fühlte sich zeitweise auch hinsichtlich ihres spirituellen Weges orientierungs- und perspektivlos. Sie glaubte nicht mehr an die Sinnhaftigkeit ihrer spirituellen Orientierung, weil sie den klaren Ruf in sich verspürt hatte, die Führung der Firma zu übernehmen, und sie dies auch mit einem konkreten inhaltlichen Anliegen verbunden hatte. So wollte sie rund um das dazugehörige Anwesen der Firma eine Bildungsstätte aufbauen und Menschen, die an Fragen einer bewussten Lebensführung interessiert sind, entsprechende Impulse geben. Es verging mindestens ein Jahr, bis sie die ersten Schockwellen verarbeitet hatte. Selbst nach zwei Jahren war noch nicht abzusehen, wann der innere Frieden wieder hergestellt sein würde.

Es ist offensichtlich, dass zunächst dieses Trauma verarbeitet und die innerseelischen Konflikte bereinigt werden müssen, bevor überhaupt daran zu denken ist, den tieferen Sinn dieser Situation zu erschließen. Man weiß, dass Menschen in vulnerablen Situationen, in denen die Abwehrmechanismen entscheidend geschwächt sind, einerseits für spirituelle Durchbrüche offen sind, aber andererseits, bis sich die Seele beruhigt hat, keinesfalls für Erklärungen wie „Das wird schon sein Gutes haben“ oder „In jeder Krise steckt eine Chance“ zugänglich sind. Die Klientin sprach auch davon, dass ihr geradezu der Boden unter den Füßen weggezogen wurde. Die personale Identität und die psychische Balance waren aus den Fugen geraten.

Im weiteren Verlauf der Begleitung ging es darum, den Schmerz und die Wut zu fühlen sowie in kleinen Schritten diesen Verlust zu verarbeiten. Interessanterweise verspürte sie keinen Hass gegenüber dem Verursacher der Misere und verzichtete auf verletzende Gegenreaktionen, vermutlich auch aufgrund ihrer langjährigen spirituellen Praxis. Gespräche mit den anderen Beteiligten wurden jedoch erst eingeleitet, als sich die Klientin wieder einigermaßen stabil fühlte, nicht mehr von Weinkrämpfen geschüttelt wurde und auch wieder besser schlafen konnte. Erst nach etwa zweieinhalb bis drei Jahren war es möglich, die spirituelle Dimension dieses Geschehens zu erkennen. Die Vorstellungen und Ideen, die sie mit diesem Projekt verbunden hatte, stellten sich später als nicht realisierbar heraus. Hätte sie die Firma nach heutigem Stand übernommen, wäre sie vermutlich in eine finanzielle Schieflage gekommen. Auch die Vorbehalte der Familie, die zum Vorschein kamen, waren vermutlich schon immer latent vorhanden und hätten das gesamte Vorhaben wahrscheinlich weiter erschwert.

Dennoch ging diese Situation mit einem massiven Vertrauensverlust einher, der sich nicht nur auf zwischenmenschliche Beziehungen richtete, sondern auch das Selbst- und Gottvertrauen massiv beschädigte. Auch zweifelte sie stark an ihrer spirituellen Einstellung und fragte sich, ob sie sich überhaupt noch auf die innere Stimme oder die innere Weisheit verlassen könne. Der sozialen und persönlichen Krise folgte eine spirituelle.

In kleinen Schritten begann sie trotz aller Widerstände, ihre spirituellen Übungen wieder aufzunehmen. In einer Meditation gelangte sie plötzlich zu der tiefen Einsicht, dass schicksalhafte Vorgänge größer sind als sie selbst und sie fühlte sich von einer angenehmen Energie durchströmt. Sie sah vor ihrem geistigen Auge einen unebenen Waldweg, mit vielen Stolperfallen, der zu einer Lichtung führte. Diese inneren Bilder machten sie darauf aufmerksam, dass man manchmal erst am Ende eines Prozesses begreifen kann, welcher Sinn darin verborgen ist. Der Grundstein für neues Zutrauen in das größere Ganze und in sich selbst wurde gelegt. Sie sagte: Auch wenn ich das innere Licht oder die helfende Hand in dieser unsäglichen Situation nicht sehen konnte, spüre ich, dass es sie gibt und sich etwas fügen wird.

Allmählich kehrte innerer Frieden ein und sie konnte wieder darauf hoffen, ihre eigenen Antworten in ihrem Innersten zu finden. Eine führte dazu, dass sie die Angehörigen der Kernfamilie zu einem Gespräch einlud, das zu überraschenden emotionalen Wendungen führte. Niemals zuvor hatte sie sich so mitfühlend und wertschätzend behandelt gefühlt. Die anwesenden Familienmitglieder bedankten sich auch herzlichst dafür, wie sie sich für die Familie aufgeopfert hat. Nach dieser transformativen Zusammenkunft, von der alle tief berührt waren, konnte sie sich wieder auf Begegnungen mit ihnen einlassen. Danach verabschiedete sie sich mehr und mehr von den ursprünglichen Visionen und öffnete ihren Blick für eine neue Zukunft.

Auch wenn es noch einige Zeit dauern wird, bis sie demjenigen, der diesen destruktiven Prozess ins Rollen gebracht hat, verzeihen kann, hat sie inzwischen einen guten Weg eingeschlagen und ist an dieser so schwierigen Situation gewachsen. In einer spirituellen Sichtweise könnten solche existenziellen Notlagen auch als karmisches Transformationsgeschehen interpretiert werden, indem Egoanteile abgebaut und frühere schuldhafte Verhaltensweisen ausgeglichen werden. Es ist jedoch anzuraten, äußerst vorsichtig mit solchen Ideen umzugehen und sie nur dann weiter zu vertiefen, wenn sie von der Klientin selbst kommen. Selbst dann sollte geprüft werden, ob es sich nicht um einen überkommenen religiösen Schuld- und Sühne Konflikt handelt.

In einer Krise geht es also darum, Überidentifikationen abzubauen und neue Bezüge herzustellen sowie zu erkennen, was dazu geführt hat und weshalb dieser Engpass oder diese Sackgasse entstanden ist. Allmählich gelingt es dann, sich nicht mehr nur als Opfer zu fühlen, sondern die in diesem Trauma verborgenen, Einsichten freizulegen. Gerade in Krisen sind wir für Gnadenerfahrungen prädestiniert, weil die Härte und Dichtigkeit, die zur Krise geführt hat, aufbricht und das Innere offengelegt wird. Das kann zwar einerseits zu mehr Angst führen, weil der Prozess sich dann verselbstständigt, aber andererseits auch durch die erhöhte Durchlässigkeit mehr Spielraum vermitteln.

Im Bewusstsein einer größeren Verbundenheit, im achtsamen und mitfühlenden Umgang mit sich selbst und der Welt, gewinnt man zunehmend den Eindruck, dass man dem Leben, trotz aller Herausforderungen, grundsätzlich vertrauen kann. Dies ist das Geheimnis des Lebens und die Quintessenz jeder mystischen Erfahrung. So musste eine junge Frau, nachdem sie sich für einen spirituellen Weg entschieden hatte, eine schwere berufliche Niederlage einstecken. Sie hatte mit Auszeichnung als Historikerin promoviert und ihre Dissertation wurde sehr anerkennend aufgenommen. Sie wurde zum Vorstellungsgespräch an einem renommierten Institut eingeladen und sollte dort über ihre Arbeiten berichten. Sie geriet, zwischen all den bedeutenden Wissenschaftler:innen sitzend, in Panik, brachte kein Wort mehr heraus und musste das Vorstellungsgespräch abbrechen. Tief beschämt trat sie ihre Heimreise an und war bis ins Mark erschüttert. Sie traute sich nicht mehr, Bewerbungen zu schreiben, obwohl ihr viele Türen offenstanden. Ihre Sorgen bekämpfte sie mit Beruhigungsmitteln und zog sich immer mehr zurück. Eines Nachts träumte sie von einer weißgewandeten älteren Frau, die ihr zulächelte und ihr sagte: „Es wird alles gut.“ Als sie morgens aufwachte, fühlte sie sich wie verwandelt. Sie ging am Ufer eines nahegelegenen Flusses spazieren, legte sich unter einem Baum ins weiche Gras, schloss die Augen, breitete die Arme aus und spürte sich von einer spirituellen Kraft getragen. Beseelt und beglückt von diesem Erlebnis räumte sie alle Tabletten weg und verfasste nach langer Zeit das erste Bewerbungsschreiben. Ihre dritte Bewerbung bei einem Museum in der nächstgrößeren Stadt war schließlich erfolgreich. Heute leitet sie dort die Öffentlichkeitsarbeit.

Auch aus eigenen Erfahrungen mit unangenehmen, konfliktträchtigen Situationen, mit Vorwürfen oder gar Verleumdungen kann ich sagen: Wer authentisch und wahrhaftig ist, wird solche Probleme leichter bewältigen können. Wenn Fragen oder gar Anwürfe auftreten, ist es besser, sich nicht hinter einer therapeutischen oder spirituellen Fassade zu verstecken, sondern offen damit umzugehen, mitunter sogar den eigenen privaten Hintergrund darzulegen, wenn dies zur Lösung beitragen kann.

Ganz gleich, ob es sich um schwere Schicksalsschläge, menschliche Konflikte oder unerwartete Störungen des Lebens handelt, lassen sich daraus immer neue Einsichten gewinnen, die zu unserer Entwicklung beitragen. In jedem Hindernis steckt eine Botschaft, die es zu erschließen gilt. Wer bereit ist, dieses innere Licht auch in schwierigen Situationen zu suchen, wird erneuert und bereichert aus ihnen hervorgehen.

Wenn die gewohnten Abläufe gestört werden oder eine höhere Gewalt eingreift, ist es für Suchende sehr hilfreich, den Hader mit der Zeit loszulassen, innezuhalten und sich von der Situation führen zu lassen. Gerade in Bedrängnis sind wir für Gnadenerfahrungen prädestiniert. Auch im Leiden oder in Phasen der Dunkelheit lässt sich jene Tür finden, die nach innen aufgeht und damit den Zugang zu verborgenen Potenzialen und Lösungen eröffnet. Dann brauche ich nicht mehr abzuwehren oder kontrollierend einzugreifen, sondern kann mich mutig dem Leben mit seinen Herausforderungen stellen.

Das Leben kreiert immer wieder Situationen, in denen wir wachsen können, auch wenn sie noch so überflüssig erscheinen. Jean Gebser[155] vertritt die Einsicht, dass „alles, was uns geschieht, gestaltend und kräftigend zu unserem Leben, nämlich zu uns selber, gehört, und dass es somit durchaus abwegig ist, sich über Missgeschick und dergleichen zu beklagen". Auch Krisen können Entwicklungsschübe auslösen und schlagartig klarmachen, was zu tun ist. Dabei werden oft vertraute Bezüge aufgebrochen und Prioritäten neu geordnet. Jede Situation wird so zum helfenden Freund, jedes Hindernis zum ermutigenden Lehrer. Keshab[156] sagt: „Ich bin ein vollkommener Schüler. Ich lerne von allem."

Natürlich ist es nicht von vorneherein entschieden, ob wir solche Fingerzeige auch aufnehmen. Sie erst wahrzunehmen und als solche zu deuten, erfordert unser eigenes Zutun. Manchmal ergibt es sich, dass die Botschaft, die mir durch schwierige Situationen übermittelt wird, wie von selbst herausgeschält wird. Wenn ich erschöpft und unaufmerksam bin, könnte es passieren, dass ich eine teure Vase umstoße und sie zerbricht. Später schalte ich den Computer ein, bin ungeduldig und vergesse, ein wichtiges Dokument zu speichern. Für manche Menschen könnten solche einfachen Ungeschicklichkeiten bedeutungslos erscheinen. Wer jedoch dennoch in sich hineinhört, kann möglicherweise erkennen, dass es wichtig ist, zu entspannen oder wieder in den Modus der Achtsamkeit zurückzukehren. Oder wenn ein ansonsten freundlicher Weggefährte sich mir gegenüber verletzend verhält, könnte es gelingen, rückblickend festzustellen, dass seine Reaktion nicht nur mit ihm zu tun hat, sondern auch damit zusammenhängt, dass ich zuletzt bei einem gesellschaftlichen Anlass auf seine Kosten übermütig Witze gemacht habe.

Manchmal wird spontan ausgeglichen und ausbalanciert, was in Unordnung geraten ist. Wenn der Kontext jedoch nicht erschlossen werden kann, schaukeln sich solche peripheren Konflikte häufig auf und verkomplizieren sich weiter. In existenziellen Verunsicherungen oder in komplexen schwierigen Situationen, in denen ich mich zuallererst als Opfer fühle, ist eine innere Bewusstseinsarbeit vonnöten, um den dahinterliegenden Sinn zu erschließen. Es ist dabei maßgeblich, die dissonanten Gefühle zu akzeptieren, denn sie unterstützen den Verarbeitungsprozess. Nach einer gewissen Zeit aber, wenn der erste Schreck vorbei ist, ist langsam damit zu beginnen, die Situation anzunehmen, wie sie ist. Dann gilt es, einen Schritt zurückzutreten, innezuhalten und sich zu fragen, was dieses Ereignis mir sagen möchte oder was ich davon lernen kann. Selbstverständlich ist darauf zu achten, dass dieser zweite Schritt nicht zu schnell erfolgt, etwa in dem Sinne „Es wird schon für etwas gut sein". Wer kennt das nicht, dass Freunde oder Bekannte sehr schnell mit diesem Satz antworten, um zu beruhigen oder die Situation zu entschärfen. Das kann zwar momentan entlastend wirken, aber nur vorübergehend und flüchtig, keineswegs tiefgehend. Um transformative Erkenntnisse zu gewinnen, ist es vonnöten, tief in sich hineinzuhören und sich mit dem größeren Ganzen zu verbinden.

Wer achtsam vorgeht, durchläuft in der Regel fünf Phasen, bis einschneidende und belastende Ereignisse nachhaltig integriert und transformiert werden können:

1. Konflikte, Gefühle und Widerstände zulassen
2. Anerkennen, was ist
3. Innehalten und meditieren
4. Sich mit dem Selbst verbinden
5. Botschaften erkennen

In der Initialphase wird mit dem, was uns widerfahren ist, intensiv gehadert und am liebsten würden wir es ungeschehen machen. Wir ärgern uns und hassen, was geschehen ist, sind traurig, verzweifelt oder fühlen uns ohnmächtig und an die Situation ausgeliefert. Für den weiteren Prozess ist es unumgänglich, diese Auseinandersetzung zu führen und die dazugehörigen dissonanten Gefühle auch zu spüren, zuzulassen und auszudrücken. Dabei werden auch Spannungen abgebaut und Kontraktionen aufgelöst.

Wer zu früh, also wenn sich diese Gefühle noch nicht beruhigt haben, nach dem verborgenen Sinn des Ganzen fragt, muss diese emotionalen Zustände möglicherweise abspalten oder verdrängen. Wenn sie jedoch akzeptiert werden, können sie sich leichter beruhigen. Dies umso mehr, wenn auch die dazugehörigen leiblich gespürten Eindrücke wahrgenommen werden. Das Herz schlägt schneller, die Brust wird eng, der Kopf ist heiß, im Bauchbereich stellt sich ein unangenehmes Druckempfinden ein – all das könnten solche möglichen körperlichen Empfindungen sein. Interessanterweise verändern sich die physisch wahrgenommenen Zustände rasch und wirken positiv modifizierend auf die Emotionen ein. Das hängt auch damit zusammen, dass man im bewussten Leibspüren innehalten, sich Zeit nehmen, zentrieren, tiefer atmen und nach innen hören kann. Manchmal ist es auch erforderlich, sich psychotherapeutisch begleiten zu lassen oder mit Menschen aus dem Freundeskreis darüber zu sprechen, bis sich die Wogen geglättet haben und eine vorläufige innere Balance wiederhergestellt ist.

Dann kommt der Zeitpunkt, zu dem man der herausfordernden Situation zustimmen und Ja dazu sagen kann. Diese anerkennende Würdigung fällt zwar manchmal außerordentlich schwer, da wir vielleicht auch später noch denken, dass dieser Unfall oder diese Scheidung alles in allem überflüssig war und nur Unbill gebracht hat. Wer jedoch diese nicht mehr veränderbare Tatsache akzeptiert und ihr freundlich begegnet, wird leichter die darin verborgenen Hinweise finden können. Mit einem leise ausgesprochenen Satz, wie etwa „Du gehörst zu mir", kann dies noch bekräftigt werden.

Nun ist es wichtig, innezuhalten, ein wenig Zeit verstreichen zu lassen und spirituelle Übungen zu praktizieren, um sich für weiterführende Botschaften zu öffnen. Vielleicht werden während der Übungen schon Einsichten zugänglich. Falls nicht, kann auch eine bewusste Kontemplation[157] dazu verhelfen. Dabei kann die Frage „Was möchtest du mir sagen?" sogar in dieser ganz konkreten Form gestellt werden.

Man kann auch mithilfe einer Aufstellung zu inspirierenden Einsichten kommen. Ich kann beispielsweise das schreckliche Erlebnis symbolisch auf ein Kissen legen und darauf achten, was es in meiner Vorstellung zu mir sagt. Man stellt sich selbst in einem stimmigen Abstand zu dem Kissen auf und spürt zunächst, ob vielleicht noch dissonante Gefühle auszudrücken sind. Nachdem man das getan hat, nimmt man bewertungsfrei und liebevoll mit dieser Situation Beziehung auf und stellt die oben angedeutete Frage: Was bedeutest du für mich oder was möchtest du mir sagen? Dabei ist darauf zu achten, dass ich in diesem Prozess mit meinem Innersten, mit meinem Selbst, meiner inneren Weisheit verbunden bin.

Es ist auch möglich, diese Frage zu kontemplieren, indem ich mich auf den Rücken lege, entspanne, tief und ruhig atme und mich mit meinem Innersten verbinde und registriere, was von dort kommt. Das können sehr klare Antworten in Form von Überschriften und Sätzen sein, aber auch Symbole und körperliche Empfindungen. Es kann auch vorkommen, dass diese Botschaften noch verschlüsselt sind und wir erst später deren Nutzen entdecken. Alles einfach bewertungsfrei und absichtslos aufnehmen, ist dabei die Devise. Manchmal braucht es noch Zeit, bis die Bedeutungen sich zu einem sinnvollen Ganzen fügen.

Außerdem erweisen sich intuitives Malen, ausgedehnte Spaziergänge in der Natur, Entspannungsübungen und sonstige kontemplative Übungen in diesem Prozess als hilfreich. Karlfried Graf Dürckheim wies mich einst an, in den Wald zu gehen und zu hören, was ich dort vernehme, als ich ihn, kurz vor seinem Tod, um einen Rat in einer aussichtslosen Situation bat.

Jeder in dieser Weise durchgeführte Erkenntnisprozess transformiert die äußere wie innere Situation. Danach ist sie nicht mehr so, wie ich ursprünglich mit ihr konfrontiert wurde, und ich bin nicht mehr so, wie ich diesen Umständen begegnet bin. Das Hindernis kann nun in den Hintergrund treten und der Suchende erneuert und erweitert daraus hervorgehen.

Der inneren Stimme folgen und dem Leben vertrauen

Nicht nur krisenhafte oder widrige Umstände vermitteln uns wichtige Einblicke in Lebensprozesse, sie können auch in glücklichen Momenten aufleuchten. Jemand, der sich nicht traute, eine eigene Firma zu gründen, ging im Park spazieren und setzte sich neben einer älteren Frau auf eine Bank, obwohl er gerne allein gewesen wäre. Es entwickelte sich ein Gespräch mit ihr, und sie erzählte ihm von einer Start-up-Messe, die ihr Sohn besucht hatte. Plötzlich verspürte er in sich einen Ruck, warf alle Bedenken zur Seite und ließ einige Tage später sein Unternehmen registrieren. Ein Stein kam ins Rollen, und heute leitet er ein mittelständisches Unternehmen mit zehn Angestellten.

Es gäbe noch viele Beispiele zu erzählen, und alle, die sich ein wenig mit dem Thema Zufall beschäftigen, wissen, dass es solche wegweisenden Hinweise im Leben gibt. So denke ich auch an einen Arzt, der nach seiner Ausbildung gerne eine Naturheilpraxis eröffnen wollte, aber auch eine gut dotierte Stelle als Krankenhausarzt angeboten bekam. Er begann abzuwägen und zu analysieren. Seine Frau hatte sich gerade von ihm getrennt und war Hals über Kopf aus dem erst vor Kurzem gebauten Haus ausgezogen. Sein Zustand war äußerst labil, sodass es nur verständlich gewesen wäre, wenn er sich für den finanziell sichereren Weg entschieden hätte. Nach einigen psychotherapeutischen Sitzungen stellte sich heraus, dass er in sich das Bild eines Heilers trägt und er von einer starken inneren Gewissheit erfüllt wird, wenn er sich vorstellt, Naturheilverfahren anzuwenden. Gleichzeitig kamen viele Ängste auf, ob er es jemals schaffen würde, das Haus abzubezahlen und eine Familie zu gründen. Seine Eltern und auch einige aus dem Freundeskreis drängten ihn, den sicheren Posten anzunehmen und sich vielleicht später selbstständig zu machen, wenn alles in trockenen Tüchern sei. Doch das Leben tickt nicht so. Ideen, die ich jetzt habe, können verwelken. Wer einen inneren Ruf vernimmt, tut gut daran, diesen nicht aufgrund von Unsicherheiten zu schnell zu opfern. Das heißt aber auch nicht, die Sicherheitsbedenken hintanzustellen, sondern nur, dass sich etwas verwirklichen möchte und eigentlich nicht wirklich vorhersehbar ist, wie sich die Dinge entwickeln, denn die Ängste und Befürchtungen vor dieser Entscheidung sind größtenteils vergangenheitsorientiert. Wer nicht wagt, der nicht gewinnt, heißt es im Volksmund. Wenn die Entscheidung, die aus dem Herzen kommt, erst einmal getroffen ist, so die Erfahrung, kommt eine Dynamik in Gang, in der verborgene Potenziale wach werden, kreative Impulse zunehmen und unerwartete Hilfen auf den Plan treten.

So auch in diesem Fall. Er entschied sich für den riskanteren Weg. Prompt erzählte ihm wenige Tage später ein Bekannter, dass sein langjähriger Naturheilarzt aus Altersgründen seine Praxis aufgibt und eine Nachfolge sucht. Es durchströmten ihn Wellen von beglückender Energie, er vereinbarte einen Termin mit ihm und begrüßte bald darauf die ersten Patient:innen. Glücklich erfreut er sich heute einer gut gehenden Ordination. Mittlerweile ist er wieder mit einer neuen Partnerin zusammen.

Wer einen Ruf in sich wahrnimmt, sollte sich diesem nicht verweigern. Ich kenne viele Menschen, die solche Gelegenheiten verpasst haben und zeitlebens damit unglücklich waren. Solche wegweisenden Botschaften kommen manchmal unerwartet und können auch in Nebensächlichkeiten versteckt sein. Meistens spürt man, ohne viel nachzudenken, dass es stimmig und richtig wäre, dem zu folgen. Die infolge solcher Eingebungen oft auftretenden Ängste und Unsicherheiten sind zwar anzuerkennen, aber man sollte sich davon nicht irritieren lassen.

Ein Über-sich-hinaus-Wachsen geschieht immer entlang solcher bangen Gefühle, denn die Grenzen erweitern sich über bisher vertrautes Terrain hinaus. Wer die Mächte und Dämonen, die auf der Schwelle zum Neuen warten, überwindet, hat die erste Bewährungsprobe bestanden. Gleichzeitig gewinnt man dadurch mehr Selbstvertrauen und Ressourcen für die nächsten Herausforderungen. Ein Prozess wird in Gang gesetzt, der ungeahnte Möglichkeiten freisetzt und durch die geistige Welt unterstützt wird. Die spirituelle Wirklichkeit, die einen Menschen umgibt, steuert mit, hilft bereitwillig aus und ruft Hilfen aus der unermesslichen Unendlichkeit, die das menschliche Wirken begleitet, herbei. Durch Überschreiten der Schwelle werden nicht nur schlummernde Fähigkeiten, latente Wachstumspotenziale und schöpferische Impulse aktiviert, sondern man gelangt auch in eine Sphäre, in der kollektives Wissen und innere Führung miteinander harmonieren.

Wer vor existenziellen Entscheidungen steht, wird viele Gründe dafür und dagegen finden. Konventionen, Trends, Mehrheitsverhalten, vergangene Erfahrungen, unbewusste Bedürfnisse, Moralvorstellungen, Schuldgefühle und die Neigung, eigene Weltbilder zu bestätigen, verengen nicht selten die Entscheidungsspielräume. Manchmal verunsichern auch zu viele Alternativen, von denen wir keine verpassen möchten, eingeschränktes Selbstvertrauen und ein mangelnder Zugang zum ureigenen Bauchgefühl. Wenn man betrachtet, wie viele Variablen bei komplexen Entscheidungen mitwirken, ist es nicht verwunderlich, dass viele Menschen oft den richtigen Zeitpunkt, das Momentum, in dem eine Entscheidung vitale Kräfte freisetzt, verpassen.

Es ist auch stets zu bedenken, dass bei komplexen Lebensentscheidungen niemals alle Informationen und Konsequenzen vollständig erfasst werden können. Die innere Verfasstheit ist geprägt von Wissen, Nichtwissen und eingeschränkter Antizipierbarkeit. Der Prozess wird zumeist als komplex, vage, ambivalent, vielstimmig und wankelmütig beschrieben. Diese Hindernisse können durch das Vertrauen in die innere Weisheit, die mit einer übergeordneten Wirklichkeitsebene kommuniziert, sowie durch das Loslassen oberflächlicher, neurotischer und egozentrischer Bedürfnisse überwunden werden.

Wer sich davon führen lässt, wird, inmitten aller rationalen Abwägungen und emotionalen Resonanzen, gute Lösungswege finden. Dennoch sollte man sich darüber im Klaren sein, dass auch alternative Antworten richtig sein können und dass es vielleicht auch eine Illusion ist, zu glauben, dass es die einzig richtige Lösung gibt. Sich nicht zu entscheiden, ist auch eine Entscheidung, meistens mit fatalen Folgen. Bei guten Entscheidungen verzichtet man immer auf etwas, was bei einer anderen Variante vielleicht möglich gewesen wäre. Auch riskieren wir mit jeder Entscheidung, dass unsere Erwartungen nicht erfüllt werden und wir enttäuscht oder verletzt werden können.

Falls man unsicher ist, welche der inneren Stimmen die innere Weisheit repräsentiert und welche davon eher aus neurotischen Ängsten hervorgehen, ist es wichtig, innezuhalten und sorgfältig zu differenzieren. Ich habe dafür spezielle Kontemplationsanleitungen in meinen Büchern[158] anschaulich und praxisnah beschrieben. Einige wichtige Anhaltspunkte für gute Entscheidungen lassen sich zusammenfassend skizzieren:

1. Alle Gründe dafür und dagegen sammeln
2. Bauchgefühl und mein Herzempfinden einbeziehen
3. Innehalten und meditieren
4. Innere Weisheit anrufen
5. Die Entscheidung treffen

Auch folgende Fragen können behilflich sein: Was dient meiner persönlichen Entwicklung? Was steht mit dem größeren Ganzen im Einklang? Welche Fähigkeiten werden gebraucht?

In jeder Phase des Prozesses ist es wichtig, sich Zeit zu nehmen, vom Innersten führen zu lassen und durch spirituelle Übungen den Kontakt zum Göttlichen aufrechtzuerhalten. Insbesondere dann, wenn mehrere innere Stimmen zu hören sind, denn jede Stimme ist mit einem Bedürfnis oder mit einem Anliegen verbunden. Das muss herausgefunden werden, um es dann zugunsten einer weiseren Entscheidung loslassen zu können. Erst wenn diese unterschiedlichen Anteile auch gehört und akzeptiert werden, können sie in den Hintergrund treten.

Beispielsweise sind Wünsche nach Sicherheit, Liebe oder Wertschätzung, Grundbedürfnisse, die nicht so einfach neutralisiert werden können. Auch in solchen Fällen können Suchende diese Bedürfnisse, die durch unterschiedliche innere Stimmen ihren Ausdruck finden, vertiefen, etwa, indem sie diese, wie oben beschrieben, mithilfe von Kissen oder Stühlen systemisch aufstellen. Danach wandert man zu den einzelnen Objekten, nimmt wahr, was dabei geschieht, schaut noch einmal von einer äußeren Perspektive auf die Gesamtsituation und spürt, was sich in einem selbst, in Bezug auf die Entscheidung, dadurch verändert. Sollte sich dann eine Richtung ergeben, ist es wichtig, dieser zu vertrauen und ihr zu folgen, ohne gleich positive Ergebnisse zu erwarten. Manchmal braucht es einen längeren Zeitraum, bis sich gute Ergebnisse einstellen.

Wer, in diesem Sinne, dem Leben vertraut, sich offen zeigt, rechtschaffen handelt, eigene Konzepte hinterfragt, das Ego transformiert, die Last der Freiheit und Verantwortung auf sich nimmt, die Gefühle und die leiblichen Empfindungen achtet, das größere

Ganze im Blick hat, der inneren Weisheit Raum gibt und der Liebe folgt, wird dafür günstige Bedingungen schaffen.

Um durch das Leben, so wie es sich vollzieht, lernen und wachsen zu können, sind aus einer spirituellen Perspektive immer zwei Komponenten von zentraler Bedeutung: die Stimme der inneren Weisheit und das Vertrauen, in das, was geschieht. Die innere Weisheit, die dem größeren Ganzen entspringt, repräsentiert ein Wissen, das tiefer und breiter ist als unser Verstand je sein kann, unterstützt Bewusstheit und führt den Menschen und die Welt zu einem segensreichen Leben. Das Vertrauen in das Leben stützt sich auf die Einsicht, dass alles Seiende miteinander verbunden und vom Licht des Göttlichen durchstrahlt ist. Wir vertrauen darauf, dass wir Es in jedem Ereignis und in jeder Situation finden können. Es ist wie ein zweiter Boden, auf den wir vertrauen können. Das individuell Seiende bildet die sichtbaren Knoten im Netz des größeren Ganzen, das aus vielen zusammenlaufenden Fäden gewoben ist, und von dem es getragen wird. Alle Fäden und Knoten sind miteinander verbunden, nicht statisch, sondern dynamisch, wie ein sich ständig ausdehnendes und veränderndes System. In Synchronizitäten leuchten diese wundersamen Zusammenhänge manchmal auf, wie es etwa im folgenden unverkürzten Bericht einer Seminarteilnehmerin eindrucksvoll verdeutlicht wird:

„Im Alter von zweieinhalb Jahren bin ich am Herz operiert worden. Kaum war ich gesund, ist mein Vater an Hodenkrebs erkrankt und zwei Jahre später – ich war fünf Jahre alt – verstorben.

Mit 27 Jahren wurde ich trotz Verhütung ungewollt schwanger. Wir entschieden uns damals, das Kind nicht zu bekommen. Die Abtreibung ließ ich in der Mongolei vornehmen, da wir uns zu diesem Zeitpunkt auf einer langen Reise befanden. Diese Ereignisse habe ich jahrelang in Holotropen Atemsitzungen verarbeitet. Es hat über zehn Jahre gedauert, bis ich die traumatischen Szenen in der Mongolei hinter mir lassen konnte und mir, nach einigen Jahren ohne Beziehung, sicher war, dass ich mit einem Kinderwunsch in die nächste Partnerschaft gehen möchte.

Mit 40 begegnete ich R. Langsam und vorsichtig habe ich mich der Beziehung angenähert. In unserer ersten gemeinsamen Nacht habe ich zwei Dinge erfahren: R. hatte als Jugendlicher Hodenkrebs und er kann keine Kinder bekommen. Ich war damals so geschockt, dass ich gar nichts dazu sagen konnte. Ich musste noch in der Nacht nach Hause fahren und war vollkommen verwirrt. Nach vielen Jahren ohne Beziehung hatte ich nun wieder einen Mann getroffen, von dem ich mich gesehen und geliebt fühlte, um dann zu erfahren, dass er die Krankheit überlebt hat, an der mein Vater verstorben ist, und dass er keine Kinder zeugen kann. Ich habe damals lange überlegt, ob ich in der Beziehung weitergehen soll, und habe mich dann für R. und gegen ein Kind entschieden. Einige Zeit später habe ich R. von meinem Prozess und meiner Entscheidung erzählt. Gemeinsam haben wir festgestellt, dass wir beide einen starken Kinderwunsch haben. 2012, bei einem ersten psycho-spirituellen Jahrestreffen, habe ich mich mit dem Thema Kinderwunsch beschäftigt. Die Abschlussübung am letzten Tag war ein Blick in die Zukunft, zu der ich Folgendes aufgeschrieben habe: ‚Ich gehe durch das große Tor und sehe sehr lange Zeit nur helles Licht. Meine Hände liegen am Unterleib, werden warm, ebenso mein Gesicht und meine Zehen. Ich atme in die Zukunft hinein, voller Vertrauen in das Licht. Die Bilder sind ganz schwach und kaum zu fassen. Beim Datum 5.9. werde ich auf einmal wach. 5. September! Dann ist wieder nur Licht, bis ich einen kleinen Kreis sehe, einen Follikel, der sich gerade teilt, bis er plötzlich aufhört. Und wieder nehme ich nur Licht wahr, bis der Gong ertönt und ich durch das Tor zurückgehe. Werde ich mit R. ein Kind haben?‘

Wir haben uns 2013 für eine In-vitro-Fertilisation entschieden, die zuerst auch geklappt hat. Leider hat sich das Kind in der 11. Schwangerschaftswoche nicht weiterentwickelt – die Follikel haben sich nicht weiter geteilt. Ich bin damals in ein bodenloses Loch gefallen, und es hat mich sehr viel Arbeit und Anstrengung gekostet, mich wiederaufzubauen.

2014, genau ein Jahr nach dem fehlgeschlagenen Versucht, haben R. und ich uns für ein Pflegekind entschieden und Kontakt mit dem Jugendamt aufgenommen. Das Prozedere, in dem das Jugendamt versucht, die zukünftigen Pflegeeltern auf diese besondere Elternschaft vorzubereiten, ist lange und intensiv. Unter anderem besichtigt das Jugendamt die Wohnung, unser Termin hat am 5.9.2014 stattgefunden. Mitte Dezember hatten wir das letzte Gespräch mit dem Jugendamt, danach waren wir als Pflegeeltern zugelassen. Bereits einen Tag später erhielten wir den Anruf, dass sie ein passendes Pflegekind für uns hätten. T. war damals gerade drei Monate alt, ihr Geburtstag war der 5.9.2014. Sechs Wochen später ist sie bei uns eingezogen und seitdem bei uns. Der Kontakt zu ihren leiblichen Eltern war nicht immer leicht, die Frage der

Obsorge (ob T. wirklich bei uns bleiben kann) hat sich zweieinhalb Jahre lang hingezogen. Diese Zeit war sehr belastend für alle, sowohl für T. und für uns als auch für die leibliche Mutter. In der Zwischenzeit hat sich alles gut gefügt. Beim letzten Besuchskontakt mit der leiblichen Mutter habe ich erfahren, dass der leibliche Vater von T. (die Eltern stammen ursprünglich aus Afghanistan) der Volksgruppe der Hazara zugehörig ist, die einen Ursprung in der Mongolei haben."

Das von der Teilnehmerin in einer Holotropen Atemsitzung vorher wahrgenommene Datum 5.9. zeigt auf, wie sich verborgene Seinszusammenhänge entfalten und dass wir in einem größeren Kontext existieren und uns diesem zugehörig fühlen können. Wer sich öffnet und sich auf diese Geheimnisse des Lebens einlässt, kann zu dem werden, der er wirklich ist. Manchmal können Hinweise darauf erahnt, erspürt oder gefühlt werden und manchmal zeigen sie sich ohne jegliche Vorboten. Es kommt, wie es kommen will, wenn wir dafür bereit sind und darauf vertrauen.

Vertrauen überbrückt die Lücke von Wissen und Nichtwissen und ebnet den Weg für einen Prozess, der weit über die personale Identität und die geistige Erfassungskapazität des Menschen hinausgeht. Dabei ist zwischen blindem und gesundem Vertrauen zu unterscheiden.

Von blindem Vertrauen, das häufig in eine Sackgasse führt, kann dann gesprochen werden, wenn sich jemand abhängig fühlt, unangenehme Botschaften ausblendet, sich für Entscheidungen zu wenig Zeit nimmt oder von vordergründigen Bedürfnissen getrieben ist. Oft wird dann, etwas verklärt, vom Vertrauen ins Universum gesprochen. Lebensprobleme werden dann vorschnell als Karma abgetan, anstatt Verantwortung zu übernehmen und sich vielleicht einzugestehen, dass man fahrlässig gehandelt hat. Deshalb muss der Satz „Alles ist zum Besten" in „Alles kann sich zum Besten wandeln" verändert werden. Das gilt sogar dann, wenn durch die innere Arbeit die reale Situation nicht anders wird. Es lohnt sich, dennoch Energie zu investieren, denn wenn ich an mir arbeite, erneuere und transformiere ich mich, unabhängig davon, was im Äußeren geschieht.

Um zu verstehen, wie sich bewusstes und gesundes Vertrauen entwickeln, soll noch kurz auf die vier Ebenen des Vertrauens von David Richo[159] eingegangen werden:

1. Auf uns selbst gerichtet
2. Auf andere gerichtet
3. Auf die Wirklichkeit gerichtet
4. Auf eine höhere Macht gerichtet

Das Selbstvertrauen kann dann wachsen, wenn wir bereit sind, nichts von dem, wer wir sind, außer Acht zu lassen, also auch persönliche Defizite und Schattenaspekte würdevoll anzunehmen. Dann kann man von sich selbst nicht mehr enttäuscht werden, setzt sich keine unerreichbaren Ziele und erlaubt sich auch, manchmal zu scheitern oder falsche Entscheidungen zu treffen.

Das zwischenmenschliche Vertrauen kann dann nicht enttäuscht werden, wenn menschliche Schwächen als natürlich angesehen werden und darauf vertraut wird, die richtigen Antworten zu finden, wenn andere verletzend oder frustrierend agieren.

Im „Kernvertrauen" sind die Dinge, wie sie sind, und wir vertrauen darauf, das Beste daraus machen zu können. Damit wird impliziert, dass es eine höhere Ordnung gibt, der wir uns auch anvertrauen können.

In glücklichen Zufällen, die häufig als gnadenhafte Fügungen erlebt werden, leuchten die Chiffren Gottes auf. Es kommt zusammen, was zusammengehört. Viele Menschen kennen diese Momente der Gnade, in denen eindrucksvoll bewusst wird, wie das größere Ganze öffnend, führend und beschützend wirkt. Auch so kann man die berühmte Liedzeile „You'll never walk alone" verstehen, die heute – insbesondere nach dem schweren Zuschauerunglück von 1989, als die Tribüne zusammenbrach – vor allem als Motto und Hymne des 1. FC Liverpool bekannt ist.

Natürlich kann es auch zu schweren Vertrauenskrisen kommen, wenn das Selbstkonzept und das Bild, das ich von meiner Welt habe, gleichzeitig erschüttert werden. Dann ist es wichtig, zurückzublicken, sich an gute Zeiten zu erinnern und Vertrauen zu unterstellen, dort wo es fehlt oder mir nicht möglich erscheint.

Zusammengefasst können wir sagen: Ich vertraue auf mich, meine innere Weisheit und das Universum, dass ich heilen und wachsen kann, unabhängig davon, was mir angetan wurde oder was gerade geschieht. Gute Bedingungen dafür sind: Ja sagen, zu dem, der ich bin. Akzeptieren, dass Menschen auch begrenzt, launenhaft, egozentrisch, machtbesessen und materialistisch sein können. Sich bemühen, durchlässig und offen zu sein, wahrhaftig zu leben und rechtschaffen zu handeln, aber auch möglichst liebenswert sich selbst und anderen zu begegnen.

Es sind ungewohnte Wege, die sich eröffnen, wenn wir uns auf diese Einsichten einlassen. Wir dürfen aber stets darauf vertrauen, dass sich mit der Bereitschaft zur inneren Verwandlung auch die äußeren Lebensumstände zum Besseren ändern werden. Wenn wir diese Einstellung inmitten des Alltags verwirklichen, werden Furchtlosigkeit, Gelassenheit und tiefer Frieden eine neue atmosphärische Qualität in unser Leben bringen.

Das Leben mit seinen Krisen und Übergängen wird dann zu einem täglichen Abenteuer, getragen von einem universalen, zeitlosen und beständigen Wesensgrund, von dem her sich Polaritäten und Bewertungen in ein sinnvolles Ganzes einordnen. So entfaltet sich das Leben zu einem in sich stimmigen und ästhetischen Kunstwerk, das uns glücklich und zufrieden macht.

Anhang

Die Zitation erfolgt im Sinne der Vereinheitlichung in der Regel in der Schreibweise der aktuellen Rechtschreibung.

Anmerkungen

1 Metzger, Wolfgang: Psychologie. Die Entwicklung ihrer Grundannahmen seit der Einführung des Experiments. 5. Aufl. Steinkopff, Darmstadt 1975, S. 12.
2 Campbell, Joseph: Der Heros in tausend Gestalten. Suhrkamp, Frankfurt am Main 1978.
3 Den Begriff „Synchronizität" hat hier C. G. Jung geprägt, vgl. Jung, C. G.: Synchronizität als ein Prinzip akausaler Zusammenhänge (1952). In: GW 8: Die Dynamik des Unbewussten. Hg. von Marianne Niehus-Jung / Lena Hurwitz-Eisner / Frank Riklin / Lilly Jung-Merker / Elisabeth Rüf. Sonderausgabe. 6. Aufl. Edition C. G. Jung im Patmos Verlag, Ostfildern 2021, §§ 816–958; Ders.: Über Synchronizität (1952). In: GW 8: Die Dynamik des Unbewussten. Hg. von Marianne Niehus-Jung / Lena Hurwitz-Eisner / Frank Riklin / Lilly Jung-Merker / Elisabeth Rüf. Sonderausgabe. 6. Aufl. Edition C. G. Jung im Patmos Verlag, Ostfildern 2021, §§ 959–987 (beide Schriften auch enthalten in: Ders.: Synchronizität. Der Sinn des Zufalls. Edition C. G. Jung im Patmos Verlag, Ostfildern 2023).
4 Gurumayi, Chidvilasananda: Gnade liegt im eigenen Bemühen. In: Darshan 111. Syda Foundation, South Fallsburg 1996, S. 45.
5 Hüther, Gerald: Selbstheilungskräfte aktivieren. In: Deutsches Ärzteblatt. Heft 9, 2012, S. A 423 [online unter: www.aerzteblatt.de/pdf.asp?id=122991, abgerufen 10.05.2024].
6 Bergson, Henri: Schöpferische Evolution. Meiner, Hamburg 2013.
7 Mündliche Ausführung von Stanislav Grof, 1986.
8 Goldstein, Kurt: Ausgewählte Schriften. Springer, Den Haag 1971.
9 Rogers, Carl R.: Entwicklung der Persönlichkeit. Psychotherapie aus der Sicht eines Therapeuten. Klett-Cotta, Stuttgart 1979.
10 Jung, C. G.: Die Beziehungen zwischen dem Ich und dem Unbewussten (1928). In: GW 7: Zwei Schriften über Analytische Psychologie. Hg. von Marianne Niehus-Jung / Lena Hurwitz-Eisner / Frank Riklin / Leonie Zander. Sonderausgabe. 7. Aufl. Edition C. G. Jung im Patmos Verlag, Ostfildern 2023, §§ 374–406. Maslow, Abraham: Psychologie des Seins. Ein Entwurf. Kindler, München 1973.
11 Goldstein, Kurt: Ausgewählte Schriften. Springer, Den Haag 1971; Perls, Frederick S.: Gestalt, Wachstum, Integration. Aufsätze, Vorträge, Therapiesitzungen. Hg. von Hilarion Petzold. Junfermann, Paderborn 1980; Perls,

Frederick S. / Hefferline, Ralph F. / Goodman, Paul: Gestalt-Therapie. Lebensfreude und Persönlichkeitsentfaltung. Klett-Cotta, Stuttgart 1994.

12 Kernberg, Otto F.: Borderline-Störungen und pathologischer Narzissmus. 4. Aufl. Suhrkamp, Frankfurt am Main 1980; ebenso: Kernberg, Otto F. / Dulz, Birger / Sachsse, Ulrich (Hg.): Handbuch der Borderline-Störungen. Schattauer, Stuttgart / New York 2001.

13 Bowlby, John: Trennung. Psychische Schäden als Folge der Trennung von Mutter und Kind. Kindler, München 1976; Stern, Daniel N.: Die Lebenserfahrung des Säuglings. Klett-Cotta, Stuttgart 1994.

14 Singer, Wolf: Vom Gehirn zum Bewusstsein. Suhrkamp, Frankfurt am Main 2006.

15 Lucadou, Walter: Psyche und Chaos. Theorien der Parapsychologie. Insel, Frankfurt am Main / Leipzig 1995.

16 Vgl. Walach, Harald: Narzissmus. Der Schatten der Transpersonalen Psychologie. In: Zeitschrift für Transpersonale Psychologie und Psychotherapie 2/2000, S. 53–67.

17 Horney, Karen: Neurose und menschliches Wachstum. Das Ringen um Selbstverwirklichung. Kindler, München 1975, S. 176.

18 Vgl. Rudolf, Gerd: Strukturbezogene Psychotherapie. Leitfaden zur psychodynamischen Therapie struktureller Störungen. 2., neu bearb. und erw. Aufl. Schattauer, Stuttgart / New York, 2. Aufl. 2006.

19 Schiepek, Günter: Neurobiologie der Psychotherapie. Schattauer, Stuttgart 2004.

20 Sölle, Dorothee: Es muss doch mehr als alles geben. Nachdenken über Gott. Herder, Freiburg im Breisgau 2006.

21 Scharfetter, Christian: Der spirituelle Weg und seine Gefahren. Spiritualität, Begriff, Typen; Bewusstseinsbereiche, Induktoren und Inhalte; Meditation – spirituelle Krise; Sekten und totalitäre Kulte. Eine Übersicht für Berater und Therapeuten. 3., erg. Aufl. Enke, Stuttgart 1994.

22 Vgl. Leibniz, Gottfried Wilhelm: Monadologie. Reclam, Stuttgart 1998.

23 Jung: Die Beziehungen zwischen dem Ich und dem Unbewussten. GW 7, §§ 398f.

24 Buber, Martin: Werkausgabe, Bd. 17: Chassidismus: II. Theoretische Schriften. Herausgegeben, eingeleitet und kommentiert von Susanne Talabardon. Gütersloher Verlagshaus, Gütersloh 2016, passim, z. B. S. 189f., 286, 364.

25 Meister Eckehart: Deutsche Predigten und Traktate. Herausgegeben und übersetzt von Josef Quint. Hanser, München 1955, S. 423 (Predigt 57 zu Weish 18,14; der Satz ist eine freie Wiedergabe von Psalm 85,9).

26 Muktananda, Swami: Der Weg und sein Ziel. Knaur, München 1987, S. 41. Vgl. Nikhilānanda, Swami (Hg.): Die Katha-Upanishad. Von der Unsterblichkeit der Seele. O. W. Barth, München 1989.

27 Steindl-Rast, David: Credo. Ein Glaube, der alle verbindet. Herder, Freiburg/Basel/Wien 2010.

28 Eigene Übersetzung auf der Basis der englischen Ausgabe: The Essential Rumi. Translated by Coleman Barks. Harper Collins, New York 1995, S. 36. Der englische Text lautet: „Out beyond ideas of wrongdoing and right-

doing, / there is a field. I'll meet you there." Die Verse stammen aus Rumis Vierzeilern in seinem „Diwan" (Nr. 158, entsprechend der Zählung in der maßgeblichen Rumi-Ausgabe von Badīʿ-al-Zamān Forūzānfar, 8 Bände. Amir Kabir Press, Teheran 1957–1966).

29 Almaas, A. H.: Essenz. Der diamantene Weg der inneren Verwirklichung. 2. Aufl. Arbor, Freiamt im Schwarzwald 2003, S. 172.

30 Izutsu, Toshihiko: Die Entdinglichung und Wiederverdinglichung der „Dinge" im Zen-Buddhismus. In: Nitta Yoshihiro (Hg.): Japanische Beiträge zur Phänomenologie. Alber, Freiburg im Breisgau / München 1984, S. 32.

31 Vgl. Geyer, Christian: Hirnforschung und Willensfreiheit. Zur Deutung der neuesten Experimente. 8. Aufl. Suhrkamp, Frankfurt am Main 2004.

32 Freud, Sigmund: Massenpsychologie und Ichanalyse. Die Zukunft einer Illusion. Fischer-TB, Frankfurt am Main 1993.

33 Vgl. dazu Neumann, Erich: Tiefenpsychologie und neue Ethik. Kindler, München 1964.

34 Siehe Bucher, Anton A.: Psychologie der Spiritualität. Handbuch. Beltz, Weinheim/Basel 2007 sowie Reiter, Alfons / Bucher, Anton (Hg.): Psychologie – Spiritualität. Interdisziplinär. Klotz, Eschborn bei Frankfurt 2008.

35 Hofmann, Liane / Walach, Harald: Spirituality and religiosity in psychotherapy. A representative survey among German psychotherapists. In: Psychotherapy Research 21.2, 2011, S. 179–192.

36 Bucher, Anton A.: Psychologie der Spiritualität. Beltz, Weinheim/Basel 2007; Grom, Bernhard: Religiosität/Spiritualität – eine Ressource für Menschen mit psychischen Problemen? In: Psychotherapeutenjournal 3/2012, S. 194–201.

37 Utsch, Michael: Spiritualität in der Psychotherapie. Was ist empirisch dazu bekannt? In: Alfons Reiter / Anton Bucher (Hg.): Psychologie – Spiritualität. Interdisziplinär. Klotz, Eschborn bei Frankfurt 2008, S. 28–43.

38 Kabat-Zinn, Jon: Gesund durch Meditation. Das vollständige Grundlagenwerk. O. W. Barth, München 2011.

39 Jung, C. G.: Briefe I: 1906–1945. Hg. von Aniela Jaffé, in Zusammenarbeit mit Gerhard Adler. Sonderausgabe. Edition C. G. Jung im Patmos Verlag, Ostfildern 2012, S. 465.

40 Boss, Medard: Grundriss der Medizin und der Psychologie. Ansätze zu einer phänomenologischen Physiologie, Psychologie, Pathologie, Therapie und zu einer daseinsgemässen Präventiv-Medizin in der modernen Industrie-Gesellschaft. 2., erg. Aufl. Hans Huber, Bern 1975; Ders.: Von der Spannweite der Seele. Ausgewählte Vorträge und Aufsätze aus den Anwendungsbereichen des daseinsanalytischen Menschenverständnisses. Benteli, Bern 1982.

41 Frankl, Viktor: Das Leiden am sinnlosen Leben. Psychotherapie für heute. Herder, Freiburg im Breisgau 1977; Ders.: Theorie und Therapie der Neurosen. UTB, Stuttgart 2007.

42 Assagioli, Roberto: Die Schulung des Willens. Methoden der Psychotherapie und Selbsttherapie. Junfermann, Paderborn 1986.

43 Dürckheim, Karlfried Graf: Transzendenz als Erfahrung. In: Edith Zundel / Bernd Fittkau (Hg.): Spirituelle Wege und Transpersonale Psychotherapie.

Junfermann, Paderborn 1989, S. 277–289; Ders.: Erlebnis und Wandlung. Grundfragen der Selbstfindung. Erw. Neuausg. Suhrkamp, Frankfurt am Main 1992.

44 Vgl. Jung: Briefe I, S. 465.

45 Seligman, Martin E. P.: Der Glücksfaktor. Warum Optimisten länger leben. Lübbe, Bergisch Gladbach 2005.

46 Frankl: Das Leiden am sinnlosen Leben.

47 Linden, Michael von/Hautzinger, Martin: Verhaltenstherapiemanual. 6., vollst. überarb. und erw. Aufl., Springer, Heidelberg 2008.

48 54. Jahrestagung der Deutschen Gesellschaft für Psychoanalyse, Psychotherapie, Psychosomatik und Tiefenpsychologie, Würzburg 2003, dokumentiert in: Gerlach, Alf/Schlösser, Anne-Marie / Springer, Anne (Hg.): Psychoanalyse des Glaubens. Psychosozial-Verlag, Gießen 2004.

49 Freud, Sigmund: Psychologie des Unbewussten. S. Fischer, Frankfurt am Main 1975, S. 318f.

50 Scharmer, Claus Otto: Theorie U. Von der Zukunft her führen. Öffnung des Denkens, Öffnung des Fühlens, Öffnung des Willens. Presencing als soziale Technik. Carl Auer, Heidelberg 2009.

51 Dawkins, Richard: Der Gotteswahn. Ullstein, Berlin 2007.

52 Popper, Karl R.: Über die sogenannten Quellen der Erkenntnis [Vortrag, gehalten am 27.7.1979 an der Universität Salzburg anlässlich der Verleihung des Ehrendoktorates]. In: Ders.: Auf der Suche nach einer besseren Welt. Vorträge und Aufsätze aus dreißig Jahren. Piper, München/Berlin, 19. Aufl. 2016, S. 55–64, hier: S. 63.

53 Kant, Immanuel: Werkausgabe Bd. 3 und 4: Kritik der reinen Vernunft, 1 und 2. Hg. von Wilhelm Weischedel. 3. Aufl. Suhrkamp, Frankfurt am Main 1977.

54 Gabriel, Marcus: Warum es die Welt nicht gibt. Ullstein, Berlin 2013.

55 Erikson, Erik H.: Einsicht und Verantwortung. Die Rolle des Ethischen in der Psychoanalyse. Fischer-TB, Frankfurt am Main 1971.

56 Heidegger, Martin: Nur noch ein Gott kann uns retten. SPIEGEL-Gespräch mit Martin Heidegger am 23. September 1966. In: DER SPIEGEL v. 31.5.1976, S. 193–219.

57 Näheres dazu in: Trimondi, Viktor: Hitler, Buddha, Krishna. Eine unheilige Allianz vom Dritten Reich bis heute. Ueberreuter, Wien 2002.

58 Battegay, Raymond: Narzissmus und Objektbeziehungen. Über das Selbst zum Objekt. Hans Huber, Bern 1991.

59 Vgl. Horney: Neurose und menschliches Wachstum.

60 Trungpa, Chögyam: Spirituellen Materialismus durchschneiden. 4. Aufl. Theseus, Berlin 1999.

61 Siehe S. 189ff.

62 Vgl. Greenwell, Bonnie: Kundalini. Erfahrungen mit der geheimnisvollen Urkraft der Erleuchtung. Lübbe, Bergisch Gladbach 1998.

63 Scharfetter: Der spirituelle Weg und seine Gefahren.

64 Ebd., S. 1.

65 Buber, Martin: Ich und Du. Lambert Schneider, Heidelberg 1983.

66 Vgl. Walch, Sylvester: Dimensionen der menschlichen Seele. Transpersonale Psychologie und holotropes Atmen. 3. Aufl. der Neuausgabe. Patmos, Ostfildern 2017.

67 Vgl. Scharfetter: Der spirituelle Weg und seine Gefahren.

68 Vgl. Nestor, James: Breath – Atem. Neues Wissen über die vergessene Kunst des Atmens. Piper, München 2021.

69 Reich, Wilhelm: Charakteranalyse. Fischer-TB, Frankfurt am Main 1978.

70 Vgl. Eliade, Mircea: Geschichte der religiösen Ideen. Band 3/2: Vom Zeitalter der Entdeckungen bis zur Gegenwart. Herder, Freiburg/Basel/Wien 1991; Walch, Sylvester: Dimensionen der menschlichen Seele. Patmos, Düsseldorf, 3. Aufl. der Neuausgabe 2017. Die Formulierung „Technologie des Heiligen" wurde auch geprägt durch die Publikation von Ritter, Reinhold / Prime, Petia: Öffnet aufs Neue die Tore des Lebens. Eine Technologie des Heiligen. Ibera, Wien 1997.

71 Maslow, Abraham H.: The farther reaches of human nature. In: Journal of Transpersonal Psychology 1.1, 1969, S. 1–9. Es handelt sich um den Eröffnungsaufsatz in der neu gegründeten Zeitschrift für Transpersonale Psychologie. Auf Deutsch unter dem Titel „Die umfassendere Reichweite der menschlichen Natur" abgedruckt in: Integrative Therapie 3, 1994, S. 200–208. Ausführlich dargelegt hatte Maslow seine Erkenntnisse zuvor in: Toward a Psychology of Being. Van Nostrand, New York 1968 (eine gegenüber der 1. Auflage von 1962 deutlich erweiterte Ausgabe; dt.: Psychologie des Seins. Ein Entwurf. Kindler, München 1973).

72 Grof, Stanislav: Geburt, Tod und Transzendenz. Neue Dimensionen in der Psychologie. Kösel, München 1985; zusammen mit Bennett, Hal Zina: Die Welt der Psyche: Neue Erkenntnisse aus Psychologie und Bewusstseinsforschung. Kösel, München 1993.

73 Vaughan, Frances: Die transpersonale Perspektive. In: Stanislav Grof (Hg.): Alte Weisheit und modernes Denken. Spirituelle Traditionen in Ost und West im Dialog mit der neuen Wissenschaft. Kösel, München 1986, S. 32–39, hier: S. 34.

74 Fromm, Erich: Die Kunst des Liebens. Ullstein, Frankfurt am Main 1977.

75 James, William: Die Vielfalt religiöser Erfahrung. Eine Studie über die menschliche Natur. Walter, Olten 1982. S. 366 [Erstdruck: The Varieties of Religious Experience. Longmans, Green & Co., New York / London 1902].

76 Vgl. Schwery, Walter: Im Strom des Erwachens. Der Kundaliniweg des Siddha-Yoga und der Individuationsprozess nach C. G. Jung. Ansata, Interlaken 1988.

77 Reich: Charakteranalyse.

78 Holler, Johannes: Das neue Gehirn. Ganzheitliche Gehirnforschung und Medizin. Modelle, Theorien, praktische Anwendung. 2., aktual. Aufl. Martin, Südergellersen 1991.

79 Fogel, Alan: Selbstwahrnehmung und Embodiment in der Körperpsychotherapie. Vom Körpergefühl zur Kognition. Schattauer, Stuttgart 2013.

80 Grof, Stanislav / Bennett, Hal Zina: Die Welt der Psyche. Neue Erkenntnisse aus Psychologie und Bewusstseinsforschung. Kösel, München 1993, S. 284.

81 Vgl. Lucadou, Walter: Psyche und Chaos. Theorien der Parapsychologie. Insel, Frankfurt am Main / Leipzig 1995.
82 Vgl. Jung: Synchronizität als ein Prinzip akausaler Zusammenhänge; Ders.: Über Synchronizität; Ders.: Synchronizität.
83 Csikszentmihalyi, Mihaly: Flow. Das Geheimnis des Glücks. 9. Aufl. Klett-Cotta, Stuttgart 2022.
84 Vgl. Klein, Stefan: Träume. Eine Reise in unsere innere Wirklichkeit. Fischer, Frankfurt am Main 2014.
85 Ebd.
86 Davanloo, Habib: Intensive Short-term Dynamic Dynamic Psychotherapy. Selected Papers of Habib Davanloo. Wiley, Hoboken / New Jersey 2000.
87 Die Sentenz ist inspiriert von der Achtsamkeitslehre, die insbesondere den Buddhismus prägt. Darüber hinaus seien immer wieder auch die Weisheiten empfohlen, die Laotse im Tao Te King formuliert hat. Ihm gelingt es, die Polaritäten des Lebens sinnstiftend in Worte zu fassen; siehe Laotse: Tao Te King. Das Buch vom Sinn und Leben. 2. Aufl. Diederichs, München 2015.
88 Zu den abschließenden Elementen einer Atemsitzung siehe oben S. 66.
89 Vgl. Ciompi, Luc: Die emotionalen Grundlagen des Denkens. Entwurf einer fraktalen Affektlogik. Vandenhoeck & Ruprecht, Göttingen 1999.
90 Zum unbewussten bzw. impliziten Gedächnis vgl. Schacter, Daniel L.: Wir sind Erinnerung. Gedächtnis und Persönlichkeit. Kindler, Hamburg 2001.
91 Piaget, Jean: Der Aufbau der Wirklichkeit beim Kinde. Klett, Stuttgart 1974.
92 Vgl. Horney: Neurose und menschliches Wachstum.
93 Grof, Stanislav: Geburt, Tod und Transzendenz. Neue Dimensionen in der Psychologie. Kösel, München 1985.
94 Zusammengefasst in: Walch: Dimensionen der menschlichen Seele, S. 374–375.
95 Die Fragmente der Vorsokratiker. Griechisch und Deutsch von Hermann Diels. Hg. von Walther Kranz. Weidmann: Hildesheim, hier: DK 22 B 91.
96 Sheldrake, Rupert: Das Gedächtnis der Natur. Das Geheimnis der Entstehung der Formen in der Natur. Scherz, Bern/München/Wien 1990.
97 Pinker, Steven: Gewalt. Eine neue Geschichte der Menschheit. S. Fischer, Frankfurt am Main 2011.
98 Beginn eines Liedtextes von Arno Pötsch, entstanden 1941 während des Zweiten Weltkriegs. Das Lied ist abgedruckt im Evangelischen Gesangbuch, Nr. 533.
99 Nitta, Yoshihiro (Hg.): Japanische Beiträge zur Phänomenologie. Alber, Freiburg im Breisgau / München 1984; Wilber, Ken: Das Spektrum des Bewusstseins. Ein metapsychologisches Modell des Bewusstseins und der Disziplinen, die es erforschen. Scherz, Bern/München/Wien 1987.
100 Vgl. dazu Walch, Sylvester: Vom Ego zum Selbst. Grundlinien eines spirituellen Menschenbildes. 3. Aufl. Droemer Knaur, München 2013.
101 Vgl. Scharfetter: Der spirituelle Weg und seine Gefahren.
102 Kornfield, Jack: Das Tor des Erwachens. Wie Erleuchtung das tägliche Leben verändert. Heyne, München 2003.

103 Husserl, Edmund: Ideen zu einer reinen Phänomenologie und phänomenologischen Philosophie. Allgemeine Einführung in die reine Phänomenologie. 4. Aufl., unveränderter Nachdruck der 1922 erschienenen 2. Auflage. Max Niemeyer, Tübingen 1980; Ders.: Die phänomenologische Methode. Ausgewählte Texte 1. Hg. von Klaus Held. Reclam, Stuttgart 1985.

104 Bochenski, Joseph M.: Die zeitgenössischen Denkmethoden. Francke, München 1975.

105 Metzger: Psychologie, S. 12.

106 Walch, Sylvester: Vom Ego zum Selbst. Grundlinien eines spirituellen Menschenbildes. 3. Aufl. O. W. Barth, München 2013.

107 Hesse, Hermann: Siddharta. Eine indische Dichtung. Suhrkamp, Frankfurt am Main 1974, S. 115.

108 Kornfield, Jack: Die Lehren Buddhas. Knaur, München 2002, S. 133.

109 Dürckheim, Karlfried: Durchbruch zum Wesen. Aufsätze und Vorträge. 10. Aufl. Huber, Bern/Göttingen/Toronto 1994. Siehe auch: Loomans, Pieter: Initiatische Therapie nach Graf Dürckheim und M. Hippius-Gräfin Dürckheim. In: Edith Zundel/Pieter Loomans (Hg.): Psychotherapie und religiöse Erfahrung. Konzepte und Methoden transpersonaler Psychotherapie. Herder, Freiburg im Breisgau 1994, S. 137–158.

110 Vgl. Ott, Ulrich: Meditation für Skeptiker. Ein Neurowissenschaftler erklärt den Weg zum Selbst. O. W. Barth, München 2010; Carrington, Patricia: Das große Buch der Meditation. 1. Aufl. der Sonderausg. O. W. Barth, München 1992.

111 Siehe hier und für die folgenden Ausführungen u. a. Kingsland, James: Die Hirnforschung auf Buddhas Spuren. Wie Meditation das Gehirn und das Leben verändert. Beltz, Weinheim/Basel 2019; Singer, Wolf / Ricard, Matthieu: Hirnforschung und Meditation. Ein Dialog. Suhrkamp, Frankfurt am Main 2008.

112 Walach, Harald: Spiritualität. Warum wir die Aufklärung weiterführen müssen. Drachen Verlag, Klein Jasedow 2011, S. 128ff.

113 Siehe Hölzel, Britta K. / Carmody, James / Vangel, Mark / Congleton, Christina / Yerramsetti, Sita M. / Gard, Tim / Lazar, Sara W.: Mindfulness practice leads to increases in regional brain gray matter density. In: Psychiatry Research 191.1, 2011, S. 36–43.

114 Siehe dazu auch das ReSource Projekt von Prof. Dr. Tania Singer, eine umfassende Studie zum mentalen Training mithilfe westlicher und fernöstlicher Methoden: www.resource-project.org.

115 Walch, Sylvester: Die ganze Fülle deines Lebens. Ein spiritueller Begleiter zu den Kräften der Seele. Fischer & Gann, Munderfing 2016.

116 Vgl. Kruse, Andreas: Lebensphase hohes Alter. Verletzlichkeit und Reife. Springer, Berlin 2017 sowie Renz, Monika: Von der Chance, wesentlich zu werden. Reflexionen zu Spiritualität, Reifung und Sterben. Junfermann, Paderborn 2007.

117 Almaas, A. H.: Essenz.

118 Fromm: Die Kunst des Liebens.

119 http://www.anonyme-alkoholiker.de/downloads/Zwölf-Schritte.pdf [abgerufen am 23.05.2024].

120 Horney: Neurose und menschliches Wachstum, S. 70.

121 Jung, C. G.: Über die Psychologie des Unbewußten (1943). In: GW 7: Zwei Schriften über Analytische Psychologie. Hg. von Marianne Niehus-Jung / Lena Hurwitz-Eisner / Frank Riklin / Leonie Zander. Sonderausgabe. 6. Aufl. Edition C. G. Jung im Patmos Verlag, Ostfildern 2021, § 103, Anm. 5.

122 Siehe dazu ausführlich: Walch, Sylvester: Vom Ego zum Selbst. Grundlinien eines spirituellen Menschenbildes. 3. Aufl. Droemer Knaur, München 2013, S. 280ff.

123 Marquard, Odo: Endlichkeitsphilosophisches. Über das Altern. Reclam, Stuttgart 2013, S. 55ff.

124 Siehe Harris, Thomas A.: Ich bin o.k. Du bist o.k. Wie wir uns selbst besser verstehen und unsere Einstellung zu anderen verändern können. Eine Einführung in die Transaktionsanalyse. Rowohlt, Reinbek bei Hamburg 1975.

125 Exemplarisch für die Vielzahl an Literatur: Weiss, Halko / Harrer, Michael E. / Dietz, Thomas: Das Achtsamkeitsbuch. Klett-Cotta, Stuttgart 2010.

126 Vgl. Merleau-Ponty, Maurice: Phänomenologie der Wahrnehmung. De Gruyter, Berlin 1966.

127 Vgl. Bochenski, Joseph M.: Die zeitgenössischen Denkmethoden. Francke, München 1975.

128 Husserl, Edmund: Die phänomenologische Methode. Ausgewählte Texte 1. Hg. von Klaus Held. Reclam, Stuttgart 1985, S. 139.

129 Vgl. Kabat-Zinn: Gesund durch Meditation, S. 54.

130 Gelassenheitsgebet von Reinhold Niebuhr: dt. Fassung Theodor Wilhelm unter dem Pseudonym Friedrich Oetinger. In: Friedrich Oetinger: Wendepunkt der politischen Erziehung. Metzler, Stuttgart 1951, S. 51, hier zit. n.: https://www.wlb-stuttgart.de/sammlungen/handschriften/bestand/nachlaesse-und-autographen/oetinger-archiv/gelassenheitsgebet/ [abgerufen am 23.05.2024].

131 Vollmer, Gerhard: Evolutionäre Erkenntnistheorie. Angeborene Erkenntnisstrukturen im Kontext von Biologie, Psychologie, Linguistik, Philosophie und Wissenschaftstheorie. 2., unveränd. Aufl. Hirzel, Stuttgart 1980, S. 45ff.

132 Ebd., S. 46.

133 Portmann, Adolf: Biologische Fragmente zu einer Lehre vom Menschen. 3., erw. Aufl. Schwabe, Basel/Stuttgart 1969.

134 Meister Eckehart: Deutsche Predigten und Traktate. Herausgegeben und übersetzt von Josef Quint. Hanser, München 1955, S. 436 (Predigt 59 zu Lk 2,42; kursive Hervorhebung im Original).

135 Zit. n.: Dietrich, Reinhold (Hg.): 49 Meistergeschichten. Leuchtende Spuren zum Sein. Dietrich, Salzburg 1996, S. 36.

136 Walch: Dimensionen der menschlichen Seele, sowie: Ders.: Vom Ego zum Selbst.

137 Freud, Sigmund: Studienausgabe Bd. III: Psychologie des Unbewussten. S. Fischer, Frankfurt am Main 1975.

138 Blanck, Gertrude / Blanck, Rubin: Jenseits der Ich-Psychologie. Eine Objektbeziehungstheorie auf der Grundlage der Entwicklung. Klett-Cotta Stuttgart 1989; Hartmann, Heinz: Ich-Psychologie. Studien zur psychoanalytischen Theorie. Ernst Klett, Stuttgart 1972.

139 Gurumayi, Chidvilasananda: Asche zu meines Gurus Füßen. Siddha Yoga, South Fallsburg 1990, S. 44.

140 Zit. n.: Reuter, Wilfried: Kein Sex ohne Liebe. In: Ursache \ Wirkung 59, 2007, S. 17 (entspricht Vers 149 aus dem Sutta-Nipāta, das in Buch I, dem „Buch der Schlange", das Metta-Sutta enthält; die Übersetzung stammt von Vimalo Kulbarz; siehe auch: Jeder Tag ein guter Tag. 365 buddhistische Weisheiten. Übersetzt, ausgewählt und eingeleitet von Vimalo Kulbarz. Bechtermünz, Augsburg 2001, S. 358).

141 Fromm: Die Kunst des Liebens, S. 70.

142 Ennenbach, Matthias: Buddhistische Psychotherapie. Ein Leitfaden für heilsame Veränderungen. Windpferd, Oberstdorf 2010, S. 263.

143 Piaget, Jean: Der Aufbau der Wirklichkeit beim Kinde. Klett, Stuttgart 1974.

144 Zu den morphogenetischen Feldern siehe: Sheldrake: Das Gedächtnis der Natur.

145 Reich: Charakteranalyse.

146 Roth, Gerhard: Wie das Gehirn die Seele macht. Vorlesung vom 22.–27. April 2001 im Rahmen der 51. Lindauer Psychotherapiewochen 2001, unter: www.lptw.de/archiv/vortrag/2001/roth-gerhard-wie-das-gehirn-die-seele-macht-lindauer-psychotherapiewochen2001.pdf [abgerufen am 23.05.2024].

147 Vgl. Geyer, Christian (Hg.): Hirnforschung und Willensfreiheit. Suhrkamp, Frankfurt am Main 2004.

148 Vgl. Bakewell, Sarah: Das Café der Existenzialisten. Freiheit, Sein und Aprikosencocktails mit Jean-Paul Sartre, Simone de Beauvoir, Albert Camus, Martin Heidegger, Edmund Husserl, Karl Jaspers, Maurice Merleau-Ponty und anderen. C. H. Beck, München 2016.

149 Darstellung des Libet-Experiments: Libet, Benjamin: Haben wir einen freien Willen? In: Geyer, Christian (Hg.): Hirnforschung und Willensfreiheit. Zur Deutung der neuesten Experimente. 8. Aufl. Suhrkamp, Frankfurt am Main 2004, S. 268–289.

150 Ebd., S. 275.

151 Ebd., S. 277 [kursive Hervorhebung im Original].

152 Otto, Rudolf: Das Heilige. Über das Irrationale in der Idee des Göttlichen und sein Verhältnis zum Rationalen. Nachdruck. C. H. Beck, München 2004; ausführlich dazu auch: Walch: Die ganze Fülle deines Lebens.

153 Vgl. Trungpa: Spirituellen Materialismus durchschneiden.

154 Wilber, Ken: Spiritualität und Entwicklungslinien: Gibt es Stufen? In: Zeitschrift für Transpersonale Psychologie und Psychotherapie 1/2000, S. 37–48; Ders.: Das Spektrum des Bewusstseins. Scherz, Bern/München/Wien 1987.

155 Jean Gebser zit. n.: Müller, Rüdiger: Evolution als Nachvollzug – Jean Gebsers Erkenntnisse über den Weg zur Bewusstwerdung. In: Pieter Loomans: Meditation und Transpersonale Psychotherapie. Der Alltag als Übung. Via Nova, Petersberg 1999, S. 39–60, hier: S. 54.

156 Keshab zit. n.: Haich, Elisabeth (Hg.): Der Tag mit Yoga. 5., erw. Aufl. J. Fink, Stuttgart 1958, S. 41.
157 Ausführlich vgl. Walch: Die ganze Fülle deines Lebens.
158 Vgl. ebd. sowie Ders.: Vom Ego zum Selbst.
159 Vgl. Richo, David: Vertrauen wagen. Das bedingungslose Ja zum Leben wie es ist. Windpferd, Oberstdorf 2012.

Literaturverzeichnis

Almaas, A. H.: Essenz. Der diamantene Weg der inneren Verwirklichung. 2. Aufl. Arbor, Freiamt im Schwarzwald 2003.
Assagioli, Roberto: Die Schulung des Willens. Methoden der Psychotherapie und Selbsttherapie. Junfermann, Paderborn 1986.
Bakewell, Sarah: Das Café der Existenzialisten. Freiheit, Sein und Aprikosencocktails mit Jean-Paul Sartre, Simone de Beauvoir, Albert Camus, Martin Heidegger, Edmund Husserl, Karl Jaspers, Maurice Merleau-Ponty und anderen. C. H. Beck, München 2016.
Battegay, Raymond: Narzissmus und Objektbeziehungen. Über das Selbst zum Objekt. Hans Huber, Bern 1991.
Bergson, Henri: Schöpferische Evolution. Meiner, Hamburg 2013.
Blanck, Gertrude / Blanck, Rubin: Jenseits der Ich-Psychologie. Eine Objektbeziehungstheorie auf der Grundlage der Entwicklung. Klett-Cotta, Stuttgart 1989.
Bochenski, Joseph M.: Die zeitgenössischen Denkmethoden. Francke, München 1975.
Boss, Medard: Grundriss der Medizin und der Psychologie. Ansätze zu einer phänomenologischen Physiologie, Psychologie, Pathologie, Therapie und zu einer daseinsgemässen Präventiv-Medizin in der modernen Industrie-Gesellschaft. 2., erg. Aufl. Hans Huber, Bern 1975.
Boss, Medard: Von der Spannweite der Seele. Ausgewählte Vorträge und Aufsätze aus den Anwendungsbereichen des daseinsanalytischen Menschenverständnisses. Benteli, Bern 1982.
Bowlby, John: Trennung. Psychische Schäden als Folge der Trennung von Mutter und Kind. Kindler, München 1976.
Buber, Martin: Die Erzählungen der Chassidim. Manesse, München 2014.
Buber, Martin: Ich und Du. Lambert Schneider, Heidelberg 1983.
Buber, Martin: Werkausgabe. Bd. 17: Chassidismus: II. Theoretische Schriften. Herausgegeben, eingeleitet und kommentiert von Susanne Talabardon. Gütersloher Verlagshaus, Gütersloh 2016.
Bucher, Anton A.: Psychologie der Spiritualität. Handbuch. Beltz, Weinheim/Basel 2007.
Byrne, Ronda: The Secret. Atria Books / Beyond Words, New York 2006.
Campbell, Joseph: Der Heros in tausend Gestalten. Suhrkamp, Frankfurt am Main 1978.

Carrington, Patricia: Das große Buch der Meditation. 1. Aufl. der Sonderausg. O.W. Barth, München 1992.
Ciompi, Luc: Die emotionalen Grundlagen des Denkens. Entwurf einer fraktalen Affektlogik. Vandenhoeck & Ruprecht, Göttingen 1999.
Csikszentmihalyi, Mihaly: Flow. Das Geheimnis des Glücks. 9. Aufl. Klett-Cotta, Stuttgart 2022.
Davanloo, Habib: Intensive Short-term Dynamic Psychotherapy. Selected Papers of Habib Davanloo. Wiley, Hoboken / New Jersey 2000.
Dawkins, Richard: Der Gotteswahn. Ullstein, Berlin 2007.
Dietrich, Reinhold (Hg.): 49 Meistergeschichten. Leuchtende Spuren zum Sein. Dietrich, Salzburg 1996.
Dürckheim, Karlfried Graf: Durchbruch zum Wesen. Aufsätze und Vorträge. 10. Aufl. Huber, Bern/Göttingen/Toronto 1994.
Dürckheim, Karlfried Graf: Erlebnis und Wandlung. Grundfragen der Selbstfindung. Erw. Neuausg. Suhrkamp, Frankfurt am Main 1992.
Dürckheim, Karlfried Graf: Transzendenz als Erfahrung. In: Edith Zundel / Bernd Fittkau (Hg.): Spirituelle Wege und Transpersonale Psychotherapie. Junfermann, Paderborn 1989, S. 277–289.
Eckehart (Meister Eckhart): Von der Stille. Hyperion, Freiburg im Breisgau 1960.
Meister Eckehart: Deutsche Predigten und Traktate. Herausgegeben und übersetzt von Josef Quint. Hanser, München 1955.
Eliade, Mircea: Geschichte der religiösen Ideen. Band 3/2: Vom Zeitalter der Entdeckungen bis zur Gegenwart. Herder, Freiburg/Basel/Wien 1991.
Ennenbach, Matthias: Buddhistische Psychotherapie. Ein Leitfaden für heilsame Veränderungen. Windpferd, Oberstdorf 2010.
Erikson, Erik H.: Einsicht und Verantwortung. Die Rolle des Ethischen in der Psychoanalyse. Fischer-TB, Frankfurt am Main 1971.
Fogel, Alan: Selbstwahrnehmung und Embodiment in der Körperpsychotherapie. Vom Körpergefühl zur Kognition. Schattauer, Stuttgart 2013.
Frankl, Viktor: Das Leiden am sinnlosen Leben. Psychotherapie für heute. Herder, Freiburg im Breisgau 1977.
Frankl, Viktor: Theorie und Therapie der Neurosen. Einführung in Logotherapie und Existenzanalyse. 9. Aufl. UTB, Stuttgart 2007.
Freud, Sigmund: Massenpsychologie und Ichanalyse. Die Zukunft einer Illusion. Fischer-TB, Frankfurt am Main 1993.
Freud, Sigmund: Studienausgabe Bd. III: Psychologie des Unbewussten. S. Fischer, Frankfurt am Main 1975.
Fromm, Erich: Die Kunst des Liebens. Ullstein, Frankfurt am Main 1977.
Gabriel, Marcus: Warum es die Welt nicht gibt. Ullstein, Berlin 2013.
Geyer, Christian (Hg.): Hirnforschung und Willensfreiheit. Zur Deutung der neuesten Experimente. 8. Aufl. Suhrkamp, Frankfurt am Main 2004.
Goldstein, Kurt: Ausgewählte Schriften. Springer, Den Haag 1971.
Goleman, Daniel: Dialog mit dem Dalai Lama. Wie wir destruktive Emotionen überwinden können. Hanser, München/Wien 2003.
Greenwell, Bonnie: Kundalini. Erfahrungen mit der geheimnisvollen Urkraft der Erleuchtung. Lübbe, Bergisch Gladbach 1998.

Grof, Christina / Grof Stanislav: Die stürmische Suche nach dem Selbst. Praktische Hilfe für spirituelle Krisen. Kösel, München 1991.

Grof, Stanislav: Geburt, Tod und Transzendenz. Neue Dimensionen in der Psychologie. Kösel, München 1985.

Grof, Stanislav / Bennett, Hal Zina: Die Welt der Psyche. Neue Erkenntnisse aus Psychologie und Bewusstseinsforschung. Kösel, München 1993.

Grom, Bernhard: Religiosität/Spiritualität – eine Ressource für Menschen mit psychischen Problemen? In: Psychotherapeutenjournal 3/2012, S. 194–201.

Gurumayi, Chidvilasananda: Asche zu meines Gurus Füßen. Siddha Yoga, South Fallsburg 1990.

Gurumayi, Chidvilasananda: Gnade liegt im eigenen Bemühen. In: Darshan 111. Syda Foundation, South Fallsburg 1996, S. 41–46.

Haich, Elisabeth (Hg.): Der Tag mit Yoga. Geistiger Yoga-Weg für Denkende. 5., erw. Aufl. J. Fink, Stuttgart 1958.

Harris, Thomas A.: Ich bin o.k. Du bist o.k. Wie wir uns selbst besser verstehen und unsere Einstellung zu anderen verändern können. Eine Einführung in die Transaktionsanalyse. Rowohlt, Reinbek bei Hamburg 1975.

Hartmann, Heinz: Ich-Psychologie. Studien zur psychoanalytischen Theorie. Ernst Klett, Stuttgart 1972.

Heidegger, Martin: Nur noch ein Gott kann uns retten. SPIEGEL-Gespräch mit Martin Heidegger am 23. September 1966. In: DER SPIEGEL v. 31.5.1976, S. 193–219.

Hermann, Theo: Lehrbuch der empirischen Persönlichkeitsforschung. Hogrefe, Göttingen 1972.

Hölzel, Britta K. / Carmody, James / Vangel, Mark / Congleton, Christina / Yerramsetti, Sita M. / Gard, Tim / Lazar, Sara W.: Mindfulness practice leads to increases in regional brain gray matter density. In: Psychiatry Research 191.1, 2011, S. 36–43.

Hofmann, Liane / Walach, Harald: Spirituality and religiosity in psychotherapy. A representative survey among German psychotherapists. In: Psychotherapy Research 21.2, 2011, S. 179–192.

Holler, Johannes: Das neue Gehirn. Ganzheitliche Gehirnforschung und Medizin. Modelle, Theorien, praktische Anwendung. 2., aktual. Aufl. Martin, Südergellersen 1991.

Horney, Karen: Neurose und menschliches Wachstum. Das Ringen um Selbstverwirklichung. Kindler, München 1975.

Hüther, Gerald: Selbstheilungskräfte aktivieren. In: Deutsches Ärzteblatt. Heft 9, 2012, S. 110–111 [online unter: www.aerzteblatt.de/pdf.asp?id=122991, abgerufen 10.05.2024].

Husserl, Edmund: Ideen zu einer reinen Phänomenologie und phänomenologischen Philosophie. Allgemeine Einführung in die reine Phänomenologie. 4. Aufl., unveränderter Nachdruck der 1922 erschienenen 2. Auflage. Max Niemeyer, Tübingen 1980.

Husserl, Edmund: Die phänomenologische Methode. Ausgewählte Texte 1. Hg. von Klaus Held. Reclam, Stuttgart 1985.

Izutsu, Toshihiko: Die Entdinglichung und Wiederverdinglichung der „Dinge" im Zen-Buddhismus. In: Nitta Yoshihiro (Hg.): Japanische Beiträge zur Phänomenologie. Alber, Freiburg im Breisgau / München 1984, S. 13–40.

Jacobson, Edith: Das Selbst und die Welt der Objekte. Suhrkamp, Frankfurt am Main 1992.

James, William: Die Vielfalt religiöser Erfahrung. Eine Studie über die menschliche Natur. Walter, Olten 1982.

Jaspers, Karl: Chiffren der Transzendenz. Piper, München 1970.

Jung, C. G.: Die Beziehungen zwischen dem Ich und dem Unbewussten (1928). In: GW 7: Zwei Schriften über Analytische Psychologie. Hg. von Marianne Niehus-Jung / Lena Hurwitz-Eisner / Frank Riklin / Leonie Zander. Sonderausgabe. 7. Aufl. Edition C. G. Jung im Patmos Verlag, Ostfildern 2023, §§ 374–406.

Jung, C. G.: Briefe I: 1906–1945. Hg. von Aniela Jaffé, in Zusammenarbeit mit Gerhard Adler. Sonderausgabe. Edition C. G. Jung im Patmos Verlag, Ostfildern 2012.

Jung, C. G.: Synchronizität. Der Sinn des Zufalls. Edition C. G. Jung im Patmos Verlag, Ostfildern 2023.

Jung, C. G.: Synchronizität als ein Prinzip akausaler Zusammenhänge (1952). In: GW 8: Die Dynamik des Unbewußten. Hg. von Marianne Niehus-Jung / Lena Hurwitz-Eisner / Frank Riklin / Lilly Jung-Merker / Elisabeth Rüf. Sonderausgabe. 6. Aufl. Edition C. G. Jung im Patmos Verlag, Ostfildern 2021, §§ 816–958.

Jung, C. G.: Über die Psychologie des Unbewussten (1943). In: GW 7: Zwei Schriften über Analytische Psychologie. Hg. von Marianne Niehus-Jung / Lena Hurwitz-Eisner / Frank Riklin / Leonie Zander. Sonderausgabe. 6. Aufl. Edition C. G. Jung im Patmos Verlag, Ostfildern 2021, §§ 1–201.

Jung, C. G.: Über Synchronizität (1952). In: GW 8: Die Dynamik des Unbewussten. Hg. von Marianne Niehus-Jung / Lena Hurwitz-Eisner / Frank Riklin / Lilly Jung-Merker / Elisabeth Rüf. Sonderausgabe. 6. Aufl. Edition C. G. Jung im Patmos Verlag, Ostfildern 2021, §§ 959–987.

Kabat-Zinn, Jon: Gesund durch Meditation. Das vollständige Grundlagenwerk. O. W. Barth, München 2011.

Kant, Immanuel: Werkausgabe Bd. 3 und 4: Kritik der reinen Vernunft, 1 und 2. Hg. von Wilhelm Weischedel. 3. Aufl. Suhrkamp, Frankfurt am Main 1977.

Kernberg, Otto F.: Borderline-Störungen und pathologischer Narzissmus. 4. Aufl. Suhrkamp, Frankfurt am Main 1980.

Kernberg, Otto F. / Dulz, Birger / Sachsse, Ulrich (Hg.): Handbuch der Borderline-Störungen. Schattauer, Stuttgart / New York 2001.

Kingsland, James: Die Hirnforschung auf Buddhas Spuren. Wie Meditation das Gehirn und das Leben verändert. Beltz, Weinheim/Basel 2019.

Klein, Stefan: Träume. Eine Reise in unsere innere Wirklichkeit. S. Fischer, Frankfurt am Main 2014.

Kornfield, Jack: Die Lehren Buddhas. Knaur, München 2002.

Kornfield, Jack: Das Tor des Erwachens. Wie Erleuchtung das tägliche Leben verändert. Heyne, München 2003.

Kruse, Andreas: Lebensphase hohes Alter. Verletzlichkeit und Reife. Springer, Berlin 2017.

Laotse: Tao te King. Das Buch vom Sinn und Leben. Übersetzt und mit einem Kommentar von Richard Wilhelm. 2. Aufl. Diederichs, München 2015.

Leibniz, Gottfried Wilhelm: Monadologie. Reclam, Stuttgart 1998.

Linden, Michael von / Hautzinger, Martin: Verhaltenstherapiemanual. 6., vollst. überarb. und erw. Aufl., Springer, Heidelberg 2008.

Loomans, Pieter: Initiatische Therapie nach Graf Dürckheim und M. Hippius-Gräfin Dürckheim. In: Edith Zundel / Pieter Loomans (Hg.): Psychotherapie und religiöse Erfahrung. Konzepte und Methoden transpersonaler Psychotherapie. Herder, Freiburg im Breisgau 1994, S. 137–158.

Lucadou, Walter: Psyche und Chaos. Theorien der Parapsychologie. Insel, Frankfurt am Main / Leipzig 1995.

Marquard, Odo: Endlichkeitsphilosophisches. Über das Altern. Reclam, Stuttgart 2013.

Maslow, Abraham: Psychologie des Seins. Ein Entwurf. Kindler, München 1973.

Maslow, Abraham: Die umfassendere Reichweite der menschlichen Natur. In: Integrative Therapie 3, 1994, S. 200–208.

Merleau-Ponty, Maurice: Phänomenologie der Wahrnehmung. De Gruyter, Berlin 1966.

Metzger, Wolfgang: Psychologie. Die Entwicklung ihrer Grundannahmen seit der Einführung des Experiments. 5. Aufl. Steinkopff, Darmstadt 1975

Muktananda, Swami: Der Weg und sein Ziel. Ein Handbuch für die spirituelle Reise. Knaur, München 1987.

Müller, Rüdiger: Evolution als Nachvollzug – Jean Gebsers Erkenntnisse über den Weg zur Bewusstwerdung. In: Pieter Loomans: Meditation und Transpersonale Psychotherapie. Der Alltag als Übung. Via Nova, Petersberg 1999, S. 39–60.

Nestor, James: Breath – Atem. Neues Wissen über die vergessene Kunst des Atmens. Piper, München 2021.

Neumann, Erich: Tiefenpsychologie und neue Ethik. Kindler, München 1964.

Nikhilānanda, Swami (Hg.): Die Katha-Upanishad. Von der Unsterblichkeit der Seele. O. W. Barth, München 1989.

Nitta, Yoshihiro (Hg.): Japanische Beiträge zur Phänomenologie. Alber, Freiburg im Breisgau / München 1984.

Ott, Ulrich: Meditation für Skeptiker. Ein Neurowissenschaftler erklärt den Weg zum Selbst. O. W. Barth, München 2010.

Otto, Rudolf: Das Heilige. Über das Irrationale in der Idee des Göttlichen und sein Verhältnis zum Rationalen. Nachdruck. C. H. Beck, München 2004.

Perls, Frederick S.: Gestalt, Wachstum, Integration. Aufsätze, Vorträge, Therapiesitzungen. Hg. von Hilarion Petzold. Junfermann, Paderborn 1980.

Perls, Frederick S. / Hefferline, Ralph F. / Goodman, Paul: Gestalt-Therapie. Lebensfreude und Persönlichkeitsentfaltung. Klett-Cotta, Stuttgart 1994.

Piaget, Jean: Der Aufbau der Wirklichkeit beim Kinde. Klett, Stuttgart 1974.

Pinker, Steven: Gewalt. Eine neue Geschichte der Menschheit. S. Fischer, Frankfurt am Main 2011.

Popper, Karl R.: Über die sogenannten Quellen der Erkenntnis [Vortrag, gehalten am 27.7.1979 an der Universität Salzburg anlässlich der Verleihung des Ehrendoktorates]. In: Ders.: Auf der Suche nach einer besseren Welt. Vorträge und Aufsätze aus dreißig Jahren. Piper, München/Berlin, 19. Aufl. 2016, S. 55–64.

Portmann, Adolf: Biologische Fragmente zu einer Lehre vom Menschen. 3., erw. Aufl. Schwabe, Basel/Stuttgart 1969.

Quekelberghe van, Renaud: Transpersonale Psychologie und Psychotherapie. Grenzenlose Grenze des Bewusstseins. Klotz, Eschborn bei Frankfurt 2005.

Reich, Wilhelm: Charakteranalyse. Fischer-TB, Frankfurt am Main 1978.

Reiter, Alfons / Bucher, Anton (Hg.): Psychologie – Spiritualität. Interdisziplinär. Klotz, Eschborn bei Frankfurt 2008.

Renz, Monika: Von der Chance, wesentlich zu werden. Reflexionen zu Spiritualität, Reifung und Sterben. Junfermann, Paderborn 2007.

Reuter, Wilfried: Kein Sex ohne Liebe. In: Ursache \ Wirkung 59, 2007, S. 17–19.

Ricard, Matthieu / Singer, Tania / Karius, Kate: Die Macht der Fürsorge. Für eine gemeinsame Zukunft. Wissenschaft und Buddhismus im Dialog mit dem Dalai Lama. Knaur.Leben, München 2019.

Richo, David: Vertrauen wagen. Das bedingungslose Ja zum Leben wie es ist. Windpferd, Oberstdorf 2012.

Rogers, Carl R.: Entwicklung der Persönlichkeit. Psychotherapie aus der Sicht eines Therapeuten. Klett-Cotta, Stuttgart 1979.

Roth, Gerhard: Aus der Sicht des Gehirns. Suhrkamp, Frankfurt am Main 2003.

Rudolf, Gerd: Strukturbezogene Psychotherapie. Leitfaden zur psychodynamischen Therapie struktureller Störungen. 2., neu bearb. und erw. Aufl. Schattauer, Stuttgart / New York 2006.

Rumi: The Essential Rumi. Translated by Coleman Barks. Harper Collins, New York 1995.

Schacter, Daniel L.: Wir sind Erinnerung. Gedächtnis und Persönlichkeit. Kindler, Hamburg 2001.

Scharfetter, Christian: Der spirituelle Weg und seine Gefahren. Spiritualität, Begriff, Typen; Bewusstseinsbereiche, Induktoren und Inhalte; Meditation – spirituelle Krise; Sekten und totalitäre Kulte. Eine Übersicht für Berater und Therapeuten. 3., erg. Aufl. Enke, Stuttgart 1994.

Scharmer, Claus Otto: Theorie U. Von der Zukunft her führen. Öffnung des Denkens, Öffnung des Fühlens, Öffnung des Willens. Presencing als soziale Technik. Carl Auer, Heidelberg 2009.

Schiepek, Günter: Neurobiologie der Psychotherapie. Schattauer, Stuttgart 2004.

Schwery, Walter: Im Strom des Erwachens. Der Kundaliniweg des Siddha-Yoga und der Individuationsprozess nach C. G. Jung. Ansata, Interlaken 1988.

Seligman, Martin E. P.: Der Glücksfaktor. Warum Optimisten länger leben. Lübbe, Bergisch Gladbach 2005.

Sheldrake, Rupert: Das Gedächtnis der Natur. Das Geheimnis der Entstehung der Formen in der Natur. Scherz, Bern/München/Wien 1990.

Singer, Wolf: Vom Gehirn zum Bewusstsein. Suhrkamp, Frankfurt am Main 2006.

Singer, Wolf / Ricard, Matthieu: Hirnforschung und Meditation. Ein Dialog. Suhrkamp, Frankfurt am Main 2008.

Singer, Wolf / Ricard, Matthieu: Jenseits des Selbst. Dialoge zwischen einem Hirnforscher und einem buddhistischen Mönch. Suhrkamp, Berlin 2018.

Sölle, Dorothee: Es muss doch mehr als alles geben. Nachdenken über Gott. Herder, Freiburg im Breisgau 2006.

Steindl-Rast, David: Credo. Ein Glaube, der alle verbindet. Herder, Freiburg/Basel/Wien 2010.

Stern, Daniel N.: Die Lebenserfahrung des Säuglings. Klett-Cotta, Stuttgart 1994.

Trimondi, Viktor: Hitler, Buddha, Krishna. Eine unheilige Allianz vom Dritten Reich bis heute. Ueberreuter, Wien 2002.

Trungpa, Chögyam: Spirituellen Materialismus durchschneiden. 4. Aufl. Theseus, Berlin 1999.

Utsch, Michael: Spiritualität in der Psychotherapie. Was ist empirisch dazu bekannt? In: Alfons Reiter / Anton Bucher (Hg.): Psychologie – Spiritualität. Interdisziplinär. Klotz, Eschborn bei Frankfurt 2008, S. 28–43.

Vaughan, Frances: Die transpersonale Perspektive. In: Stanislav Grof (Hg.): Alte Weisheit und modernes Denken. Spirituelle Traditionen in Ost und West im Dialog mit der neuen Wissenschaft. Kösel, München 1986, S. 32–39.

Vollmer, Gerhard: Evolutionäre Erkenntnistheorie. Angeborene Erkenntnisstrukturen im Kontext von Biologie, Psychologie, Linguistik, Philosophie und Wissenschaftstheorie. 2., unveränd. Aufl. Hirzel, Stuttgart 1980.

Walach, Harald: Narzissmus. Der Schatten der Transpersonalen Psychologie. In: Zeitschrift für Transpersonale Psychologie und Psychotherapie 2/2000, S. 53–67.

Walach, Harald: Spiritualität. Warum wir die Aufklärung weiterführen müssen. Drachen Verlag, Klein Jasedow 2011.

Walch, Sylvester: Dimensionen der menschlichen Seele. Transpersonale Psychologie und holotropes Atmen. 3. Aufl. der Neuausgabe. Patmos, Ostfildern 2017.

Walch, Sylvester: Die ganze Fülle deines Lebens. Ein spiritueller Begleiter zu den Kräften der Seele. Fischer & Gann, Munderfing 2016.

Walch, Sylvester: Vom Ego zum Selbst. Grundlinien eines spirituellen Menschenbildes. 3. Aufl. O. W. Barth, München 2013.

Walch, Sylvester: Wege zum Wesentlichen. Spiritualität und Psychotherapie im Dialog. In: Eric Pfeifer (Hg.): Natur in Psychotherapie und Künstlerischer Therapie. Bd. 2. Psychosozial-Verlag, Gießen 2019, S. 405–427.

Weiss, Halko / Harrer, Michael E. / Dietz, Thomas: Das Achtsamkeitsbuch. Klett-Cotta, Stuttgart 2010.

Wilber, Ken: Das Spektrum des Bewusstseins. Ein metapsychologisches Modell des Bewusstseins und der Disziplinen, die es erforschen. Scherz, Bern/München/Wien 1987.

Wilber, Ken: Spiritualität und Entwicklungslinien: Gibt es Stufen? In: Zeitschrift für Transpersonale Psychologie und Psychotherapie 1/2000, S. 37–48.